中医学基础与常见病诊治

主 编 杨文玲 张国侠 滕历梅 等

ZHONGYIXUE
JICHU YU
CHANGJIANBING
ZHENZHI

吉林出版集团
吉林科学技术出版社

图书在版编目（CIP）数据

中医学基础与常见病诊治 / 杨文玲等主编. -- 长春:
吉林科学技术出版社, 2018.8
ISBN 978-7-5578-2663-5

Ⅰ.①中… Ⅱ.①杨… Ⅲ.①中医医学基础②常见病
—中医诊断学③常见病—中医治疗学 Ⅳ.①R2

中国版本图书馆CIP数据核字(2018)第197201号

中医学基础与常见病诊治

主　　编	杨文玲	张国侠	滕历梅	赵　艳	曹元龙	李　霞	
副 主 编	唐望海	林晓波	张明昊	薛　霁	许馨月		
	刘继民	郭　磊	韩　笑	宋　昕	王华男		

出　版　人　李　梁
责任编辑　赵　兵　张　卓
装帧设计　雅卓图书
开　　本　880mm×1230mm　1/16
字　　数　368千字
印　　张　12
版　　次　2018年8月第1版
印　　次　2018年8月第1次印刷

出　　版　吉林出版集团
　　　　　吉林科学技术出版社
地　　址　长春市人民大街4646号
邮　　编　130021
编辑部电话　0431-85635185
网　　址　www.jlstp.net
印　　刷　济南大地图文快印有限公司

书　　号　ISBN 978-7-5578-2663-5
定　　价　88.00元
如有印装质量问题可寄出版社调换

前　言

　　中医学是以中医药理论和实践经验为主体，研究人类生命活动中健康与疾病转化规律及其预防、诊断、治疗、康复和保健的综合性学科。近年来，随着疾病谱的变化、老龄化社会的到来和健康观念的转变，以中医为代表的传统医学的理论思维和辨证论治方法越来越凸显出来，利用现代科技挖掘传统中医药的精华，不断完善、创新和发扬光大，是现代中医学面临的挑战和机遇。本书正是在这样的背景下编写的。

　　本书主要论述了中医的基础知识、中医的针灸特色疗法、脑系、心系、肺系、消化系、肾系等各系常见疾病的中医治疗。着眼于临床，理论密切联系实际，强调实用，不尚空论，继承与发扬相结合，融古通今，对前人的经验做了一些粗略的归纳和不完善的总结。

　　在编写过程中，虽力求做到写作方式和文笔风格的一致，但由于作者较多，再加上医学发展迅速，因此难免会有不足之处，期望读者见谅，并予以批评指正，也欢迎各位医生在使用本书的过程中不断提出宝贵的建议。

编　者
2018 年 6 月

目 录

第一章

中医内科疾病概述

第一节　概论

中医内科学是用中医理论阐述内科所属病证的病因病机及其证治规律的一门临床学科，是中医临床各科的基础。它总结和继承了历代医家的学术理论与临床经验，在中医专业中占有极其重要的位置。

内科疾病范围很广，可分为外感疾病和内伤杂病两大类。一般说来，外感病主要指《伤寒论》及《温病学》所说的伤寒、风温、暑温、湿温等热性病，主要是按六经、卫气营血和三焦的病理变化进行证候归类。内伤杂病是指《金匮要略》等书所说的脏腑经络诸病，它们主要是以脏腑、气血津液、经络的病理变化指导辨证论治，是临床中的重点。

（杨文玲）

第二节　内伤杂病的源流

中医内伤杂病的记载，最早可以追溯到殷代甲骨文中，当时已有心病、头痛、肠胃病、蛊病等记载。成书于春秋战国时期的医学经典《内经》在病能、诊断和治疗原则等方面都有较详细的记载，对后世医学的发展产生了深远的影响。汉代张仲景勤求古训，博采众方，结合自身丰富的临床经验，著成《伤寒杂病论》，一部分以六经来概括、认识外感热病，为热病的专篇。另一部分则以脏腑病机来概括、认识内伤杂病，创造性地建立了包括理、法、方、药在内的辨证论治体系，为中医内科学奠定了坚实的基础。

后世医家均在《伤寒杂病论》的基础上有所发展和贡献。如晋代王叔和著的《脉经》，对内伤杂病的诊断起了很大作用。隋代巢元方著的《诸病源候论》是中医病理专著。唐代的《千金要方》和《外台秘要》两书，记载内伤杂病的理法方药丰富多彩。金元时代的刘完素倡火热而主寒凉；张从正治病力主攻邪，善用汗、吐、下三法；李东垣论内伤而重脾胃；朱丹溪创阳常有余，阴常不足之说而主养阴。在各个不同的方面都有所创新，有所贡献。明代张介宾的《景岳全书》，对内伤杂病的辨证论治，作出了重要贡献。可见内伤杂病体系是随着历史的前进和医学实践的发展而逐步形成和完善的。

（杨文玲）

第三节　内伤杂病的分类

内伤杂病分类的理论基础，主要是脏腑经络及气血津液学说。脏腑经络学说是中医学研究人体生理功能、病理变化及其相互关系的独特理论。中医学认为人体是一个以脏腑为中心，通过经络与四肢百骸、五官九窍密切联系成一个不可分割的能动整体。气血津液由脏腑生成，通过经络而运行输布到全身，维持人体正常的生命活动。内伤杂病病种虽多，病理变化亦异常复杂多样，但其病变机制，始终脱离不了脏腑功能的紊乱，经络通路的障碍和气血津液的生成运行、输布的失常。故而对内伤杂病，根据不同的脏腑以及气血津液、经络的生理、病理变化来进行归类、抓住其主要病机进行辨治。

（杨文玲）

第四节　内伤杂病的命名

内伤杂病病种多，范围广，其命名方法约有以下几种。

1. 病因病原　如虫证、疟证等。
2. 病机及病理产物　如厥证、郁证、痰饮、瘀血、痉证等。
3. 病位结合疾病性质或主证　如肺痨、肺痿、肺痈、胸痹、头痛、胁痛、腰痛等。
4. 主要症状　如咳嗽、哮喘、呕吐、泄泻、便秘、遗精、失眠、耳鸣等。
5. 主要体征　如黄疸、积聚、水肿、鼓胀等。
6. 综合病症　如中风、虚劳等。

（杨文玲）

第五节　内伤杂病的特点

一、病因特点

中医认为外感时病多由六淫之邪引起，而内伤杂病即由七情、痰饮、瘀血、劳逸失当、饥饱过度而影响内脏所致，或是由外感病迁延日久而来。喜、怒、忧、思、悲、恐、惊是人体七种情志的变化，通常情况下，它是人体生理活动的一部分。然而由于长期的精神刺激或剧烈的精神创伤，超过了生理活动所能调节的范围，就会引起脏腑的功能失调而发病。如郁怒伤肝，惊喜伤心，思虑伤脾，悲忧伤肺，恐惧伤肾等等。故内科杂病临证时要注意从情志变化上去找病因，当然，外感病日久不愈、饮食、劳倦、痰饮、瘀血亦是常见的病因。

二、病机特点

内科杂病的病机是以脏腑气血阴阳失调为主，疾病的发生有外感和内伤之分，而内科杂病主要是脏腑气血阴阳失调，经络运行失常所致。人体是一个以五脏为核心的整体，脏气失和必然影响到气血的正常生化、运行和输布以及阴阳的正常消长和平衡。因此，内伤杂病的气血阴阳失调，是脏腑功能失调而形诸于外的病理现象。内科杂病不外虚实两端，凡气虚、血虚、阴虚、阳虚等皆属虚证。而气滞、血瘀、水气、湿热、痰饮、虫积、寒热、食积等皆属实证。在此基础上，再结合五脏的生理病理特点，辨其一脏罹患或者多脏累及，从而提高辨证论治的准确性，为治疗提供确切的病理依据。

（张国侠）

第六节　内伤杂病的诊断及治疗

内伤杂病的诊断，主要内容包括四诊八纲。四诊，即望、闻、问、切；八纲，即阴、阳、表、里、寒、热、虚、实八类证候。它是在通过四诊取得辨证材料之后，根据病变的部位、性质、病变过程正邪双方力量对比的情况以及错综复杂的证候表现，加以综合分析、归类，并执简驭繁地对疾病作出诊断，从而对证治疗。

内伤杂病的治则是补虚泻实，调和阴阳，调气和血等。具体治法有汗、吐、下、和、温、清、消、补八法。分述如下：

一、汗法

汗法即解表法，是通过开泄腠理，透达营卫，发汗祛邪，以解除表邪的治法。代表方如麻黄汤、竹叶柳莠汤、银翘散等。

二、吐法

吐法，是通过涌吐，使停留在咽喉、胸膈、胃脘间的痰涎、宿食、毒物等从吐而出的治法。代表方如瓜蒂散。

三、下法

下法，是通过通利大便以排除胃肠及体内的实热、寒积、水饮等邪的治法。代表方如大承气汤、大黄附子汤等。

四、和法

和法，用于肝脾不和、肠胃不和、气血不和、营卫不和等证。代表方如小柴胡汤、四逆汤、半夏泻心汤。

五、温法

温法，是通过温中祛寒、回阳救逆、温经散寒等作用祛除里寒之邪的治法。代表方如理中丸、当归四逆汤、四逆汤。

六、清法

清法，是通过清热、泻火、凉血、解毒等作用，以祛除里热之邪的治法。代表方如白虎汤、清营汤、犀角地黄汤、清暑益气汤、龙胆泻肝汤、青蒿鳖甲汤。

七、消法

消法，一是消导之义，用于食积停滞之证，代表方如保和丸；一是散结之义，用于气、血、痰、火、湿、食等结成的病证，使之逐渐消散，这种消法包括理气、理血、祛痰、祛湿、消导、驱虫等。

八、补法

补法，是通过补益人体气血、阴阳不足，以治疗各种虚证的方法。代表方如四君子汤，四物汤、六味地黄丸、肾气丸、十全大补汤等。

内科杂病临证，实证一般从寒、热、痰、瘀、水、积入手，结合病情施以治疗；虚证或极为多见的虚实夹杂病证，就应特别重视从脾胃入手。因为脾为后天之本，气血生化之源，故气血不足调补脾胃往往获效；肾为先天之本，阴阳之根，水火之宅，阴阳不足，或偏盛偏衰，多从补肾而获效。故调理脾肾功能是内科杂病的常用治法。

（张国侠）

第二章

中医治疗原则

第一节　中医治疗原则

一、平调阴阳，整体论治

人体有正常生理活动，是阴阳保持相对平衡的结果，而阴阳失去平衡，则是反映人体病理状态的共同特征。所以，整体论治的目的是使失去平衡的阴阳，重新归于调和，保持新的相对平衡。《素问·至真要大论篇》所说的"谨察阴阳所在而调之"，是治疗一切疾病，包括立法、选方、遣药的总原则。"以平为期"，则是治疗的目的。

平调阴阳作为治疗原则，不外去其有余、补其不足两个方面。去其有余，即去其阴阳之偏盛。阴或阳的过盛和有余，阴盛则寒，阳胜则热，阴盛还可转化为水湿痰饮，阳盛也可转化为瘀滞燥结。故去其有余，有温、清、利、下之不同。补其不足，即补其阴阳之偏衰。阴或阳的偏衰和不足，阳虚则寒，阴虚则热。故补其不足，也有温补、清补的区别。总在察明阴阳偏盛偏衰的性质与程度，或正治，或反治，或补，或泻，当依具体情况而定。

整体论治，要求在治疗过程中，把人体各部脏腑器官视为一个整体，局部病变是整体病机反应的一部分。因此，立法选方，既要注意局部，更须重视整体，通过整体调节以促进局部病变的恢复，从而使阴阳归于相对平衡，这是整体论治的主要精神。整体论治不仅把人视为一个整体，还进而把人与自然界视为一个整体，要求在治疗中，必须从天时、地利、体质等方面综合考虑。因天时有春温、夏热、秋凉、冬寒之变化，地域有东西南北、寒温燥湿之不同，这些因素都必然影响到人的生理病理。而人则有男女老少的不同，强弱盛衰的差别，在感受病邪后的发病与转归也必然因人而异。所有这些因素都应在立法、选方、遣药中加以考虑，即因时、因地和因人制宜的原则。

二、明辨标本，权衡缓急

"急则治其标，缓则治其本"是中医治疗学的重要原则之一。其具体掌握和运用有以下几点。

一是就表里的缓急而言，一般宜先表后里，但如里急的，则又急当救里，正如《金匮要略》所说："病有急当救里救表者，何谓也？师曰，病，医下之，续得下利清谷不止，身体疼痛者，急当救里；后身体疼痛，清便自调者，急当救表也。"

二是就病证先后缓急而言，一般宜先治新病，后治宿疾。例如，肾虚喘咳，复兼感冒重证，则当先治感冒，再治虚喘。正如《金匮要略》所说："夫病痼疾，加以卒病，当先治其卒病，后乃治其痼疾也。"

三是就病情缓急而言，无论感受外邪或内伤杂病，均须根据孰缓孰急而定治标治本。如因肝病出现重度腹腔积液，致呼吸喘促、难以平卧、二便不利，若正气可支，就应当先攻水利尿，以治其标，待水消病缓，然后再疏肝养肝，以图其本。再如，胃病并发大量吐血，治当先止其血，再治其胃之虚实；夏日中暑，出现猝然昏倒，不省人事，身热肢厥，则宜以针刺及通关开窍之法，使其神志苏醒，然后再清暑养阴以治其本。由此可见，急则治其标，多为权宜急救之法，待危象缓解，则应转为治本，以除病根。

同时还需指出，在掌握急则治标、缓则治本的过程中，决不可绝对化。急时何尝不需治本，如亡阳虚脱而急用回阳救逆之法，就是治本；大出血之时，气随血脱，急用独参汤益气固脱，亦是治本。缓时又何尝不可治标，如脾虚气滞的患者，亦可先理气消导，而暂治其标，再缓图补脾以治本。

此外，在临床上不少病证，还须采用标本同治法。尤其在正虚邪实的情况下，常须顾及邪正双方。例如虚人感冒，只祛其邪，则正气难支；只扶其正，则实邪难祛。唯有祛邪与扶正并举，方能两全。再如肺气虚损，表虚不固而自汗，理当补益肺气以固表。但临床上常伍以止汗之品，疗效更佳。这说明标本同治，并非标本双方对等，而是有所侧重，或重于本，或重于标，当视具体病情而定。

三、动态观察，分段论治

疾病的过程是由不断地变化发展与相对稳定阶段组成的。疾病的不断变化发展而形成不同的传变、转归趋势。因此，我们必须用发展的观点、动态的观点进行观察与处理。疾病的相对稳定性形成一定的阶段性。疾病的阶段性，不仅能反映出病情的轻重，病势的进退等特点，还能揭示出病机的变化，作为易方更药的依据。因此，动态观察病情，分阶段论治，是中医临证治疗的原则之一。由于内科病证有外感和内伤两类，因而在动态观察和分段论治时，亦各有其特殊之处。

（一）外感病证的分期论治

外感病证初期阶段，邪气未盛，正气未衰，病较轻浅，可急扬之使去，发散祛邪；进入中期，病邪深入，病情加重，更当着重祛邪，减其病势；转为后期，邪气渐衰，正气来复，或继续祛除余邪，或着重扶正以祛邪，使邪去正复，获得治愈。正如《素问·阴阳应象大论篇》所说："因其轻而扬之，因其重而减之，因其衰而彰之。"

就伤寒之六经辨证而言，即含有动态观察，分段论治之义，每一阶段各有其特殊的病机证候，故治法亦各不相同。太阳表证，宜汗之；少阳半表半里证，当和之；阳明里证，则须清之或下之；太阴、少阴亦为里证，大多宜温；而厥阴为寒热错杂，则当寒热并用以治之。

就温病卫气营血之四个病程阶段比较，每一阶段亦各具特殊的病机与证候，因而治疗亦各有异。在卫可辛凉宣透；到气则清气泄热；入营可一面透热转气，一面清营；入血则凉血散血。但温邪传变最速，卫气营血各阶段往往互相交错，故治疗亦须随证变通。若卫气同病，宜清气与解表合用；营卫同病，又宜解表与透营合用；气血两燔，则宜清气与凉血合用。

（二）内伤病证的分期论治

内伤病证，初病之时，一般不宜用峻猛药物；进入中期，大多正气渐虚，治当轻补；或有因气、血、痰、火郁结而成实证，需用峻剂而治者，亦只宜暂用；及至末期，久虚成损，则宜调气血，养五脏，促使病体康复。如肺痨之分段论治，病在初起，症见潮热，则宜清热润肺；进入中期，肺阴更伤，损及脾胃，消瘦烦热，治当益肺健脾；病入后期，肺脾肾均已亏损，出现一派虚损病机，则治宜调补肺脾肾三脏。再如癥瘕之分段论治，病之初起，其积未坚，治宜消散之；进入中期，所积渐坚，则治宜软化之；转入后期，正气已虚，则宜攻补兼施。正如《医学心悟》所说："积聚癥瘕之症，有初中末之三法焉。当其邪气初客，所积未坚，则先消之而后和之。及其所积日久，气郁渐深，湿热相生，块因渐大，法从中治，当祛湿热之邪，削之软之，以抵于平。但邪气久客，正气必虚，须以补泻迭相为用。"

由此可见，病证演变的不同阶段，由于邪正的消长，其病机、证候特点各有不同，临证时必须进行分段论治，始能获得良好效果。

四、形神一体，人文关怀

形神关系，是指人的生物形质与精神心理的关系，张景岳明确指出："无形则神无以主，无神则形不可活。"显而易见，形神一体说是中医理论的重要组成部分。

中医内科诊疗过程中，历来重视对人的精神情志活动的诊察和调治，早在《内经》即谆嘱，凡为医者，当"上知天文，下知地理，中知人事"。其中"人事"，则泛指社会人际之事。其涉及甚为广泛，大至整个社会政治、经济文化及地域习俗等，次则涉及患者的政治地位、经济状况、个人经历及处境境遇等，小则与人情事宜、文化修养、勇怯动静等个体因素有关。而所有这些因素对人体生理病理均有着程度不等的影响，疾病诊疗过程中切切不可稍有忽视，真正做到形神兼顾。

依据古医籍、古医案所记载的精神情志疗法，有文献将其概括为以情胜情法、语言开导法、顺情从欲法、移情易性法、宁神静志法等，至今仍有一定的临床指导意义。根据不同病证、不同情性可参考使用。

中医精神情志调治带有明显的整体观念，它注重从诸多有关因素，如个体与社会环境、自然环境的关系，个体自身的形神关系等方面进行综合治理。而其中最突出的是建立在"形神合一"理论基础上的形神一体。"形神合一"理论强调生理过程与心理过程的相互联系、相互影响。由于形神之间的密切联系，所以精神情志调治会产生生理效应，有时调整心理障碍也可借助于生理功能的调整。因此中医诊治疾病主张形神兼顾，在治疗方法上可以"治神"使用精神情志疏导方法，与"治形"使用针药等躯体疾病治疗方法并用；在治疗效果上追求形神并调。故形神兼顾不主张单纯的针药等的躯体治疗，也不主张单纯的心理调摄，而是立足于临床实践，从具体需要出发，将两者有机结合。这是历代医家诊治疾病过程中重视形神兼顾的最明显特点。

大凡论及医学者，无论古今中外，均肯定其为"仁术"，即强调对患者的人文关怀是医学技术的基本宗旨。早在唐代医家孙思邈《备急千金要方》中就有"大医精诚"的医德专论，论述医学的仁术性质及医家的伦理道德，成为后世医家推崇、遵奉的行为准则。指出："凡大医治病，必当安神定志，无欲无求，先发大慈恻隐之心，誓愿普救含灵之苦。若有疾厄来求救者，不得问其贵贱贫富，长幼妍蚩，怨亲善友，华夷愚智，普同一等，皆如至亲之想，亦不得瞻前顾后，自虑吉凶，护惜生命。见彼苦恼，若己有之，深心凄怆。勿避险恶、昼夜寒暑、饥渴疲劳，一心赴救，无作功夫形迹之心。如此可为苍生大医，反此则为含灵巨贼。"孙氏之论，不失为超越时空的医德规范。其宗旨是强调医生应无欲无求，最大限度地给患者予人文关怀，这理应成为诊治疾病，包括护理过程的重要内容。

医生是一种以人为研究对象的特殊职业。其崇高使命是保护民众健康，防治疾病，促使延年益寿。就其本质而言，医生履行救死扶伤的崇高职责，给患者予充分的人文关怀，直接体现了对人的生命价值的尊重。

古代医家早就认识到，医可以活人，也可以杀人：医生的言语举止可以治病，也可以致病（古称"医过"）；药物用治得当，可以救疾疗病，用治不当，可以加重病情（古称"药邪"）。可见，医生的知识水平、诊疗技术和道德情操等直接维系着患者的健康、生命及疗效。医生的一言一行、一方一术，均性命攸关。

研究表明，当今医源性疾病中，由于医生不负责任，或用药不当，或举措不慎，或出言不逊，或行为不端等原因所致者，占有极大比例。而所有这些均与医生的医德修养有关，均是对患者缺乏应有的人文关怀。

诊疗过程中，医生常触及患者的生活经历、婚恋、家庭、妊娠、隐曲等心身隐私，或涉及患者的工伤、刑事、纠纷等社会问题，或经受异性体检、手术时的各种特殊利诱，因此古人强调"非仁爱之士，不可托也"。医生必须作风正派，医德严明，不受邪念所扰，不为名利所动，在诊疗过程的任何环节中，充分体现医生对患者的人文关怀，方可成为"苍生大医"。

对患者应有的人文关怀，关键在于医务工作者具有充分的自觉性。作为一种特殊的职业道德，不可能完全用行政命令或法律形式强制实行，主要靠医生自身内在的信念支持和道德约束，以实施应有的人文关怀。

五、医护结合，重视预防

中医的治疗，非常重视护理，把治疗与护理结合在一起，列为辨证治疗的基本原则之一。早在春秋战国时期，古医家即已认识到调养护理在治疗疾病中的重要作用。《内经》中就有关于精神、饮食、起居、服药护理的记载。以后长期积累的护理知识和经验，均散见于各家医著之中，并广泛流传于民间。中医的护理同样是以辨证论治做指导的，因此也当随证而异，且与治则紧紧衔接。如对风寒表证，在接受解表发汗时，护理上不仅应避免患者再受风寒外袭，而且还应酌加衣被，给予热汤、热粥，促其发汗。若里实热证，在护理上则要注意多给清凉冷饮，保持室内通风，衣着宜薄，且使大便通畅，或以温浴降温。此外，特别强调精神护理，在饮食护理方面要求很细，在配合药物治疗时，常加用一些如针灸、推拿、拔火罐、熨法等其他治疗护理方法，以增强治疗效果。

《内经》提出"治未病"的原则，就是强调防患于未然。如《素问·四气调神大论篇》所说："不治已病治未病，不治已乱治未乱……夫病已成而后药之，乱已成而后治之，譬犹渴而穿井，斗而铸锥，不亦晚乎！"对预防为主的原则，进行了精辟的阐述。后世对这一预防思想，又有进一步发展。如唐代孙思邈在《备急千金要方·养性·居处法》中就明确指出："每日必须调气补泻，按摩导引为佳，勿以康健便为常然，常需安不忘危，预防诸病也。"《理虚元鉴》还针对虚劳的预防，提出情志方面的"六节"，顺四时避邪气的"七防"，如此等等。由于历代医家对预防疾病的重视，在这方面已积累和总结出一套行之有效的预防措施，散载于各家医著之中，并广泛流传于民间。

（张国侠）

第二节　中医常用治疗方法

中医的常用治法较多，除了辨证立法，选用内服的方药之外，还有针灸、刮痧、贴敷、火罐、熨法、浴疗、熏蒸、泥疗、推拿、气功、捏脊、割治等许多行之有效的方法，至今仍广泛地用于临床。然而本篇着重讨论内科范围内按辨证论治经常运用的几种治法，即简称的汗、吐、下、和、温、清、补、消等八法。此八法源于《内经》，经过历代医家的不断补充和发展，逐渐形成体系，内容丰富多彩，有效地指导着临床实践。

一、八法的基本内容

（一）汗法

汗法，亦称解表法，即通过开泄腠理，促进发汗，使表证随汗出而解的治法。

1. 应用要点　汗法，不仅能发汗，凡欲祛邪外出，透邪于表，畅通气血，调和营卫，皆可酌情用之。临床常用于解表、透疹、祛湿和消肿。

（1）解表：通过发散，以祛除表邪，解除恶寒发热、鼻塞流涕、头项强痛、肢体酸痛、脉浮等表证。由于表证有表寒、表热之分，因而汗法又有辛温、辛凉之别。辛温用于表寒，以麻黄汤、桂枝汤、荆防败毒散为代表；辛凉用于表热证，以桑菊饮、银翘散等为代表。

（2）透疹：通过发散，以透发疹毒。如麻疹初起，疹未透发，或难出而透发不畅，均可用汗法透之，使疹毒随汗透而散于外，以缓解病势。透疹之汗法，一般用辛凉，少用辛温，且宜选用具有透疹功能的解表药组成。如升麻葛根汤、竹叶柳蒡汤。尚需注意者，麻疹虽为热毒，宜于辛凉清解，但在初起阶段，应避免使用苦寒沉降之品，以免疹毒冰伏，不能透达。

（3）祛湿：通过发散，以祛风除湿。故外感风寒而兼有湿邪，以及风湿痹证，均可酌用汗法。素有脾虚蕴湿，又感风寒湿邪，内外相会，风湿相搏，发为身体烦疼，并见恶寒发热无汗、脉浮紧等表证，法当发汗以祛风湿，兼以燥湿健脾，宜用麻黄加术汤。如有湿郁化热之象，症见一身尽疼、发热、日晡加剧者，则法当宣肺祛风、渗湿除痹，如麻黄杏仁薏苡甘草汤之类。

（4）消肿：通过发散，既可逐水外出而消肿，更能宣肺利水以消肿。故汗法可用于水肿实证而兼有表证者。对于风水恶风、脉浮、一身悉肿、口渴、不断出汗而表有热者，为风水夹热，法当发汗退肿，兼以清热，宜越婢汤或越婢加术汤，如与五皮饮合方，疗效更佳。对于身面水肿、恶寒无汗、脉沉小者，则属少阴虚寒而兼表证，法当发汗退肿，兼以温阳，宜麻黄附子甘草汤加减。

2. 注意事项

（1）注意不要过汗：运用汗法治疗外感热病，要求达到汗出热退，脉静身凉，以周身微汗为度，不可过汗和久用。发汗过多，甚则大汗淋漓，则耗伤阴液，可致伤阴或亡阳。张仲景在《伤寒论》中说："温服令一时许，遍身漐漐微似有汗者益佳，不可令如水流漓，病必不除。"他强调汗法应中病即止，不必尽剂，同时对助汗之护理也甚重视。凡方中单用桂枝发汗者，要求啜热粥或温服以助药力，若与麻黄、葛根同用者，则一般不需啜热粥或温服。乃因药轻则需助，药重则不助，其意仍在使发汗适度。

（2）注意用药峻缓：使用汗法，应视病情轻重与正气强弱而定用药之峻缓。一般表虚用桂枝汤调和营卫，属于轻汗法；而表实用麻黄汤发泄郁阳，则属于峻汗法。此外尚有麻桂各半汤之小汗法，以及桂二麻一汤之微汗法等。使用汗法，还应根据时令及体质而定峻缓轻重。暑天炎热，汗之宜轻，配用香薷饮之类；冬令严寒，汗之宜重，酌选麻黄汤之类。体质虚者，汗之宜缓，用药宜轻；体质壮实，汗之可峻，用药宜重。

（3）注意兼杂病证：由于表证有兼杂证候的不同，汗法又当配以其他治法。如兼气滞者，当理气解表，用香苏散之类；兼痰饮者，当化饮解表，用小青龙汤之类。尤需注意的是，对于虚人外感，务必照顾正气，采用扶正解表之法。兼气虚者，当益气解表，如用参苏饮、人参败毒散；兼阳虚者，当助阳解表，如用麻黄附子细辛汤；兼血虚者，当养血解表，如用葱白七味饮；兼阴虚者，当滋阴解表，如用加减葳蕤汤。

（4）注意不可妄汗：《伤寒论》中论述不可汗的条文甚多，概括起来就是汗家、淋家、疮家、衄家、亡血家、咽喉干燥、尺中脉微、尺中脉迟，以及病在里者，均不可汗。究其原因，或是津亏，或是血虚，或是阳弱，或兼热毒，或兼湿热，或种种因素兼而有之，故虽有表证，仍不可单独使用辛温发汗，必须酌情兼用扶正或清热等法。此外，对于非外感风寒之发热头痛，亦不可妄汗。

（二）清法

清法，亦称清热法，即通过寒凉泄热的药物和措施，使邪热外泄，消除里热证的治法。其内容十分丰富，应用也很广泛。

1. 应用要点

（1）清热生津：温病出现高热烦躁、汗出蒸蒸、渴喜冷饮、舌红苔黄、脉洪大等症，是热入气分，法当清热生津，常用白虎汤之类；如正气虚弱，或汗多伤津，则宜白虎加人参汤；温病后期，余热未尽，津液已伤，胃气未复，又宜用竹叶石膏汤一类，以清热生津、益气和胃。

（2）清热凉血：温病热入营血，症见高热烦躁、谵语神昏、全身发斑、舌绛少苔、脉细而数，或因血热妄行，引起咯血、鼻出血及皮下出血等，均宜清热凉血。如营分热甚用清营汤，血分热甚用犀角地黄汤，血热发斑用化斑汤等。

（3）清热养阴：温病后期，伤津阴虚，夜热早凉，热退无汗；或肺痨阴虚，午后潮热，盗汗咳血，均宜清热养阴。如温病后期，伤阴虚热，用青蒿鳖甲汤之类；虚劳骨蒸，用秦艽鳖甲散之类。

（4）清热解暑：暑热证，发热多汗、心烦口渴、气短倦怠，舌红脉虚；或小儿疰夏，久热不退，均宜清热解暑，或兼益气生津。如用清络饮解暑清热，用清暑益气汤消暑补气，用生脉散加味治疗暑热而致之气阴两虚等。

（5）清热解毒：热毒诸证，如丹毒、疔疮、痈肿、喉痹、痄腮，以及各种疫证、内痈等，均宜清热解毒。如疔毒痈肿用五味消毒饮；泻实火、解热毒用黄连解毒汤；解毒、疏风、消肿，则用普济消毒饮等。

（6）清热除湿：湿热为患，当以其病性病位不同而选用适当方药。如肝胆湿热用龙胆泻肝汤，湿热黄疸用茵陈蒿汤，湿热下痢用香连丸或白头翁汤等。

（7）清泻脏腑：脏腑诸火，均宜清热泻火。如心火炽盛，见烦躁失眠、口舌糜烂、大便秘结，甚则吐血、出血者，用大黄泻心汤以清心火；心移热于小肠，兼见尿赤涩痛者，用导赤散泻心火兼清小肠；肝胆火旺，见面目红赤、头痛失眠、烦躁易怒、胸胁疼痛、便结尿黄者，用龙胆泻肝汤清泻肝胆；

胃火牙痛，见口唇溃痛，用清胃散泻胃火；肺热咳嗽，用泻白散清肺火；肾虚火亢，见潮热、盗汗、遗精者，用知柏地黄汤泻肾火等。

2. 注意事项

（1）注意真热假热：使用清法，必须针对实热之证而用，勿为假象所迷惑，对于真寒假热，尤须仔细辨明，以免误用清法，造成严重后果。正如《医学心悟》指出："有命门火衰，浮阳上泛，有似于火者；又有阴盛格阳假热之证，其人面赤狂躁，欲坐卧泥水中；或数日不大便，或舌黑而润，或脉反洪大，峥峥然鼓击于指下，按之豁然而空者；或口渴欲得冷饮而不能下；或因下元虚冷，频饮热汤以自救。世俗不识，误投凉药，下咽即危矣。此不当清而清之误也。"

（2）注意虚火实火：使用清法，又须分清外感与内伤、虚火与实火。外感多实，内伤多虚，病因各异，治法迥别。外感风寒郁闭之火，当散而清之；湿热之火，则渗而清之；燥热之火，宜润而清之；暑热伤气虽因感邪而致，仍应补而清之。对于内伤七情，火从内发者，应针对引起虚火的不同病因病机分别处治。气虚者补其气；血虚者养其血；其阴不足而火上炎者，当壮水之主；真阳虚衰而虚火上炎者，又宜引火归源。

（3）注意因人而清：使用清法，还须根据患者体质之强弱以酌其轻重。对体虚者，不可清之过重，以免反伤正气，甚则产生变证。一般而论，壮实之体，患了实热之证，清之稍重；若本体虚，脏腑本寒，饮食素少，肠胃虚弱，或产后、病后之热证，亦宜轻用。倘清剂过多，则治热未已，而寒生矣。故清法之投，当因人而用。

（4）注意审证而清：火热之证，有微甚之分，故清法亦有轻重之别。药轻病重，则难取效；病轻药重，易生变证。凡大热之证，清剂太微，则病不除；微热之证，而清剂太过，则寒证即至。但不及犹可再清，太过则常会引起病情的变化。所以临证之时，必须审证而清。

由于热必伤阴，进而耗气，因此尚须注意清法与滋阴、补气法的配合应用。一般清火泻热之药，不可久用，热去之后，即配以滋阴扶脾益气之药，以善其后。

（三）下法

下法，亦称泻下法，即通过通便、下积、泻实、逐水，以消除燥屎、积滞、实热及水饮等证的治法。

1. 应用要点　下法的运用，甚为广泛。由于病有寒热，体有强弱，邪有兼杂，因而下法又有寒下、温下、润下及逐水之别。

（1）寒下：里实热证，见大便燥结、腹满疼痛、高热烦渴；或积滞生热，腹胀而痛；或肠痈为患，腑气不通；或湿热下痢，里急后重特甚；或血热妄行、吐血出血；或风火眼病等。凡此种种，均宜寒下。常用寒性泻下药，如大黄、芒硝、番泻叶等。应当根据不同的病机性质来选方，如阳明胃家实用大承气汤；阳明温病，津液已伤，用增液承气汤；肠痈用大黄牡丹皮汤；吐血用三黄泻心汤。

（2）温下：脾虚寒积，见脐下硬结、大便不通、腹隐痛、四肢冷、脉沉迟；或阴寒内结，见腹胀水肿、大便不畅，皆可温下。常以温阳散寒的附子、干姜之类与泻药并用，如温脾汤、大黄附子汤；也有酌选巴豆以温逐寒积的，如备急丸。

（3）润下：热盛伤津，或病后津亏，或年老津涸，或产后血虚而便秘，或长期便结而无明显兼证者，均可润下。常选用清润滑肠的五仁汤、麻仁丸等。

（4）逐水：水饮停聚体内，或胸胁有水气，或腹肿胀满，或水饮内停且腑气不通，凡脉症俱实者，皆可逐水。常选十枣汤、舟车丸、甘遂通结汤等。

2. 注意事项

（1）注意下之时机：使用下法，意在祛邪，既不宜迟，也不可过早，总以及时为要。只要表解里实，选用承气诸剂，釜底抽薪，顿挫邪势，常获良效。临床每见通便二三次后，高热递退，谵语即止，舌润津复。如邪虽陷里，尚未成实，过早攻下，则邪正相扰，易生变证。如伤寒表证未罢，病在阳也，下之则会转为结胸；或邪虽入里，而散漫于三阴经络之间，尚未结实，若攻下之，可成痞气。然而临床若拘于"下不厌迟"和"结粪方下"之说，以致邪已入里成实，医者仍失时不下，可使津液枯竭，攻补两难，甚则势难挽回。故吴又可在《温疫论》中强调指出："大凡客邪贵乎早逐，乘人气血未乱，肌肉未消，津液未耗，患者不至危殆，投剂不至掣肘，愈后亦易平复……勿拘于下不厌迟之说。"他又说："承气本为逐邪，而非专为结粪而设也。如必俟其粪结，血液为热所搏，变证迭起，是犹酿痈贻害，医之过也。"

（2）注意下之峻缓：使用下法逐邪，当度邪之轻重，察病之缓急，以定峻下缓下。如泻实热多用承气汤，但因热结之微甚而有所选择：大承气用于痞满燥实兼全者，小承气用于痞满燥而实轻者，调胃承气则用干燥实而痞满轻者。泻剂之剂量亦与峻缓有关。一般量多剂大常峻猛，量少剂小则缓和。此外泻下之峻缓，尚与剂型有关，攻下之力，汤剂胜于丸散，如需峻下，反用丸剂，亦可误事；如欲缓下，则宜丸剂，如麻仁丸之用于脾约证等。

（3）注意分清虚实：实证当下，已如前述。虚人禁下，古籍早有明文，诸如患者阳气素微者不可下，下之则呃；患者平素胃弱，亦不可下，下之则易出变证。对这些虚人患病，又非下不可，则当酌选轻下之法，或选润导之法，或选和下之法；亦可采取先补而后攻，或暂攻而随后补。此皆辨虚人之下，下之得法之需也。

（四）消法

消法，亦称消导或消散法，即通过消导和散结，使积聚之实邪逐渐消散的治法。消法应用广泛，主要包括化食、磨积、豁痰、利水等几个方面。

1. 应用要点

（1）化食：化食为狭义之消法，亦称消食法，即用消食化滞的方药以消导积滞。适用于因饮食不节，食滞肠胃，以致纳差厌食、上腹胀闷、嗳腐呕吐、舌苔厚腻等症。一般多选保和丸、楂曲平胃散之类。如病情较重，腹痛泄泻、泻下不畅、苔厚黄腻，多属食滞兼有湿热，又宜选用枳实导滞丸之类，以消积导滞、清利湿热；脾虚而兼食滞者，则宜健脾消导，常用枳术丸之类。

（2）磨积：就气积之治疗而言，凡脾胃气滞，均宜行气和胃，如胃寒气滞，疼痛较甚者，用良附丸；如兼火郁，则用越鞠丸；肝郁气滞，宜行气疏肝，一般多用柴胡疏肝散；兼见血瘀刺痛者，加用丹参饮等。就血积之治疗而言，则须视血瘀之程度而酌选活血、行血及破血之法。活血，是以调节寒热偏胜为主，辅以活血之品，以促进血液运行。如寒凝血瘀之痛经，用温经汤加减；温病热入营血兼有瘀滞，用清营汤加减等。行血，是以活血为主，配以行气之品，以收通畅气血、宣痹止痛之效。如用失笑散治真心痛及胸胁痛。破血，是以破血逐瘀为主，或与攻下药并用，以攻逐瘀血、蓄血及痞块，常用血府逐瘀汤、桃核承气汤、大黄䗪虫丸等。

（3）豁痰：由于肺为贮痰之器，故豁痰则以治肺为主。而脾为生痰之源，故化痰常兼治脾。风寒犯肺，痰湿停滞，宜祛风化痰，如用止嗽散、杏苏散；痰热相结，壅滞于肺，又宜清热化痰，如用清气化痰丸；痰湿内滞，肺气上逆，则宜祛痰平喘，偏寒用射干麻黄汤，兼热者用定喘汤；脾虚而水湿运化失权，聚而生痰，痰湿较显者用二陈汤。

（4）利水：利水一法，既应区别水停之部位，又须辨明其性质。如水饮内蓄，其在中焦者，为渴为呕，为下利，为心腹痛，症状多端，一般可用茯苓、白术、半夏、吴茱萸等为主药；其在下焦者，虚冷则温而导之，如肾气丸；湿热则清而泄之，如八正散。水饮外溢者，必为水肿，轻则淡渗利湿，重则从其虚实而施剂。阴水宜温利之方，如实脾散；阳水宜清利之剂，如疏凿饮子等。

2. 注意事项

（1）注意辨清病位：由于病邪郁滞之部位有在脏、在腑、在气、在血、在经络等不同，消散之法亦应按其受病部位之不同而论治，用药亦须使其直达病所，则病处当之，收效较快，且不致诛伐无辜。

（2）注意辨清虚实：消法虽不及下法之猛烈，但总属攻邪之法，务须分清虚实，以免误治。如脾虚水肿，土衰不能制水而起，非补土难以利水；真阳大亏，肾功能衰竭不能主水而肿，非温肾难消其肿。他如脾虚失运而食滞者，气虚津停而酿痰者，肾虚水泛而饮停者，血枯乏源而经绝者，皆非消导所可行，如妄用或久用之，则常会导致变证的发生。

（五）补法

补法，亦称补益法，即通过补益人体的阴阳气血，以消除各种不足证候，或扶正以祛邪，促使病证向愈的治法。

1. 应用要点　补法的内容十分丰富，其临床应用甚为广泛，但究其大要，主要包括以下几个方面。

（1）补气：气虚为虚证中常见的证候，但有五脏偏重之不同，故补气亦有补心气、补肺气、补脾气、补肾气、补肝气等不同法则。尚须指出的是，因少火生气，血为气之母，故补气中应区别不同情况，配以助阳药和补血药，则收效更佳。

（2）补血：血虚临床亦甚常见，若出现头晕目眩，心悸怔忡，月经量少，色淡，面唇指甲淡白失荣，舌淡脉细等症，当用补血之法，方如四物汤等。因气为血帅，阳生阴长，故补血须不忘补气。

（3）补阴：阴虚亦为虚证中常见之证候，其表现也很复杂，故补阴之要点重在分清病位，方能药证相对，收效显著。如不分清阴虚之所在，用滋肝阴之一贯煎去补肺阴，用养胃阴之益胃汤去补肾阴，缺乏针对性，势必影响效果。

（4）补阳：阳虚的临床表现，主要为畏寒肢冷、冷汗虚喘、腰膝酸软、腹泻水肿、舌胖而淡、脉沉而迟等症，当用补阳之法，常选右归丸治肾阳虚，理中汤治脾阳虚，桂枝甘草汤治心阳虚等，都要注重分清病位。

2. 注意事项

（1）注意兼顾气血：气血皆是人体生命活动的物质基础，气为血帅，血为气母，关系极为密切，气虚可致血虚，血虚可致气虚。故治气虚常兼顾补血，如补中益气汤之配用当归；治血虚又常注重补气，如当归补血汤之重用黄芪。至于气血两亏者，自应气血双补。

（2）注意调补阴阳：阴和阳在整个病机变化过程中，可分不可离。一方虚损，常可导致对方的失衡。例如肾阴虚久则累及肾阳，肾阳虚也可累及肾阴，常形成阴损及阳或阳损及阴的肾阴阳两虚。因此，不仅对肾阴阳两虚治以阴阳双补，而且对于单纯阴虚或阳虚之证，补益时也应顾及对方。所以张景岳在《景岳全书》中就强调："善补阳者，必于阴中求阳，则阳得阴助而生化无穷；善补阴者，必于阳中求阴，则阴得阳升而泉源不竭。"此说极为精当。

（3）注意分补五脏：每一脏腑的生理功能不同，其虚损亦各具特点，故《难经》提出了"五脏分补"之法。《景岳全书》也曾指出："用补之法，则脏有阴阳，药有宜否。宜阳者必先于气，宜阴者必先乎精，凡阳虚多寒者，宜补以甘温，而清润之品非所宜；阴虚多热者，宜补以甘凉，而辛燥之类不可用。"由于"肾为先天之本""脾为后天之本"，故补益脾肾二脏，素为医家所重，至于补脾补肾，孰重孰轻，当视具体病情而各有侧重，不可偏废。

（4）注意补之峻缓：补有峻缓，应量证而定。凡阳气骤衰，真气暴脱，或血崩气脱，或津液枯竭，皆宜峻补，使用大剂重剂，以求速效。如正气已虚，但邪气尚未完全消除，宜用缓补之法，不求速效，积以时日，渐以收功。对于病虽属虚，而用补法有所顾忌者，如欲补气而于血有虑，欲补血又恐其碍气，欲补上而于下有碍，欲补下而于上有损，或其症似虚非虚，似实非实，则可择甘润之品，用平补之法较为妥当。此外，对于虚不受补者，如拟用补，更当以平补为宜。

（5）注意不可妄补：虚证当补，无可非议。但因药性皆偏，益于此必损于彼。大凡有益于阳虚者，必不利于阴；有益于阴虚者，必不利乎阳。同时无毒之药，性虽和平，久用多用则亦每气有偏胜。由此可知，无虚之证，妄加以补，不仅无益，反而有害。此外，若逢迎病家畏攻喜补之心理而滥施补剂，则为害尤甚。

（六）温法

温法，亦称温阳法。即通过扶助人体阳气以温里祛寒、回阳，从而消除里寒证的治法。主要包括温里散寒、温经散寒和回阳救逆三个方面。

1. 应用要点

（1）温里散寒：由于寒邪直中脏腑，或阳虚内寒，症见身寒肢凉、脘腹冷痛、呕吐泄泻、舌淡苔润、脉沉迟弱等，宜温中散寒，常选用理中汤、吴茱萸汤之类。若见腰痛水肿、夜尿频频等症，则属脾肾虚寒，阳不化水，水湿泛滥，又宜酌选真武汤、济生肾气丸等，以温肾祛寒、温阳利水。

（2）温经散寒：由于寒邪凝滞于经络，血脉不畅，症见四肢冷痛、肤色紫暗、面青舌瘀、脉细而涩等，法当温经散寒，养血通脉，常选用当归四逆汤等。如寒湿浸淫、四肢拘急，发为痛痹，亦宜温散，常用乌头汤。

（3）回阳救逆：由阳虚内寒可进而导致阳气虚脱，症见四肢厥逆、畏寒蜷卧、下利清谷、冷汗淋漓、气短难续、口鼻气冷、面色青灰、苔黑而润、脉微欲绝等，急宜回阳救逆，并辅以益气固脱，常酌选四逆汤、参附汤、回阳救急汤等。

2. 注意事项

（1）注意辨识假象：使用温法，必须针对寒证，勿为假象所惑，对真热假寒，尤须仔细辨明，以免误用温法。如伤寒化燥，邪热传里，见口咽干、便闭谵语，以及发黄狂乱、出血便血诸症，均不可温。若病热已深，厥逆渐进，舌则干枯，反不知渴；又或夹热下利，神昏气弱；或脉来涩滞，反不应指；或面似烟熏，形如槁木，近之无声，望之似脱；甚至血液衰耗，筋脉拘挛，但唇齿舌干燥而不可解者。凡此均属真热假寒之候，均不宜温。若妄投热剂，必致贻误，使病势逆变。

（2）注意掌握缓急：寒证较重，温之应峻；寒证轻浅，温之宜缓。由于温热之药，性皆燥烈，因而临床常见温之太过，寒证虽退，但因耗血伤津，反致燥热之证。因此，如非急救回阳，宜少用峻剂重剂。寒而不虚，当专用温；若寒而且虚，则宜甘温，取其补虚缓寒。而兼痰、兼食、兼滞者，均宜兼而治之。故温法之运用，应因证、因人、因时，方能全面照顾。

（七）和法

和法，亦称和解法，即通过和解表里的方药，以解除半表半里证的一种治法。和法的内容丰富，应用广泛，究其大要，对外感疾病用于和解表里，对内伤杂病则主要用于调和肝脾、调和胆胃以及调和胃肠等方面。

1. 应用要点

（1）和解表里：外感半表半里之证，邪正分争，症见往来寒热，胸胁苦满，心烦喜呕，口苦咽干，苔薄脉弦等，法当和解表里，以扶正祛邪、清里达表的小柴胡汤为代表。

（2）调和肝脾：情志抑郁，肝脾失调，症见两胁作痛，寒热往来，头痛目眩，口燥咽干，神疲食少，月经不调，乳房作胀，脉弦而细者，宜选逍遥散疏肝解郁、健脾和中。传经热邪，阳气内郁，而致手足厥逆；或脘腹疼痛，或泻痢下重者，又宜用四逆散疏肝理脾，和解表里。如胁肋疼痛较显，用柴胡疏肝散较佳。若因肝木乘脾，症见肠鸣腹痛，痛则泄泻，脉弦而缓者，宜泻肝补脾，用痛泻要方之类。

（3）调和胆胃：胆气犯胃，胃失和降，症见胸胁胀满，恶心呕吐，心下痞满，时或发热，心烦少寐，或寒热如疟，寒轻热重，胸胁胀痛，口苦吐酸，舌红苔白，脉弦而数者，法当调和胆胃，以蒿芩清胆汤为代表方。

（4）调和胃肠：邪在胃肠，寒热失调，腹痛欲呕，心下痞硬等症，治宜寒温并用、调和胃肠，常以干姜、黄芩、黄连、半夏等为主组方。胃气不调，心下痞硬，但满不痛，或干呕或呕吐、肠鸣下利者，宜用半夏泻心汤，以和胃降逆，开结除痞。伤寒胸中有热，胃中有寒，升降失常，腹中痛，欲呕吐者，又宜用黄连汤，以平调寒热，和胃降逆。

2. 注意事项

（1）辨清偏表偏里：邪入少阳，病在半表半里，固当用小柴胡以和解之，但有偏表偏里及偏寒偏热之不同，又宜适当增损，变通用之。一般而论，寒邪外袭，在表为寒，在里为热，在半表半里，则为寒热交界之所，故偏于表者则寒多，偏于里者则热多，用药须与之相称。

（2）兼顾偏虚偏实：邪不盛而正渐虚者，固宜用和法解之，但有偏于邪盛或偏于正虚之不同，治宜适当变通用之。如小柴胡用人参，所以补正气，使正气旺，则邪无所容，自然得汗而解；但亦有表邪失汗，腠理闭塞，邪无出路，由此而传入少阳，热气渐盛，此非正气之虚，故有不用人参而和解自愈者，是病有虚实不同，则法有所变通。仲景有小柴胡汤之加减法，对出现口渴者，去半夏，加人参、栝楼根；若不渴而外有微热者，去人参，加桂枝，即是以渴不渴分辨是否伤津，从而增减药物，变通之用法。

（3）不可滥用和法：由于和法适应证广，用之得当，疗效甚佳，且性平和，药势平稳，常为医者所采用，但又不可滥用。如邪已入里，燥渴、谵语诸症丛生，而仅以柴胡汤主之，则病不解；温病在表，未入少阳，误用柴胡汤，则变证迭生。此外，内伤劳倦，气虚血虚，痈肿瘀血诸证，皆可出现寒热往来，似疟非疟，均非柴胡汤所能去之。但柴胡汤也并非不可用于内伤杂病，若能适当化裁，斟酌用之，也常能收到良效。这些审证加减，则又不属滥用和法之例。

（八）吐法

吐法，是通过使之呕吐而排除留着于咽喉、胸膈、胃脘的痰涎、宿食和毒物等有形实邪，以达到治疗目的的治法。主要包括峻吐法、缓吐法与外探法三种。

1. 应用要点

（1）峻吐法：用于体壮邪实，痰食留在胸膈、咽喉之间的病证。如症见胸中痞硬、心中烦躁或懊侬、气上冲咽喉不得息、寸脉浮且按之紧者，是痰涎壅胸中，或宿食停于上脘之证，宜涌吐痰食，用瓜蒂散之类。如浊痰壅塞胸中的癫痫，以及误食毒物尚在胃脘者，宜涌吐风痰，用三圣散之类。如中风闭证，痰涎壅塞，内窍闭阻，人事不省，不能言语，或喉痹紧急，宜斩关开闭，用救急稀涎散之类。峻吐法是适用于实证的吐法，如属中风脱证者则忌之。

（2）缓吐法：用于虚证催吐。虚证本无吐法，但痰涎壅塞非吐难以祛逐，只有用缓和的吐法，邪正兼顾以吐之，参芦饮为代表方。

（3）外探法：以鹅翎或指探喉以催吐，或助吐势。用于开提肺气而通壅闭，或助催吐方药迅速达到致吐目的。

2. 注意事项

（1）注意吐法宜忌：吐法用于急剧之证，收效固然迅速，但易伤胃气，故虚人、妊娠、产后一般不宜使用，如定须催吐才能除病，可选用外探法、缓吐法。

（2）注意吐后调养：催吐之后，要注意调理胃气，糜粥自养，不可恣进油腻煎炸等不易消化食物，以免更伤胃气。

附：【涩法】

涩法，亦称固涩法，即通过收敛固涩，以消除滑脱之证的治法。主要包括固表敛汗、固精涩尿、涩肠止泻三个方面。

1. 应用要点

（1）固表敛汗：表虚不固则多汗，无论自汗、盗汗，皆可固表敛汗。自汗多属阳虚，应收敛与补气并用，方如牡蛎散等；盗汗多属阴虚，则应收敛与滋阴并用，方如生脉散加味。

（2）固精涩尿：肾气虚弱，精关不固，则遗精、滑精；肾气虚弱，膀胱失约，则多尿遗尿，均宜固肾收涩。遗精、滑精者，法当补肾固精，用金锁固精丸、水陆二仙丹之类；多尿遗尿者，则应补肾涩尿，用桑螵蛸散之类。

（3）涩肠止泻：脾阳不振，或脾肾阳衰，以致久泻不止，均宜涩肠止泻，一般可用桃花汤。脾阳不振，可与理中丸合方；脾肾阳衰，宜与四神丸并用；全身虚寒较显者，又宜选用真人养脏汤之类。

此外，用五味子收敛肺气，以治久咳；用金樱子、芡实等收敛固涩，以治带下，均属涩法范围。

2. 注意事项

（1）注意实证忌涩：涩法乃用于久病正虚，对于暴病邪实，切忌妄用。诸如热痢初起，伤食泄泻、热迫汗出、肺热喘咳、血热妄行等证，均不可妄用涩法，以免留邪，产生变证，而应重在祛邪，方能获效。对于外感病也忌涩法，而应宣透解肌，使邪外出；对内伤杂病，涩法用之不当，亦常引起口渴、干燥、便秘，腹胀等种种不良反应，故应慎之。

（2）重视治病之本：因涩法毕竟是一种偏于局部、重在对症之治法，非治本之法，故须审证求因，治本为要。试以汗证为例，内伤虚汗，亦非均须用涩。如气虚自汗，常以玉屏风散而获效；阴虚盗汗，则常用六味地黄丸而收功。可见无论自汗、盗汗，不应见汗止汗，而应审其发病之本，从整体辨证而治之。

上述八法，在临床上往往配合运用。因为病情是复杂多变的，单用一法难以适应，常须两法或多法合用，方能全面照顾。正如《医学心悟》所说："一法之中，八法备焉，八法之中，百法备焉。"所以临证处方，务须针对具体病情，灵活运用八法，才能获得良效。八法配合运用有以下几种常见方式。

一是汗下并用。病邪在表者宜汗，病邪入里者当下。如既有表证，又有里证，一般当先解表而后攻里。故《伤寒论》有表不解，不可攻里之禁。但在内外壅实，表里俱急时，则不能拘于先表后里之常法，而须汗下并用以表里双解。如桂枝加大黄汤证，既有恶风发热、头痛项强的表证，又有腹满而痛的里证，故用桂枝汤解表为主，复兼用大黄以攻里。而《金匮要略》之厚朴七物汤证，则又是里证重于表证，发热十日不解，脉仍见浮，表明表邪未除；腹满脉数，大便秘而不行，提示胃有实热气滞，病的重心趋于里。故方中重用厚朴、枳实消痞泄满，佐大黄的通便导滞，重在攻里为主，兼用桂枝、生姜、甘草、大枣解表散寒，调和营卫。其他如刘河间的双解散，则为汗、清、下三法合用之方，适用于风热壅盛，表里俱实之证。

二是补下并用。虚证用补，实证用攻，此为常法。但病有邪实正虚者，攻邪则正气不支，补正则邪实愈壅，先攻后补或先补后攻亦非所宜，则应攻补兼施，补下并用。如《伤寒六书》陶氏黄龙汤，治热病当下失下，心下硬满，下利纯清水，谵语，口渴，身热；或素体气血亏损，且患阳明胃家实之证；或因误治致虚，而腑实犹存者。方中既用大承气汤峻下以去其实，又用人参、当归等以救其虚，乃是治疗温疫应下失下，正虚邪实之名方。但攻下仍峻，用之宜慎。临床常见温病热结阴亏，燥屎不行，下之不通者，则补阴与攻下并用。例如《温病条辨》增液承气汤，方中既有增液汤以滋阴增液，又有硝、黄泻热通便，但用时仍宜审慎。故吴鞠通指出，阳明温病，下之不通，如属津液不足，无水舟停者，间服增液汤以增其津液，若其不下者，然后予增液承气汤缓缓服之。

三是温清并用。寒证当温，热证宜清，此为常法。但病有寒热错杂者，或上寒下热，或上热下寒，单用温不能祛其寒，单用清不能去其热，必须温清并用。《伤寒论》中温清并用之法甚多，如"伤寒胸中有热，胃中有邪气，腹中痛，欲呕吐者，黄连汤主之"，此即在上之胸中有热，在下之胃中有寒，寒热失调，升降失司之证。故方中用黄连泻胸中之热，用干姜、桂枝温胃中之寒，从而促使寒散热消，升降恢复，诸证即愈。又如寒热交结之痞证，用半夏泻心汤治之，方中既有黄连、黄芩苦降泄热，又有干姜、半夏温辛以开痞散结。

四是消补并用。单纯积滞宜消，单纯虚证宜补。但如积聚与痰湿交阻，而又脾虚不运者，则宜消补并用。如《兰室秘藏》之枳实消痞丸，即为消痞与补脾并用之法，主治心下痞满，食欲不振，神气倦怠，或胸腹痞胀，食不消化，大便不畅者。方中既用枳实、厚朴、半夏、麦芽以消痞除满，化食和胃；又用参、术、苓、草补气健脾，以助散结消痞之力，使攻不伤正，补不碍邪，共奏祛邪扶正之功。再如《金匮要略》之鳖甲煎丸，既有破血攻瘀、行气散结、利水消肿之品，以消癥散结，又有人参、阿胶补养气血之剂，亦属消补并用之法。

二、脏腑常用治法

（一）肝胆之治法

1. 疏肝　即通过解郁、理气、活血以疏畅肝郁之气滞血瘀的治法。主要包括疏肝调气、疏肝活血二法。

（1）疏肝调气法：适用于头部巅顶及两侧胀痛、胸胁胀痛、少腹胀痛、睾丸胀痛、行经胀痛等，以逍遥散、柴胡疏肝散、加味乌药汤为代表方。

（2）疏肝活血法：适用于肝气不疏而血瘀，胁肋刺痛、少腹胀痛拒按、月经量少而夹块等症，以疏肝解郁汤、膈下逐瘀汤为代表方。

2. 清肝　即以清热泻火为主，或佐以养阴，为消除肝胆火旺的治法，主要包括清解肝热、清肝止血二法。

（1）清解肝热法：适用于肝热所致之头昏、烦闷、目赤、阴囊肿痛，以及肝热伤阴所致之烦热、咽干、便结等症。以丹栀逍遥散、黑逍遥散、滋水清肝饮以及青蒿鳖甲汤之类为代表方。肝胆热重者宜选龙胆泻肝汤或当归龙荟丸之类。

（2）清肝止血法：适用于肝火灼胃的吐血，肝火犯肺的咳血、衄血，以及肝经血热的血崩等症。以十灰丸、四生丸、槐花散、清经止血汤等为代表方。

3. 养肝　即通过滋阴、养血以补肝之虚，缓肝之急。主要包括滋养柔肝、补养肝血二法。

（1）滋养柔肝法：适用于肝失柔润，以致拘挛、震颤、疼痛为主之肝阴不足之证。以芍药甘草汤、一贯煎、滋水清肝饮为代表方。

（2）补养肝血法：适用于肝血亏虚，症见头晕目眩、心悸耳鸣，或妇女崩漏等症。以四物汤、当归补血汤为代表方。

4. 平肝　即通过泻火、滋阴、重镇以平定潜镇肝阳。主要包括平抑肝阳、镇肝息风二法。

（1）平抑肝阳法：适用于肝阳上亢，以眩晕头痛、严重失眠、烦躁不安，或兼惊痫抽搐为主要见症者。以天麻钩藤饮、羚羊角散为代表方。

（2）镇肝息风法：适用于肝阳上扰，肝风内动，症见头目眩晕、耳鸣昏厥、抽搐震颤，甚则颠仆、口眼歪斜、半身不遂。以镇肝息风汤、建瓴汤为代表方。

5. 温肝　即通过温阳散寒，以治疗肝寒病证。主要包括温散肝寒、温肝行气和温补肝阳三法。

（1）温肝散寒法：适用于寒邪伤肝，病势急骤，症见四肢厥冷、指甲青紫、腹冷痛，或囊卷阴缩，或腿肚转筋。以当归四逆汤、当归四逆加吴茱萸生姜汤为代表方。

（2）温肝行气法：适用于肝寒气滞，小腹疼痛，或痛引睾丸之证。以天台乌药散、暖肝煎为代表方。

（3）温补肝阳法：适用于素体阳虚，复遭寒入伤肝，症见巅顶头痛、呕吐涎沫、脘腹冷痛、四肢不温、小腿拘挛。以吴茱萸汤、吴黄木瓜汤为代表方。

6. 清胆　即清除胆热的治法，主要包括清胆利湿、清胆和胃、清胆豁痰三法。

（1）清胆利湿法：适用于肝胆郁结而胁痛，湿热内蕴、胆汁外溢而发为黄疸者。以茵陈蒿汤为代表方。

（2）清胆和胃：适用于肝胆湿热所致的烦热、失眠、眩晕、呕吐等症。以蒿芩清胆汤为代表方。

（3）清胆豁痰法：适用于胆虚痰湿所致之易惊、心悸、眩晕、失眠、呕吐、虚痫等症。以温胆汤、半夏白术天麻汤为代表方。

（二）脾胃之治法

1. 健脾　即通过补益脾气以恢复其运化功能的治法。主要包括补气健脾、补气升陷两法。

（1）补气健脾法：适用于脾气虚弱，症见食欲不振、肠鸣便溏、短气懒言等。以四君子汤、香砂六君子汤和参苓白术散为代表方。

（2）补气升陷法：适用于脾虚中气下陷，症见少气懒言、阴挺、脱肛、泄泻、遗尿、带下、久痢、气虚发热、气虚便秘等。以补中益气汤、升陷汤、举元煎为代表方。

2. 温脾　即通过温补脾胃之阳以消除中焦虚寒的治法。主要包括温运脾阳、温胃祛寒法。

（1）温运脾阳法：适用于中焦虚寒证之呕吐、泄泻、腹脘胀痛、喜温喜按等。以大建中汤、小建中汤、温脾汤为代表方。

（2）温胃祛寒法：适用于素体阳虚胃寒，经常呕吐、胃痛而喜温喜按者；或寒邪伤胃，发病较急，呕吐、胃脘胀痛且喜热者。以吴茱萸汤、良附丸等为代表方。

3. 养胃　即通过滋养脾胃之阴以恢复脾胃受纳、运化功能的治法。主要包括滋养脾阴和胃阴二法。

（1）滋养脾阴法：适用于脾阴不足而运化失常之长期低热、口干舌燥、气短乏力、食欲不振、大便不畅等症。以参苓白术散为代表方。

（2）滋养胃阴法：适用于温病后期，胃液被劫，而见口干、咽燥、渴喜冷饮等症。以益胃汤、五汁饮、甘露饮为代表方。

4. 清胃　即清泻胃热之治法。主要包括清泄阳明胃热和清泄胃中积热二法。

（1）清泄阳明胃热法：适用于阳明热盛，或温病邪在气分呈现高热、汗出、烦渴引饮等症。以白虎汤为代表方。若热病后期，余热未尽，气阴两伤，呈现烦渴呕逆，少气虚烦者，宜竹叶石膏汤清热生津、益气和胃。

（2）清泄胃中积热法：适用于胃中积热，症见口臭、口疮、牙痛，喜凉畏热，或齿龈红肿溃烂，或唇口腮颊肿痛等。以清胃散为代表方。

5. 泻胃　即用通里攻下方药以泻胃热、下积滞之治法。

适用于胃热与肠中积滞相结的腑实证，出现腹胀满痛、大便秘结，甚至神昏谵语等症。以三承气汤为代表方。

6. 和胃　即用消导食积的方药，消除气滞食积，以调和胃气的治法。

适用于饮食停滞于胃，或积滞中焦而生湿蕴热，症见脘腹痞满、嗳腐噫气、恶食吐泻，或大便不畅者。以保和丸、枳实导滞丸为代表方。

7. 降胃　即用顺气降逆之方药以纠正胃气上逆的治法。主要包括温胃降逆法和清胃降逆法二法。

（1）温胃降逆法：适用于因寒证所致之呕吐、呃逆。以大半夏汤、旋覆代赭石汤、干姜人参半夏丸、丁香柿蒂汤为代表方。

（2）清胃降逆法：适用于热证所致的呕吐、呃逆。以橘皮竹茹汤、黄连苏叶汤为代表方。

（三）肺之治法

1. 宣肺　即宣通肺气而恢复其肃降功能之治法。主要包括宣肺散寒、宣肺散热、宣肺降逆及宣肺行水四法。

（1）宣肺散寒法：适用于寒邪束表，肺失宣肃，症见恶寒发热、头身疼痛、鼻塞、咳嗽、胸闷不舒、吐痰清稀。以麻黄汤、荆防败毒散为代表方。

（2）宣肺散热法：适用于温邪侵袭，肺卫失宣，症见身热恶风、咽痛、流涕、咳嗽、舌尖红、脉浮等。以桑菊饮、银翘散为代表方。

（3）宣肺降逆法：适用于邪犯肺卫，肺失肃降而喘促、咳嗽者。偏寒的用三拗汤之类，偏热者用麻杏甘石汤之类。

（4）宣肺行水法：适用于外邪侵犯，肺气不宣，不能通调水道，因而水湿停滞，症见水肿、小便不利，兼有恶风、发热、脉浮等。以越婢汤及越婢加术汤为代表方。

2. 温肺　即用温阳、祛痰、化饮、降逆的方药以治疗因肺寒所致的痰、哮、喘、咳等症。主要包括温肺平喘、温肺止咳二法。

（1）温肺平喘法：适用于肺寒喘证与哮病。以小青龙汤、苏子降气汤、射干麻黄汤、苓甘五味姜辛半夏杏仁汤为代表方。

（2）温肺止咳法：适用于肺寒咳嗽，痰多、清稀、色白等症，以止咳散为代表方。

3. 清肺　即通过清泄肺热、清热降逆以消除热毒壅肺、肺热喘咳的治法。主要包括清肺降逆、清肺解毒二法。

（1）清肺降逆法：适用于肺热喘咳之证，以麻杏甘石汤、定喘汤为代表方。

（2）清肺解毒法：适用于热毒壅肺，症见发热、胸痛、咳唾脓血；或咽喉肿痛、腮颊肿痛。以《千金》苇茎汤、普济消毒饮等为代表方。

4. 润肺　即用滋养肺阴的方药以润肺燥的治法。

适用于温燥伤肺，津液被灼，出现头痛身热、心烦口渴、干咳无痰，或痰少咳出不畅，咳甚则胸痛、鼻燥咽干、咽喉疼痛，既有肺热，又已伤淬等症。以桑杏汤、沙参麦冬汤、养阴清肺汤为代表方。

5. 补肺　即通过补肺气、养肺阴以消除肺虚证候的治法。主要包括补气、滋阴、双补气阴三法。

（1）补益肺气法：适用于肺气虚弱的少气懒言、声低气短、动则气促、自汗等症。以补中益气汤、玉屏风散、人参蛤蚧散为代表方。

（2）滋养肺阴法：适用于肺阴不足，或肺痨阴虚的干咳无痰、痰中带血、午后潮热、盗汗遗精等症。以琼玉膏、百合固金汤为代表方。

（3）双补气阴法：适用于肺之气阴两虚的气短懒言、头昏少神、咽干口渴、久咳、汗多、唇舌干燥等症。以生脉散为代表方。

6. 敛肺　即通过收敛肺气以止咳、平喘、止汗、止血的治法。主要包括敛肺降逆、敛肺止血、敛肺止汗三法。

（1）敛肺降逆法：适用于肺气耗散，肺虚不敛的久咳不止、脉细而数之症。以五味子汤、人参补肺饮为代表方。

（2）敛肺止血法：适用于久咳不愈并见咯血者。以五味子、白及、阿胶、海蛤粉等敛肺、止血药为主，辅以百合、百部、贝母等润肺、化痰、止咳之品，共收敛肺止血之效。

（3）敛肺止汗法：适用于气阴两虚，卫外失固而自汗、盗汗甚多、久汗不止等症。以生脉散为代表方。

7. 泻肺　即通过宣泄逐饮、通调水道以消除和改善痰水壅肺的治法。适用于痰水壅肺的喘息气促、胸胁疼痛等症。轻症葶苈大枣泻肺汤，重症十枣汤或大陷胸汤为代表方。

（四）肾之治法

1. 滋肾　即用滋养肾阴的方法以改善肾阴不足的治法。主要包括滋养肾阴、滋阴降火、滋肾纳气三法。

（1）滋养肾阴法：适用于肾阴不足，症见腰酸，遗精、盗汗，头痛、耳鸣、咽干、舌燥等。以左归饮、左归丸为代表方。

（2）滋阴降火法：适用于肾阴亏虚，虚火上炎，症见骨蒸潮热、头目眩晕、耳鸣耳聋、失眠盗汗、遗精梦泄、消渴淋沥等。以六味地黄丸、知柏地黄丸、大补阴丸为代表方。

（3）滋肾纳气法：适用于肾阴亏虚，阴虚阳浮，以致肾不纳气而喘促者。以都气丸、八仙长寿丸等为代表方加减。

2. 温肾　即用温补肾阳的方药以改善肾阳虚损的治法。主要包括温肾助阳、温肾救逆、温肾利水三法。

（1）温肾助阳法：适用于肾阳不足之阳痿、滑精、不育等症。以人参鹿茸丸为代表方。

（2）温肾救逆法：适用于肾阳虚衰的厥逆、脉微欲绝等症。以四逆汤、参附汤为代表方。

（3）温肾利水法：适用于肾阳不足，气化不行，水湿泛滥，症见面身水肿、肢体沉重、小便不利、形寒肢冷等。以真武汤、济生肾气丸为代表方。

3. 固肾　即用收敛固涩肾气的药物以改善肾气不固的治法。主要包括固肾涩精、固肾止带、固肾缩尿三法。

（1）固肾涩精法：适用于肾虚不固，遗精滑泄，日久不愈，兼见盗汗、虚烦、腰痛、耳鸣等症。以固精丸为代表方。

（2）固肾止带法：适用于肾虚不固，见白带清稀、久下不止、腰膝酸软、小便频数、头晕目眩等症。以固肾止带丸（鹿角霜、菟丝子、牡蛎、白术、杜仲、莲须、银杏、芡实）为代表方。

（3）固肾缩尿法：适用于肾虚不固，膀胱失约，见小便频遗、淋沥不断，或小儿遗尿等症。以缩泉丸、桑螵蛸散为代表方。

（五）心之治法

1. 清心　即用清热、凉血、开窍的方药，治疗心经积热、热毒上扰、热蒙清窍的治法。主要包括清心泻火、清热凉血、清心开窍三法。

（1）清泻心火法：适用于心经积热的心烦失眠、口舌糜烂、小便短赤等症。以牛黄清心丸、清心莲子饮、导赤散为代表方。

（2）清心凉血法：适用于温病热入营血的发热且入夜尤甚、神昏谵语、出血发斑等症。以清营汤、犀角地黄汤为代表方。

（3）清心开窍法：适用于温邪内陷心包，热闭清窍的神昏谵语和痉厥之证。以安宫牛黄丸、紫雪丹、至宝丹为代表方。

2. 温心　即用温补心阳的方药治疗心阳虚损和心阳虚脱。主要包括温补心阳和回阳固脱二法。

（1）温补心阳法：适用于心阳不足的心悸、气短等症，可用桂枝甘草汤之类。若心阳痹阻证，见心前憋闷，甚则心痛、自汗、脉结代等。以栝楼薤白汤加活血化瘀和益气之品治之。

（2）回阳固脱法：适用于心阳虚脱之心悸、怔忡、大汗淋漓、四肢厥逆、口唇青紫、上气喘促、呼吸微弱，甚则晕厥昏迷、脉微欲绝之症。当急予参附汤或四逆加人参汤。

3. 补心　即用补益心之气阴的药物以改善心之虚损的治法。主要包括补养心阴和补益心气二法。

（1）补养心阴法：适用于心阴不足的心悸、心烦、易惊、失眠、健忘、多寐、口咽干燥等症。以天王补心丹和酸枣仁汤为代表方。

（2）补益心气法：适用于心气不足的心悸气短、自汗、倦怠无力、面色少华、舌胖嫩、脉虚等症。以养心汤为代表方；若气阴两虚，可选用炙甘草汤。

4. 镇心　即用镇心安神的药物，以改善心神不安的治法。适用于一切心神不安的心悸、失眠、多梦易惊等症。常用镇心丹、朱砂安神丸、磁朱丸等加减。

5. 开窍　即是用开窍药物使患者苏醒的治法。开窍法一般分为温开和凉开 2 种。温开主要适用于寒邪湿痰所致的中风、痰厥、气厥、突然昏倒、牙关紧闭、痰鸣不醒之症，以苏合香丸辛温开窍醒脑为代表；凉开适用于邪热上扰，逆传营血，呈现抽搐昏迷等症，以牛黄、至宝、紫雪等"三宝"为代表。

（张国侠）

第三章

特色诊法

有些诊法，散见于民间，或某一独特病证诊断中，未被纳入一般中医诊断学中。从方法论角度来讲，它们虽属四诊之一法，如山根诊法，从方法上讲，当属望诊，但由于其诊断方法、作用相对独立，有其独特性，故纳入特色诊法中。

第一节　山根诊法

山根，又称下极，位于鼻根部，两目内眦之间，正中睛明穴上。山根诊法就是通过观察山根部位的脉纹形态、色泽变化以诊断疾病的方法。这种诊法主要运用于小儿科。

一、山根诊法的原理

（一）山根与心及小肠关系密切

根据《黄帝内经》"中以候中"的原理，山根部位正好候心。由于山根位于两目内眦之间，手少阴心经连目系，手太阳小肠经脉到达目内眦，心又与小肠经脉相表里，其经气均能上达目内眦间。因此，山根色泽的变化最能反映心气的存亡。尤其在小儿科，山根色诊更显得十分重要。

（二）山根亦与肺、脾、胃等脏腑相关

山根位于鼻根部，鼻为肺之窍而属脾经，足阳明胃经"起于鼻之交颏中"。《幼幼集成》曰："山根，足阳明脉所起"；又曰"倘乳食过度，胃气抑郁，则青黑之纹，横截于山根之位"。说明山根络脉的变化，可以测知肺、脾、胃等脏腑的病变。诊察山根横截之络脉在提示"脾肺为病，以脾为主"上有一定的参考价值。

二、山根诊法的方法

在充足的自然光线下，受检者取正坐位面向光源。检查者详细观察山根部位脉纹（即皮下显露的毛细血管）的形态（竖形、横形、斜形等）、色泽（青色、黄色、黑色、红色等）等变化。

健康婴幼儿的脉纹呈青筋隐隐，或连及鼻梁、眉毛；有病则青筋显露，颜色转深。

三、山根诊法的临床运用

（一）山根脉纹的形态

1. 横向型　小儿山根脉纹呈横向型（如"一"字形）者，多为消化系统疾患，常见于呕吐、泄泻、积滞、虫证、疳证等脾胃病证。

2. 竖向型　小儿山根脉纹呈竖向型（如"I"字形）者，多见于咳嗽、哮喘、肺炎喘嗽、感冒等肺经病证。

3. 混合型　小儿山根脉纹呈横向型与竖向型并见的混合型者，多为消化系统疾患和呼吸系统疾患

同时发病，可同时出现脾胃与心肺疾病证候。

4. 其他型　小儿山根脉纹呈钩字形（形如 U）或斜向型（形如"\"或"/"）者，其临床价值不大。

（二）山根脉纹的色泽

1. 青色　小儿山根脉纹色青（包括淡青及黑色），多属消化系统疾病。常见于：①惊风，多因肝阳妄动或心肝火盛所致，或久病中气虚衰，木强侮土而成慢惊风。②中寒腹痛，多系肝经气滞或肝脾不和导致乳食积滞而出现盘肠气痛、肠蛔虫、疝疾、泄泻等；亦有惊泄、大便色青，伴微热及惊惕不安。故山根脉纹色青，为风、为寒、为痛，多属肝经证候。明代《医学正传》载有汤氏歌："山根若见脉横青，此症明知两度惊，赤黑因瘦时吐泻，色红啼夜不曾停。"

2. 黄色　小儿山根脉纹色黄，多属脾虚或湿盛，常见于积滞、泄泻、痢疾、疳证等病证。积滞者，多因脾虚湿困或脾胃有热；泄泻及痢疾者，多系湿热内蕴，乳食积滞；疳证者，多属脾胃虚损，运化功能失调。故山根脉纹色黄，其病为湿、为热、为虚，提示脾胃受病。

3. 红色　小儿山根脉纹色红，主热，提示心、肺热证，其中以呼吸系统疾患占多数。常见的有感冒、咳嗽、哮喘、乳蛾、肺炎等，出现外寒内热或风热咳嗽，或外感风热结于咽喉的乳蛾，或痰热闭肺的哮喘。

4. 光泽　山根色泽光亮鲜明者多为新病，证较轻而易治，或为热；色泽晦暗而滞者为久病，证较重而缠绵难愈，或为寒为湿。山根色皎白者，见于心脏病患者，心阳虚时尤甚；但在心血瘀阻时轻则出现青灰色，重则出现紫暗色；山根青灰，提示心阳不足；山根色淡为气虚；山根发暗，则提示气厥。

（滕历梅）

第二节　人中诊法

人中，又名水沟，位于鼻下唇上正中处。古代医籍中常用"鼻下"表示人中部位。临床上通过诊察人中的形态、色泽、温度、干湿等来诊断疾病的方法，称为人中诊法。人中诊法最早见于《黄帝内经》，书中已有望人中形态、色泽以推测膀胱子处病变的记载。

一、人中诊法的原理

（一）人中与经脉关系密切

人中部位是经络交错、经气贯注的要地，如手阳明大肠经"交人中"，足阳明胃经"挟口环唇"，足厥阴肝经"环唇内"，手太阳小肠经"别颊上颊抵鼻，至目内眦"等。由于经脉的络属关系，使人中与经脉及其相应的脏腑联系起来，故人体脏腑功能和气血津液等的变化，可以通过人中的形态、色泽、温度等改变反映出来。

由于冲、任、督三脉皆起于人体会阴部的胞中，循行向上时，任、督两脉直接交会于人中，冲脉亦有一支络脉环绕于唇而与人中联系。而任脉为阴经之海，总领诸阴；督脉为阳经之海，统领诸阳，其气与肾通，因此人中为人体经气汇聚之地，不仅脏腑经络的疾病可以反映于人中，而且尤可反映阳气的存亡和肾气的盛衰。人中是反映肾、命门、阳气的重要部位，诊察人中对泌尿生殖系统病症的诊断尤其具有重要意义。

（二）人中与子宫在发生学方面有一定的联系

因子宫形态异常与中肾旁管发育异常有关，而中肾旁管形成的时期，恰好是上唇（人中）形成的时期（胚胎生长的第 6~7 周），如果此时期胚胎受到某种因素的影响，则中肾旁管的形成和上唇的形成，均可遭受同一因素的影响而产生形态上的同步变异。因此说观察人中的改变可以反映男女泌尿系及生殖系统的状况。

二、人中诊法的方法

人中之诊察，以望诊为主，包括望人中的色泽（白、赤、黑色等）、长度、人中的深浅、人中沟内有无异常隆起或明显的皱褶纹等。其次是触诊人中的温度（灼热、冷等）和湿度（汗出、干燥等）。

（一）人中长度的测量方法与标准

人中长度的测量可参照《人体测量手册》中的有关规定，以鼻下点（鼻中隔与上唇顶部交点）至上唇缘中点的连线为人中长度。人中长度小于 12 毫米为人中偏短；12 ~ 19 毫米之间为中等；大于 19 毫米为人中偏长。

（二）人中沟道深浅的观察方法与标准

检查者与受检者相对而坐，用聚焦灯光侧面照射人中沟，光线与上唇平面成 30° ~ 45° 角，观察人中沟的两侧沟缘隆起是否清楚。若沟缘隆起不明显，沟道浅平或上唇漫平，则在沟道内无照射阴影，为人中沟浅平；沟缘隆起明显，两条沟缘间有明显凹陷，沟道内可见明显的照射阴影，为人中沟深；介于两者之间为人中沟中等深浅。

（三）人中沟形态观察方法与异常特征

观察方法同人中沟道深浅的观察方法，主要观察人中沟道内有无细线状或点状隆起，有无明显的纵行或横行皱褶纹。细线状隆起者，其形状似皮肤瘢痕，长度不一，大多呈纵向或斜向分布于沟道内；点状隆起者似针头大小，皮肤色泽正常，无充血红肿现象，可与毛囊炎鉴别；纵行皱褶纹大多在侧光照射时显现明显；横行皱褶纹则多见于微笑时。

人中沟将上唇平均分成两边，为人身左右的基准线，在人体发育成熟时定型。正常人人中正直不斜，两侧沟缘清晰，中滩外阔，长短与示指同身寸近似。身高面长者，人中稍长；身矮面短者，人中稍短；肥胖面宽者，人中偏宽；瘦削面狭者，人中稍狭。其温度和颜色与整个面部的温度和颜色一致。

三、人中诊法的临床运用

（一）人中的形态变化

1. 人中正常形态　人中整齐端直，略呈上窄下宽的梯形，沟道深浅适中，沟缘清晰均匀、对称。提示子宫、阴茎等生殖系发育良好，女性月经、排卵、生殖等功能正常。

2. 狭长形人中　人中沟道狭窄细长，沟缘显著；或中段尤细，上下稍宽，其色黯者，为长窄型。提示子宫体狭小，宫颈狭长，男性可见包皮过紧或过长，女性多出现痛经。临床观察，人中长度大于中指同身寸者常见子宫下垂，沟深者常为子宫后位，浅者为前倾，宽阔者为子宫肌瘤。

3. 短浅形人中　人中特短，沟道扁平，沟缘隐约，其色淡者，一般提示子宫小（常为幼稚型子宫），宫颈短，发育差，多无内膜生长；或见宫颈松弛，受孕后易漏胎；或阴茎短小，睾丸先天发育不良。此种人性欲较低，多有不育症，女性可有月经初潮迟，经量少；男性可有阳痿遗精，精液检查见精子活动度低，精子计数亦偏少。

4. 八字形人中　人中上窄下宽，呈八字形。多提示子宫后倾或后位，常表现经行腰酸，严重者可影响受孕，多见于矮胖体型之人。

5. 倒梨形人中　人中上宽下窄，似倒梨形。多提示子宫前倾或前位，常有经行胀痛。

6. 人中不正　人中沟道或一侧沟缘向左或向右偏斜（除先天性、损伤性及神经性的鼻唇沟变形外），为偏斜型人中。人中向左倾斜者，提示子宫体偏左；人中向右倾斜者，提示子宫体偏右。

7. 凹陷形人中　为人中有凹陷者。提示骨盆异常或骨盆狭窄，易发生难产。

8. 双人中　为人中有双沟者。提示内有双子宫，甚至双阴道或双阴道横膈。

9. 浅坦形人中　人中沟道浅而平坦，沟缘不显。浅而窄者提示后天性子宫萎缩，质硬，活动较差，常表现为经期紊乱，经量逐渐减少而致经闭；浅而宽者提示先天性子宫发育不良，或生殖功能低下，或子宫萎缩（多见于老年人）。

10. 人中隆起　沟道中有位置及形态不定的增生物隆起，甚至引起沟形的改变，称沟道凸隆型人中。提示情况较复杂，一般为宫颈糜烂。一侧增生或变形，则多有一侧腹痛或压痛或腰酸以及月经不调等症，妇检多有附件炎或增厚，子宫肌瘤或息肉、囊肿等。

11. 人中瘀斑　提示子宫内膜结核、附睾结核、精索静脉曲张等。

12. 人中起疹子　多提示宫颈糜烂、附件炎，男性则可见前列腺炎、精索炎等。

13. 人中松弛变长　多见于子宫下垂。

14. 孕妇人中短于同身寸　多为先天肾气不足，提示有流产、早产的倾向；若人中原本正常，而孕后某一时期突然短缩，且伴腰脊酸痛，带下绵绵者，提示难免流产，这种迹象每在流产前 7~15 天即已显露。如果孕妇人中出现枯黄而浅平，且水沟呈上宽下窄的倒梨形，提示胎儿发育停止，甚或胎死腹中。若孕妇人中较孕前变长，且气色黄活，多提示胎儿为男性。

15. 危重患者，人中短缩，唇且变薄　为脾阴绝；若短绝似无，则为阴阳离决之危征；人中卷缩者，谓之唇反，为脏腑之气欲绝，尤其是脾气败竭之征象。反之，人中满，为脾阳欲绝之象；若满而唇外翻，亦为阴阳离决之征。

（二）人中色泽

1. 黄色　人中色黄而透红，肌肤丰润，为脾肾健旺，后天充盛之象；反之，人中色萎黄，肤松肉薄，为脾肾虚弱，阴血不充之征；人中显土黄色，为脾胃虚寒；孕妇人中隐黄则胎漏下血，为子死腹中。

2. 白色　人中色白者，病危难治；人中色淡白，见于虚寒泄泻；色淡白而干者，多为血枯闭经；人中皎白，冷汗涔涔，多见于咳嗽、咯血；人中上段近鼻际处呈皎白色，多为气虚崩漏。

3. 赤色　人中微见赤色，多病发痛；人中下段近唇际处潮红，多属血热崩漏，或为膀胱湿热之血淋；人中下段近唇际处色淡紫，甚则水沟短缩，多见于实热胃痛；人中隐现紫红，多见于瘀热痛经；似疔而生于人中，形如赤豆，色紫顶焦，称龙泉疽，由上焦风热攻于督脉而成。

4. 青色　人中色青主寒证；人中隐现青色，多见于寒性痛经。

5. 黑色　人中色黑，可见于肾病综合征及尿毒症；人中微黑主热证；人中青黑，可见于睾丸炎、前列腺炎、输尿管结石等病变疼痛之时；人中时青时黑，主肝病及肾；摄口色青，人中颤动，为肝风侮脾；人中色灰暗失荣，多见于男性阳痿、不育、房劳过度、失精及男性泌尿系疾病，以及女性宫颈炎、附件炎、卵巢囊肿、子宫肌瘤等患者；下痢者，脐下忽剧痛，人中色黑，乃病危之征。

6. 暗绿色　人中呈暗绿色，多见于严重胆囊炎、胆结石、胆绞痛患者。

7. 黑褐色　人中出现黑褐色，或有片状黑斑，为天癸气竭，冲任不足。

8. 光泽　人中色泽偏晦滞而枯夭，或见色素沉着，多为肾虚不孕；人中光泽明润明显，提示孕妇气血旺盛，母子安康。人中部位色泽的变化，可作为早孕的诊断参考。

（滕历梅）

第三节　腭、颊黏膜诊法

将舌头翘起，在牙齿的范围内能舔着处就是腭。腭分为前后两半部，前半部致密坚韧，不能运动，上覆骨组织，称为硬腭；后半部则柔软，能运动，称为软腭。口腔内左右两侧壁称为颊。腭、颊黏膜中有丰富的血液供应，在疾病的过程中，该部位可有不同程度的小静脉曲张、小动脉扩张、出血及黏膜面的色泽改变等，这些统称为腭、颊黏膜征异常。通过观察腭、颊黏膜病理改变以诊断疾病的方法，称为腭、颊黏膜诊法。

一、腭、颊黏膜诊法的原理

（一）腭、颊黏膜是人体"表"与"里"的交接区

腭、颊黏膜的解剖学位置在鼻咽部的中心，上皮血运丰富，而且血管位置表浅，易于显露，是观察

人体细小血管变化的理想部位，因此，不论是外邪侵袭人内，还是体内发生病理变化，均最易在腭、颊黏膜上体现出来。

（二）腭、颊黏膜与脏腑关系密切

腭、颊黏膜位于口中，《素问·阴阳应象大论篇》说："脾主口……在窍为口。"腭、颊黏膜上血络丰富，《黄帝内经》认为心主血脉，肝主藏血，脾统血。因此，脾、心、肝等脏腑功能失调，即可反映于此。

（三）腭、颊黏膜与全身不少经络有联系

手阳明大肠经、足太阳膀胱经、足少阴肾经和足厥阴肝经等均络于腭、颊黏膜，因而腭、颊黏膜上的病理改变可反映这些经脉及其相应脏腑的病变情况。

因此，腭、颊黏膜上血络的扩张、充血、淤血等变化，可以反映机体内的某些病理变化，尤其是迁延性及难治之症在该部位可出现明显的变化。

腭黏膜的各个部位，分别代表某一脏腑。一般而言，腭前部代表肺，分线及中柱两侧代表脾胃，中柱代表心，腭后及白齿处代表肝肾。人体（尤其是小儿）患病后，其腭黏膜与内脏相应的部位也会发生相应的变化。

二、腭、颊黏膜诊法的方法

观察腭、颊黏膜在饭后1小时后再进行。受检者取坐位，口张大，头尽可能后仰，使上腭及两颊充分暴露，由两名医师在自然光线或手电筒的照射下共同观察，按顺序依次检查两颊、上腭前部、中柱、硬腭齿后部、硬腭分线前部、软腭部、咽腭部等。

腭黏膜主要检查黏膜色调的改变（单纯性贫血淡色调、带黄的色调等），软、硬腭黏膜上的血管变化（包括充血、扩张、淤血、出血等），以及颗粒增生、小凹等。

颊黏膜上主要观察有无淤血斑、小白色斑点或暗红、绛红色充血带，有无小米粒样的浅黄色硬结或其他小瘤状物簇集成群。注意其发生的位置、形态、有无苔膜等。还可以用三棱针试刺黏膜，察其出血之色、量和速度等。

三、腭、颊黏膜诊法的临床运用

（一）健康人腭、颊黏膜特征

正常健康儿童整个上腭红润而有光泽，中柱、硬腭、软腭均以粉红色为主，其软腭很少充血、淤血，中柱亦无小静脉。

健康老年人之中柱呈浅黄色或粉红色，各部分轮廓清晰，无断裂及弯曲，表面干净，少见褐色斑点，无小动脉分布及出血点，左右可各见1条细小静脉。硬腭齿后部黏膜皱襞色泽粉红，分裂中柱两侧，横行排列，对称整齐，未见出血点及动静脉分布；分线前部可有小紫褐色透明点，近中柱侧色泽粉红或略带紫色，个别人有1条细小静脉。软腭则呈黄色，半数有充血或淤血，尤以咽腭弓、悬雍垂明显，个别有透明颗粒及小凹。

（二）异常腭、颊黏膜

（1）小儿上腭黏膜色白，如蒙乳皮状者，多为脾胃虚弱；上腭黏膜呈粉红或淡白色者，为贫血、气血双亏；上腭黏膜色黄者，主脾胃功能失调，若色深黄为实证，主脾胃湿热，色浅黄则为虚证，主脾虚不能运化水湿；上腭黏膜色深紫者，为瘀血、出血及血分有热；上腭黏膜色红紫者，多为实热证。

（2）小儿腭前黏膜为红色，分线左右为橘黄色，二分线突出，白齿处为红色，为外感风热、内有积滞的感冒。

（3）小儿上腭白齿及腭前为乳白色，中柱顶端为粉红色者，为虚寒型小儿食积；腭前、腭后均为深红色，二白齿处黄、红色，中柱色淡白者，为实热型腹泻；腭前、腭后均为粉红色，二白齿处乳白色，中柱乳白色者，为虚寒型腹泻；小儿腹泻，白齿处乳白色且厚者，说明腹泻重，脾肾虚亏，病情严

重。小儿腭前、腭后黏膜均为红色，中柱及分线为淡黄色，臼齿处为浅红或干黄色者，主热毒疫痢。

（4）上腭分线为黑紫色，中柱两旁呈深紫红色，腭前及白齿处均为紫色，多见于血热壅盛和出血严重的患者；而上腭有紫红色小出血点，尤以中柱两侧出血点增多者，一般多为出血性疾病。

（5）上腭及中柱均为正常色泽或浅黄色，惟中柱两旁有2～4个针尖大小之小孔，多则为6～8个小孔，多属肝肾不足型遗尿症。

（6）腭黏膜色红、深红或紫暗，其上的小动脉扩张充血、小静脉曲张淤血，或有出血现象，可诊断为血瘀证。依据日本学者伊原信夫制定的标准可将腭黏膜征分为如下几种。

1）0度：在软、硬腭黏膜上基本看不到显露的小血管，黏膜面呈淡红色。

2）软腭黏膜征（简称软腭征）

Ⅰ度：腭弓处黏膜稍红，可见较清晰的细小血管显露，此型基本属于正常范围。

Ⅱ度：在Ⅰ度腭征的基础上，并可见到充血扩张的小动脉和曲张的小静脉。

Ⅲ度：软腭黏膜上的小动脉明显充血扩张或小静脉明显曲张淤血，或有出血现象，或在Ⅱ度变化的基础上再加黏膜面色调深红或紫暗的改变。

3）硬腭黏膜征（简称硬腭征）

Ⅰ度：在硬腭黏膜上可见清晰的小血管。

Ⅱ度：黏膜上小动脉扩张、充血，或小静脉曲张、淤血。

Ⅲ度：黏膜上可见明显的小动脉充血、扩张，或小静脉淤血、曲张，或有出血现象，或在Ⅱ度变化的基础上再出现黏膜面色调深红或紫暗的改变。

上述软腭征Ⅱ、Ⅲ度改变和硬腭征Ⅰ、Ⅱ、Ⅲ度改变均可反映瘀血改变，只是有轻重程度的不同。腭黏膜的淤血、充血征象易见于肝炎、妇科疾病、心血管病、骨关节病、泌尿生殖器疾病、皮肤科、眼科疾病及恶性肿瘤等患者，这些疾病，均有两个重要的共同点：一是均有复发、迁延倾向，并为进行性难治之症；二是从瘀血证开始，具备一系列血证综合征，即：①充血征象（小动脉扩张）；②淤血性血滞征象（小静脉扩张）；③黏膜背景的血虚；④颗粒增生；⑤出血及其他。

（7）颊黏膜上见淤血斑或绛红色充血带及小米粒样的浅黄色硬结，为食管癌的征象。一般认为，其瘀斑出于颊黏膜，乃瘀滞为患，有形之疾积于食管；其色淡青，斑形隐隐，细如缝线者，常主虚寒，多见于食管癌的晚期患者；斑形如带，其色青紫者，多主邪实，邪正相搏，见于食管癌中期的患者；瘀斑上生颊膜者，乃正不胜邪，致使食管之毒邪得以蒸腾上乘之故。

（8）上腭中柱直，周边清晰，无弯曲断裂，中柱上多见褐色斑点；硬腭部有散在的紫褐色透明小点，硬腭以暗紫或紫色为主，软腭部出现小凹，为冠心病之征象。

（9）颊黏膜上出现特殊的斑点分布，称为口斑，可诊断为钩虫病。根据口斑的颜色、形状、大小的不同，大体可分为3度。

Ⅰ度：黏膜斑点小而少，约如针头大，多数只1～3点，色苍白或灰白，分布于相当于第二磨牙的颊黏膜上。

Ⅱ度：斑点略大于针头，呈粉红色或黄色，分布于齿缘平线上下。

Ⅲ度：斑点密集，或成片状，大小不等，大者如黄豆，或小如Ⅱ度斑点，其色紫或呈蓝色，分布于大臼齿处黏膜上。一般而言，钩虫感染的程度与口斑的程度相一致。

（10）颊黏膜上出现蓝黑色色素沉着斑片，为肾阳不足，常见于肾上腺皮质功能减退（艾迪生病）。

（11）在相当于第二磨牙的颊黏膜处出现针头大小的白色斑点，称为麻疹黏膜斑（即科氏斑），多见于小儿，为麻疹的早期特征。

（12）颊黏膜下出现大小不等的瘀斑和出血点，多因血热妄行或脾虚不能统摄血液致血液溢于黏膜下，见于各种出血性疾病和维生素C缺乏等症。

（13）颊黏膜充血、肿胀，并伴有小出血点，称为黏膜疹，常为双侧对称性发生，此乃风热邪毒为患，见于猩红热、风疹及某些药物中毒。

（14）上腭或颊黏膜生疮，局部红肿高起，胀痛，影响进食，称为重腭，因外感风热邪毒或胎中伏热，蕴积心脾上攻所致。

（15）颊黏膜溃烂，经久不愈，反复发作，为脾、肾亏虚，多见于衰弱的病儿或老年患者，也可出现于长期使用广谱抗生素和抗癌药之后，亦见于慢性复发性口疮、鹅口疮等病。

（滕历梅）

第四节　足部诊法

足部诊法是指通过按摩足部反射区，寻找相应部位的敏感点，或观察足部反射区的色泽变化等以诊断疾病的方法。足部反射区是客观存在于足部的，与人体各脏腑组织器官相对应的功能分区，其分布于整个足部，包括足底、足内、外侧及足背，甚至延伸到小腿。这里指的是一个区域，而不是一个点，有别于穴位的概念。

一、足部诊法的原理

（一）足与人体经络的关系

足部诊法是我国中医学的宝贵遗产，在最古老的中医经典《黄帝内经》中详细介绍了经络和腧穴，其中十二经脉的足六经、奇经八脉的冲脉、阴阳蹻脉、阴阳维脉等都循行经过足部，也有诸多穴位分布于此。由此可见，足与经络有着十分密切的联系，也说明我们的祖先早已认识到足部存在的许多敏感反映点（穴位）与人体各脏腑组织器官之间密切相关，这也是足部诊法的基础之一。

（二）足与人体脏腑器官的关系

从人类进化的角度来看，手脚的分工使人类站立起来，但双脚始终承受着全身的体重和担负行走的任务，因此，人类的双脚是动物中最为发达的。它有丰富的血管、神经与指挥中枢（大脑）及各个部分的脏腑器官相连，从信息传递的途径来说，是脚－脊髓－大脑的双向传递，而脊髓又是与各个脏腑器官相连结的，所以脚上存在着各部分脏腑器官的许多信息，脚所受的刺激也会传到各个脏腑器官。又由于脚是处于远离心脏的部位，很容易出现血液循环障碍，加上地心引力的影响，一些从身体各部位带来的有害物质很可能在这里沉积下来。因此，在人体足部可以找到各部分脏腑器官相对应的敏感位置。当人体发生疾病时，在这些敏感位置上就可能出现压痛、酸楚、麻痹、肿胀、硬结、淤血、变形的异常现象，而易被人所感知。由原始的、感性的、偶然的发现，经过千万年的反复验证，人类逐渐认识到其中的规律性，即这些敏感部位与各部分脏腑器官的相互关系：当某一器官发生病变时，在相应的敏感位置（或区域）上将出现某种敏感现象，相反，刺激这些敏感位置（或区域）时，疾患也将得到缓解或痊愈。因此，通过诊察足部可以判断人体各部分脏腑器官是否处于病理状态。

二、足部诊法的方法

足部反射区疗法已被世界众多国家和地区人民重视，其原因之一，还在于通过足部诊法能够提前发现疾病。国外有人认为，当病变程度达10%时，用按摩脚部的方法便可发现征兆，而人体产生自觉症状，能够被医疗仪器检测出来时，病变程度已达70%。因此，足部诊法能帮助我们提前发现病理征候，发现某些脏腑器官的不正常情况，从而可以及时采取措施预防和治疗。对于像心脏病、中风、癌症这样的致命疾病，早期发现、早期治疗的关键意义是众所周知的。由此可以看出足部诊法在诊断疾病方面的重要作用。

用足部诊法诊断疾病的方法分为有痛诊断法、无痛诊断法两种。

（一）有痛诊断法

有痛诊断法是指通过按摩足部各反射区域，寻找压痛点以诊断相应脏器病变的方法。在按摩双脚时，有病脏器（部位）的相应反射区对痛觉敏感度明显高于其他无病部位的反射区，可根据这一特点找出有问题的脏腑器官。

（1）准备工作：患者取坐位或半卧位，术者洗手、修剪指甲。清洁患者双脚，修剪趾甲，在足部均匀涂上按摩膏。

（2）诊察顺序：先诊查患者的心脏反射区，手法先轻后重，如用轻手法患者已感到剧痛不能忍受，提示其心脏有严重问题，应放弃使用有痛诊断，以免在进行中发生意外。如患者心脏无严重问题，接着可从左脚的肾上腺、肾、输尿管、膀胱4个反射区开始，按足底→足内侧→足外侧→足背的顺序，将所有反射区按摩一遍，然后再从右脚的肾上腺、肾、输尿管、膀胱4个反射区开始，按同样顺序按摩一遍。记录下对痛觉敏感异常的反射区（用＋、＋＋、＋＋＋等符号表示其异常程度）。

（3）诊察时，反射区位置要找准确，按摩的力度大小要适当，因人而异、因部位而异，如有的患者脚部皮层较厚，对痛觉不敏感，施力要轻些；有的反射区敏感点在皮层深部，施力可重些；而对皮肤较嫩的部分，施力可轻些。力度要比较均匀，不能过轻过重，时轻时重，否则都会影响诊断准确性。

（4）术者在诊察过程中应集中精神，注意手下的感觉，并观察患者的反应，随时询问患者的主观感受，加以比较，有时需反复对比，左脚与右脚对比，相关反射区对比，再加上望问闻切的结果，才能作出判断。例如糖尿病应根据双足胰反射区的压痛异常，小腿内侧坐骨神经反射区中部的病理性结节并根据患者的一些其他体征来做判断。如仅仅根据胰反射区的压痛异常，则易与胰腺本身的病变相混淆。

（二）无痛诊断法

这是一种技术要求较高的诊断方法。在下列情况下，不能采取有痛诊断法时，只能用无痛诊断法。

（1）在脚部皮层过厚，施行按摩不能产生痛感者。

（2）喝酒、吸烟过量或经常服用镇静药物因而产生痛觉迟钝者。

（3）幼童、妇孺等对痛觉特别敏感者。

（4）昏迷、精神失常无法通过按摩痛觉作出诊断者。

操作：以手轻轻触摸患者足部的各反射区，观察反射区的变化情况。根据反射理论，脚部反射区所出现的变化或异常，是相应器官（部位）存在病变的反射，而该器官（或部位）病变的轻重不同或症状不同，反射区所出现的变化也不同，有时在皮下可摸到颗粒状或块状的结节，或条索状物，或有气泡的感觉或水流动的感觉，或有脚型和皮肤颜色的变化。根据这些变化，可推断相关器官（或部位）的健康情况。

三、足部诊法的临床应用

足部诊法广泛应用于临床各科疾病的早期诊察，下面列举一些足部常见异常情况。

（1）有些脏器摘除患者，在相应反射区内有凹陷出现。

（2）胃肠病患者，在相应反射区可在皮下摸到颗粒状小结节，十二指肠溃疡患者在十二指肠反射区皮下可摸到条索状物。

（3）子宫、卵巢病变患者，触摸相应反射区时有水流动的感觉。

（4）小腿内侧坐骨神经反射区的中段皮下如有结节，提示可能有糖尿病。

（5）脏器如有肿瘤，在其相应反射区皮下有时可摸到小硬块结节。

（6）脊柱有损伤史的患者，在反射区的相应部位皮下骨骼处可摸到类似骨质增生的结节或条索状物。

（7）足部反射区有鸡眼，往往表明相应器官有慢性病。

（8）外伤患者在10～24小时后，如在相应反射区出现淤血状蓝色斑点或蛛网状斑纹，提示相应脏器可能有内伤。

（9）脚蹬趾（头部、额窦反射区）呈暗紫色，提示有脑血管疾患，可能是脑中风的预兆。

（10）有心脏病的患者，在心反射区可有明显的结节。

总之，不同的反射区，不同的病变出现的病理体征也有所不同，不能一概而论。像切脉一样，全凭着术者的手感去诊断病情，只能体会，难以言传。这使人对无痛诊断有一种神秘感。其实，无痛诊断是在有痛诊断的基础上，经过长期实践经验积累总结而产生的一种诊断方法。要掌握无痛诊断方法，首先要有扎实的基本功，要学习中西医病理学、诊断学等专业知识，要经过长期临床实践取得丰富的经验，才能很快准确地找到各反射区的敏感位置，知道在脏器有病时其对应的反射区可能出现什么体征，并在施术时全神贯注，细心观察，反复对比才能作出比较正确的判断。

运用足部反射区来诊断疾病，除了前述的可以早期发现病征之外，还有简单易行（不需要仪器设备，随时可做）、迅速准确（在几分钟内即可得出结果）等优点，但我们也应该指出，由于这种检查方法是根据反射区对痛觉的敏感度（有痛诊断）或其他病理体征（无痛诊断）来作判断的，其结果很大程度上取决于术者的个人经验及患者的个体差异性，很难做到百分之百的准确，即使是有经验的足部诊疗师，也难免出现错诊、漏诊等情况。而且这种检查，只能提示某一脏器存在问题，还不能确切知道是什么病，对病变程度也不能给出定量的分析结果。因此，当我们在检查足部反射区发现异常时，最好是建议患者到医院进一步检查确诊，不要轻易地下结论，更不要吹得神乎其神。

（滕历梅）

第四章

中医辨证

第一节　八纲基本证

一、表里辨证

表里是辨别病变部位外内浅深的两个纲领。

表与里是相对的概念，如皮肤与筋骨相对而言，皮肤属表，筋骨属里；脏与腑相对而言，腑属表，脏属里；经络与脏腑相对而言，经络属表，脏腑属里；经络中三阳经与三阴经相对而言，三阳经属表，三阴经属里等。

表里主要代表辨证中病位的外内浅深，一般而论，身体的皮毛、肌腠、经络在外，属表；血脉、骨髓、脏腑相对在内，属里。因此，临床上一般把外邪侵犯肌表，病位浅者，称为表证；病在脏腑，病位深者，称为里证。从病势上看，外感病中病邪由表入里，疾病渐增重为势进；病邪由里出表，疾病渐减轻为势退。因而前人有病邪入里一层，病深一层，出表一层，病轻一层的认识。

辨别表里对于外感疾病来说，尤为重要。这是由于内伤杂病的证型一般属于里证范畴，主要应辨别"里"所在的具体脏腑的病位。而外感病则往往具有由表入里、由浅而深、由轻而重的发展转变过程，因此，表里辨证是对外感病发展的不同阶段的基本认识，它可说明病情的轻重浅深及病机变化的趋势，可为把握疾病演变的规律及取得诊疗的主动性提供依据。

（一）表证

表证是指外感疾病的初期阶段，正（卫）气抗邪于肤表浅层，以新起恶寒发热为主要特征的证。

1. 临床表现　新起恶风寒，或恶寒发热，头身疼痛，喷嚏，鼻塞，流涕，咽喉痒痛，微有咳嗽、气喘，舌淡红，舌苔薄，脉浮。

2. 证因分析　六淫、疫疠等邪气，经皮毛、口鼻侵入机体，正邪相争于肤表，阻遏卫气的正常宣发、温煦功能，故见恶寒发热；外邪束表，经气郁滞不畅，不通则痛，故有头身疼痛；皮毛受邪，内应于肺，鼻咽不利，故喷嚏、鼻塞、流清涕、咽喉痒痛；肺气失宣，故微有咳嗽、气喘；病邪在表，尚未入里，没有影响胃气的功能，舌象没有明显变化，故舌淡红、苔薄；正邪相争于表，脉气鼓动于外，故脉浮。

表证发生，主要是感受六淫之邪，临床常见的表证有风邪袭表证、寒邪束表证、风热犯表证、湿邪遏表证、燥邪犯表证、暑湿伤表证、热邪犯表证及疫疠证的早期阶段等。

本证以新起恶寒发热，脉浮等症状为辨证要点。

（二）里证

里证是指病变部位在内，脏腑、气血、骨髓等受病所反映的证。

1. 临床表现　里证的范围极为广泛，凡非表证（及半表半里证）的特定证候，一般都属里证的范畴，因此其表现多种多样。

— 28 —

2. 证因分析　里证形成的原因有三个方面：一是外邪袭表，表证不解，病邪传里，形成里证；二是外邪直接入里，侵犯脏腑等部位，即所谓"直中"为病；三是情志内伤、饮食劳倦等因素，直接损伤脏腑气血，或脏腑气血功能紊乱而出现各种证。由于里证形成的原因及表现不同，其证候机制亦各不相同。

本证以脏腑、气血津液等异常所致症状为辨证要点。

（三）半表半里证

表半里证指病变既非完全在表，又未完全入里，病位处于表里进退变化之中，以寒热往来等为主要表现的证。

1. 临床表现　寒热往来，胸胁苦满，心烦喜呕，默默不欲饮食，口苦，咽干，目眩，脉弦。

2. 证因分析　属六经辨证中的少阳病证，多因外感病邪由表入里的过程中，邪正分争，少阳枢机不利所致。

本证以寒热往来，胸胁苦满，口苦，咽干，目眩，脉弦等症状为辨证要点。

二、寒热辨证

寒热是辨别疾病性质的两个纲领。

病邪有阳邪与阴邪之分，正气有阳气与阴液之别，寒证与热证实际是机体阴阳偏盛、偏衰的具体表现，正如张景岳所说"寒热乃阴阳之化也。"阴盛或阳虚则表现为寒证，阳盛或阴虚则表现为热证。《素问·阴阳应象大论篇》所言"阳胜则热，阴胜则寒"及《素问·调经论篇》所说"阳虚则外寒，阴虚则内热"即是此意。

寒象、热象与寒证、热证既有区别，又有联系。如恶寒、发热等可被称为寒象或热象，是疾病的表现征象，与反映疾病本质的寒证或热证是不同的。一般情况下，疾病的本质和表现的征象多是相符的，热证多见热象，寒证多见寒象。但反过来，出现某些寒象或热象时，疾病的本质不一定就是寒证或热证。因此，寒热辨证，不能孤立地根据个别症状作判断，而是应在综合分析四诊资料的基础上进行辨识。

辨清寒证与热证，对于认识疾病的性质和指导治疗有重要意义，是确定"寒者热之，热者寒之"治疗法则的依据。

（一）寒证

寒证是指感受寒邪，或阳虚阴盛，导致机体功能活动衰退所表现的具有"冷、凉"特点的证。由于阴盛可表现为寒的证，阳虚亦可表现为寒的证，故寒证有实寒证与虚寒证之分。

1. 临床表现　恶寒（或畏寒）喜暖，肢冷蜷卧，冷痛喜温，口淡不渴，痰、涕、涎液清稀，小便清长，大便溏薄，面色苍白，舌质浅淡，苔白而润，脉紧或迟等。

2. 证因分析　多因感受寒邪，或过服生冷寒凉所致，起病急骤，体质壮实者，多为实寒证；因内伤久病，阳气虚弱而阴寒偏胜者，多为虚寒证；寒邪袭于表者，多为表寒证；寒邪客于脏腑，或因阳虚阴盛所致者，多为里寒证。阳气虚弱，或因外寒阻遏阳气，形体失却温煦，故见恶寒（或畏寒）喜暖、肢冷蜷卧、冷痛喜温等症；阴寒内盛，津液未伤，所以口淡不渴，痰、涕、涎液、大小便等分泌物、排泄物澄澈清冷，苔白而润；寒邪束遏阳气则脉紧，阳虚推动缓慢则脉迟。

本证以怕冷喜暖与分泌物、排泄物澄澈清冷等症状共见为辨证要点。

（二）热证

热证是指感受热邪，或脏腑阳气亢盛，或阴虚阳亢，导致机体功能活动亢进所表现的具有"温、热"特点的证。由于阳盛可表现为热的证，阴虚亦可表现为热的证，故热证有实热证、虚热证之分。

1. 临床表现　发热，恶热喜冷，口渴欲饮，面赤，烦躁不宁，痰、涕黄稠，小便短黄，大便干结，舌红少津，舌苔黄燥，脉数等。

2. 证因分析　多因外感火热阳邪，或过服辛辣温热之品，或寒湿郁而化热，或七情过激，五志化火等导致体内阳热过盛所致，病势急骤，形体壮实者，多为实热证；因内伤久病，阴液耗损而阳气偏亢者，多为虚热证；风热之邪袭于表者，多为表热证；热邪盛于脏腑，或因阴虚阳亢所致者，多为里热证。由于阳热偏盛，津液被耗，或因阴液亏虚而阳气偏亢，故见发热、恶热、面赤、烦躁不宁、舌红、苔黄、脉数等症；热伤阴津，故见口渴欲饮、痰涕黄稠、小便短黄、大便干结、舌红少津等症。

本证以发热恶热与分泌物、排泄物黏浊色黄等症状共见为辨证要点。

三、虚实辨证

虚实是指辨别邪正盛衰的两个纲领，主要反映病变过程中人体正气的强弱和致病邪气的盛衰。

《素问·通评虚实论篇》说："邪气盛则实，精气夺则虚。"《景岳全书·传忠录》亦说："虚实者，有余不足也。"实主要指邪气盛实，虚主要指正气不足，所以实与虚是用以概括和辨别邪正盛衰的两个纲领。

由于邪正斗争是疾病过程中的根本矛盾，阴阳盛衰及其所形成的寒热证，亦存在着虚实之分，所以分析疾病过程中邪正的虚实关系，是辨证的基本要求，因而《素问·调经论篇》有"百病之生，皆有虚实"之说。通过虚实辨证，可以了解病体的邪正盛衰，为治疗提供依据。实证宜攻，虚证宜补，虚实辨证准确，攻补方能适宜，才能免犯实实虚虚之误。

（一）虚证

虚证是指人体阴阳、气血、津液、精髓等正气亏虚，而邪气不显著为基本病理所形成的证。

1. 临床表现　由于损伤正气的不同及影响脏腑器官的差异，虚证的表现也各不相同。

2. 证因分析　多因先天禀赋不足，后天失调或疾病耗损所致。如饮食失调，营血生化不足；思虑太过、悲哀惊恐、过度劳倦等，耗伤气血营阴；房室不节，耗损肾精元气；久病失治、误治，损伤正气；大吐、大泻、大汗、出血、失精等，使阴阳气血耗损，均可形成虚证。

本证以临床表现具有"不足、松弛、衰退"等特征为辨证要点。

（二）实证

实证是指人体感受外邪，或疾病过程中阴阳气血失调，体内病理产物蓄积，以邪气盛实、正气不虚为基本病理所形成的证。

1. 临床表现　由于感邪性质与病理产物的不同，以及病邪侵袭、停积部位的差别，实证的表现也各不相同。

2. 证因分析　实证的形成主要有两方面：一是因风寒暑湿燥火、疫疠以及虫毒等邪气侵犯人体，正气奋起抗邪所致；二是内脏功能失调，气化失职，气机阻滞，形成痰、饮、水、湿、脓、瘀血、宿食等有形病理物质，壅聚停积于体内所致。

本证以临床表现具有"有余、亢盛、停聚"等特征为辨证要点。

四、阴阳辨证

阴阳是指归类病证类别的两个纲领。

阴阳是辨别疾病类别的基本大法。阴、阳分别代表事物相互对立的两个方面，它无所不指，也无所定指，故疾病的性质、证的类别以及临床表现，一般都可用阴阳进行概括或归类。《素问·阴阳应象大论篇》说："善诊者，察色按脉，先别阴阳。"《类经·阴阳类》说："人之疾病……必有所本，或本于阴，或本于阳，病变虽多，其本则一。"《景岳全书·传忠录》亦说："凡诊病施治，必须先审阴阳，乃为医道之纲领，阴阳无谬，治焉有差？医道虽繁，而可以一言蔽之者，曰阴阳而已。"由此可见阴阳在辨别病证中的重要性。

阴证与阳证的划分是根据阴阳学说中阴与阳的基本属性。凡临床上出现具有兴奋、躁动、亢进、明亮、偏于身体的外部与上部等特征的临床表现、病邪性质为阳邪、病情变化较快的表证、热证、实证时，一般可归属为阳证的范畴；出现具有抑制、沉静、衰退、晦暗、偏于身体的内部与下部等特征的临床表现、病邪性质为阴邪、病情变化较慢的里证、寒证、虚证时，一般可归属为阴证的范畴。

　　阴阳是八纲中的总纲。表证与里证、寒证与热证、虚证与实证反映了病变过程中几种既对立又统一的矛盾现象。此三对证是分别从不同的侧面来概括病情的，所以只能说明疾病在某一方面的特征，而不能反映出疾病的全貌。六类证型相互之间虽然有一定的联系，但既不能相互概括，也不能相互取代，六者在八纲中的地位是相等的。因此，为了对病情进行更高层面或总的归纳，可以用阴证与阳证概括其他六类证，即表证、热证、实证属阳，里证、寒证、虚证属阴，因此，阴阳两纲可以统帅其他六纲而成为八纲中的总纲。

　　阴证与阳证的划分不是绝对的，是相对而言的。如与表证相对而言，里证属于阴证，但里证又有寒热、虚实之分，相对于里寒证与里虚证而言，里热证与里实证则又归于阳证的范畴。因此，临床上在对具体病证归类时会存在阴中有阳，阳中有阴的情况。

（赵　艳）

第二节　八纲证之间的关系

　　八纲中，表里寒热虚实阴阳，各自概括着一个方面的病理本质，然而病理本质的各个方面是互相联系着的。寒热病性、邪正相争不能离开表里病位而存在，反之也没有可以离开寒热虚实等病性而独立存在的表证或里证。因此，用八纲来分析、判断、归类证，并不是彼此孤立、绝对对立、静止不变的，而是可有相兼、错杂、转化，甚至出现真假，并且随病变发展而不断变化。临床辨证时，不仅要注意八纲基本证的识别，更应把握八纲证之间的相互关系，只有将八纲综合起来对病情作综合性的分析考察，才能对各证有比较全面、正确的认识。

　　八纲证之间的相互关系，主要可归纳为证的相兼、证的错杂、证的转化及证的真假4个方面。

一、证的相兼

　　广义的证的相兼，指各种证的相兼存在。本处所指狭义的证的相兼，是指在疾病的某一阶段，其病位无论是在表、在里，但病情性质上没有寒与热、虚与实等相反的证存在的情况。

　　表里、寒热、虚实各自从不同的侧面反映疾病某方面的本质，故不能互相概括、替代，临床上的证则不可能只涉及病位或病性的某一方面。因而辨证时，无论病位之在表在里，必然要区分其寒热虚实性质；论病性之属寒属热，必然要辨别病位在表或在里、是邪盛或是正虚；论病情之虚实，必察其病位之表里、病性之寒热。

　　根据证的相兼的概念，除对立两纲（表与里、寒与热、虚与实）之外的其他任意三纲均可组成相兼的证。经排列组合可形成表实寒证、表实热证、表虚寒证、表虚热证、里实寒证、里实热证、里虚寒证、里虚热证八类证。但临床实际中很少见到真正的表虚寒证与表虚热证。以往关于"表虚证"有两种说法：一是指外感风邪所致有汗出的表证（相对外感风寒所致无汗出的"表实证"而言）。其实表证的有无汗出，只是在外邪的作用下，毛窍的闭与未闭，是邪正相争的不同反应，毛窍未闭、肤表疏松而有汗出，不等于疾病的本质属虚，因此，表证有汗出者并非真正的虚证。二是指肺脾气虚所致卫表（阳）不固证，但实际上该证属于阳气虚弱所致的里虚寒证。

　　相兼的证的临床表现一般多是相关纲领证候的叠加。

　　例如：表实寒证与表实热证，既同属于表证的范畴，又分别属于寒证与热证，分别以恶寒重发热轻、无汗、脉浮紧及发热重恶寒轻、口微渴、汗出、脉浮数等为辨证要点；里实寒证与里实热证既同属于里实证的范畴，又分别属于寒证与热证，分别以形寒肢冷、面白、口不渴、痰稀、尿清、冷痛拒按、苔白、脉沉或紧及壮热、面赤、口渴、大便干结、小便短黄、舌红苔黄、脉滑数或洪数为辨证要点；里虚寒证与里虚热证既同属于里虚证的范畴，又分别属于寒证与热证，分别以畏寒肢冷、神疲乏力、尿清便溏、冷痛喜温喜按、舌淡胖苔白、脉沉迟无力及形体消瘦、五心烦热、午后颧红、口燥咽干、潮热盗汗、舌红绛、脉细数为辨证要点。

二、证的错杂

证的错杂指在疾病的某一阶段，八纲中相互对立的两纲病证同时并见所表现的错杂证。在错杂的证中，矛盾的双方都反映着疾病的本质，因而不可忽略。临床辨证当辨析疾病的标本缓急，因果主次，以便采取正确的治疗。八纲中的错杂关系，从表与里、寒与热和虚与实角度，分别可概括为表里同病、寒热错杂、虚实夹杂，但临床实际中表里与寒热、虚实之间是可以交互错杂的，如表实寒里虚热、表实热里实热等，因此临证时应对其进行综合分析。

（一）表里同病

表里同病是指在同一患者身上，既有表证，又有里证。表里同病的形成常见于以下 3 种情况：一是初病即同时出现表证与里证的表现；二是表证未罢，又及于里；三是内伤病未愈而又感外邪。

表里同病，以表里与虚实或寒热分别排列组合，包括表里俱寒、表里俱热、表里俱虚、表里俱实、表热里寒、表寒里热、表虚里实与表实里虚 8 种情况。除去临床上少见的"表虚证"，则表里同病可概括为以下 6 种情况。

1. 表里俱寒　如素体脾胃虚寒，复感风寒之邪，或外感寒邪，同时伤及表里，表现为恶寒重发热轻、头身痛、流清涕、脘腹冷痛、大便溏泄、脉迟或浮紧等。

2. 表里俱热　如素有内热，又感风热之邪，或外感风热未罢，又传及于里，表现为发热重恶寒轻、咽痛、咳嗽气喘、便秘尿黄、舌红苔黄、脉数或浮数等。

3. 表寒里热　如表寒未罢，又传及于里化热，或先有里热，复感风寒之邪，表现为恶寒发热、无汗、头痛、身痛、口渴喜饮、烦躁、便秘尿黄、苔黄等。

4. 表热里寒　如素体阳气不足，复感风热之邪，表现为发热恶寒、有汗、头痛、咽痛、尿清便溏、腹满等。

5. 表里俱实　如饮食停滞之人，复感风寒之邪，表现为恶寒发热、鼻塞流涕、脘腹胀满、厌食便秘、脉浮紧等。

6. 表实里虚　如素体气血虚弱，复感风寒之邪，表现为恶寒发热、无汗、头痛身痛、神疲乏力、少气懒言、心悸失眠、舌淡脉弱等。

（二）寒热错杂

寒热错杂是指在同一患者身上，既有寒证的表现，又有热证的症状。寒热错杂的形成有 3 种情况：一是先有热证，复感寒邪，或先有寒证，复感热邪；二是先有外感寒证，寒郁而入里化热；三是机体阴阳失调，出现寒热错杂。

结合病位，可将寒热错杂概括为表里的寒热错杂与上下的寒热错杂。表里的寒热错杂包括表寒里热与表热里寒，详见表里同病；上下的寒热错杂包括上热下寒及上寒下热。

1. 上热下寒　如患者同时存在上焦有热与脾胃虚寒，则既有胸中烦热、咽痛口干、频欲呕吐等上部热证表现，又兼见腹痛喜暖、大便稀薄等下部寒证的症状。

2. 上寒下热　如患者同时存在脾胃虚寒与膀胱湿热，则既有胃脘冷痛，呕吐清涎等上部寒证的表现，同时又兼见尿频、尿痛、小便短等下部热证的症状。

（三）虚实夹杂

虚实夹杂是指同一患者，同时存在虚证与实证的表现。虚实夹杂的形成主要有以下两种情况：一是因实证邪气太盛，损伤正气，而致正气虚损，同时出现虚证；二是先有正气不足，无力祛除病邪，以致病邪积聚，或复感外邪，又同时出现实证。

结合病位，虚实夹杂可概括为表里或上下的夹杂。但辨别虚实夹杂的关键是分清虚实的孰多孰少，病势的孰缓孰急，为临床确立以攻为主或以补为主或攻补并重的治疗原则提供依据，因此，可将虚实夹杂概括为以虚为主的虚证夹实、以实为主的实证夹虚及虚实并重 3 种类型。

1. 虚证夹实　如温热病后期，虽邪热将尽，但肝肾之阴已大伤，此时邪少虚多，表现为低热不退、口干口渴、舌红绛而干、少苔无苔、脉细数等，治法当以滋阴养液为主，兼清余热之邪。

2. 实证夹虚 如外感温热病中常见的实热伤津证，为邪多虚少，表现为既见发热、便秘、舌红、脉数等里实热的现象，又见口渴、尿黄、舌苔干裂等津液受伤的虚象，治法当以清泻里热为主，兼以滋阴润燥。

3. 虚实并重 如小儿疳积证，往往虚实并重，既有大便泄泻、完谷不化、形瘦骨立等脾胃虚弱的表现，又有腹部膨大、烦躁不安、贪食不厌、舌苔厚浊等饮食积滞、化热的症状，治疗应消食化积与健脾益气并重。

三、证的转化

证的转化是指在疾病的发展变化过程中，八纲中相互对立的证之间在一定条件下可以互易其位，相互转化成对立的另一纲的证。但在证的转化这种质变之前，往往有一个量变的过程，因而在证的转化之前，又可以呈现出证的相兼或错杂现象。

证的转化后的结果有两种可能，一是病情由浅及深、由轻而重，向加重方向转化；二是病情由重而轻、由深而浅，向痊愈方向转化。

八纲证的转化包括表里出入、寒热转化、虚实转化 3 种情况。

（一）表里出入

表里出入是指在一定条件下，病邪从表入里，或由里透表，致使表里证发生变化。

1. 表邪入里 表邪入里是指先出现表证，因表邪不解，内传入里，致使表证消失而出现里证。

例如：外感病初期出现恶寒发热、头身疼痛、无汗、苔薄白、脉浮紧等症状，为表实寒证。如果失治误治，表邪不解，内传于脏腑，继而出现高热、口渴、舌苔黄、脉洪大等症状，即是表邪入里，表实寒证转化为里实热证。

2. 里邪出表 里邪出表是指某些里证在治疗及时、护理得当时，机体抵抗力增强，驱邪外出，从而表现出病邪向外透达的症状或体征。其结果并不是里证转化为表证，而是表明邪有出路，病情有向愈的趋势。

例如：麻疹患儿疹不出而见发热、喘咳、烦躁等症，通过恰当调治后，使麻毒外透，疹子发出而烦热、喘咳等减轻、消退；外感温热病中，出现高热、烦渴等症，随汗出而热退身凉、烦躁等症减轻，便是邪气从外透达的表现。

邪气的表里出入，主要取决于正邪双方斗争的情况，因此，掌握病势的表里出入变化，对于预测疾病的发展与转归，及时调整治疗策略具有重要意义。

（二）寒热转化

寒热转化是指寒证或热证在一定条件下相互转化，形成相对应的证。

1. 寒证化热 寒证化热是指原为寒证，后出现热证，而寒证随之消失。

寒证化热常见于外感寒邪未及时发散，而机体阳气偏盛，阳热内郁到一定程度，则寒邪化热，形成热证；或是寒湿之邪郁遏，而机体阳气不衰，由寒而化热，形成热证；或因使用温燥之品太过，亦可使寒证转化为热证。

例如：寒湿痹病，初为关节冷痛、重着、麻木，病程日久，或过服温燥药物，而变成患处红肿灼痛等，则是寒证转化为热证。

2. 热证转寒 热证转寒是指原为热证，后出现寒证，而热证随之消失。

热证转寒，常见于邪热毒气严重的情况之下，因失治、误治，以致邪气过盛，耗伤正气，阳气耗散，从而转为虚寒证，甚至出现亡阳的证。

例如：疫毒病初期，表现高热烦渴、舌红脉数、泻利不止等。由于治疗不及时，骤然出现冷汗淋漓、四肢厥冷、面色苍白、脉微欲绝等症，则是由热证转化为了寒证（亡阳证）。

寒证与热证的相互转化，是由邪正力量的对比所决定的，其关键又在机体阳气的盛衰。寒证转化为热证，是人体正气尚强，阳气较为旺盛，邪气才会从阳化热，提示人体正气尚能抗御邪气；热证转化为寒证，是邪气虽衰而正气不支，阳气耗伤并处于衰败状态，提示正不胜邪，病情加重。

（三）虚实转化

虚实转化是指在疾病的发展过程中，由于正邪力量对比的变化，致使虚证与实证相互转化，形成对应的证。实证转虚为疾病的一般规律，虚证转实临床少见，实际上常常是因虚致实，形成本虚标实的证。

1. 实证转虚　实证转虚是指原先表现为实证，后来表现为虚证。

邪正斗争的趋势，或是正气胜邪而向愈，或是正不胜邪而迁延。故病情日久，或失治误治，正气伤而不足以御邪，皆可形成实证转化为虚证。

例如：外感热病的患者，始见高热、口渴、汗多、烦躁、脉洪数等实热证的表现，因治疗不当，日久不愈，导致津气耗伤，而出现形体消瘦、神疲嗜睡、食少、咽干、舌嫩红无苔、脉细无力等虚象，即是由实证转化为虚证。

2. 虚证转实　虚证转实是指正气不足，脏腑功能衰退，组织失却濡润充养，或气机运化迟钝，以致气血阻滞，病理产物蓄积，邪实上升为矛盾的主要方面，而表现以实为主的证候，因此，实为因虚致实的本虚标实证。

例如：心阳气虚日久，温煦无能，推运无力，则可使血行迟缓而成瘀，在原有心悸、气短、脉弱等心气虚证的基础上，而后出现心胸绞痛、唇舌紫暗、脉涩等症，则是心血瘀阻证，此时血瘀之实的表现较心气之虚的表现显得更为突出。

总之，所谓虚证转化为实证，并不是指正气来复，病邪转为亢盛，邪盛而正不虚的实证，而是在虚证基础上转化为以实证为主要矛盾的证候。其本质是因虚致实，本虚标实。

四、证的真假

证的真假是指当某些疾病发展到严重或后期阶段时，可表现出一些与疾病本质不一致，甚至相反的"假象"，从而干扰对疾病真实面貌的认识。"真"，是指与疾病内在本质相符的证；"假"，是指疾病发展过程中表现出的一些不符合常规认识的"假象"，即与病理本质所反映的常规证不相应的某些表现。当出现证的真假难辨时，一定要注意全面分析，去伪存真，抓住疾病的本质。

八纲证的真假主要可概括为寒热真假与虚实真假两种情况。

（一）寒热真假

一般来说，寒证多表现为寒象，热证多表现为热象，只要抓住寒证、热证的要点就可作出判断。但在某些疾病的严重阶段，当病情发展到寒极或热极的时候，有时会出现一些与其寒、热病理本质相反的"假象"症状或体征，从而影响对寒证、热证的准确判断。具体来说，有真热假寒和真寒假热两种情况。

1. 真热假寒　真热假寒是指疾病的本质为热证，却出现某些"寒"的现象，又称"热极似寒"。

如里热炽盛之人，除出现胸腹灼热、神昏谵语、口臭息粗、渴喜冷饮、小便短黄、舌红苔黄而干、脉有力等里热证的典型表现外，有时会伴随出现四肢厥冷、脉迟等"寒象"症状。从表面来看，这些"寒象"似乎与疾病的本质（热证）相反，但实际上这些表现是由于邪热内盛，阳气郁闭于内而不能布达于外所致，而且邪热越盛，厥冷的症状可能越重，即所谓"热深厥亦深"，因此，这些"寒象"实为热极格阴的表现，本质上也是热证疾病的反映，只不过是较常规热证的病机和表现更为复杂而已。

2. 真寒假热　真寒假热是指疾病的本质为寒证，却出现某些"热象"的表现，又称"寒极似热"，

如阳气虚衰，阴寒内盛之人，除出现四肢厥冷、小便色清、便质不燥、甚至下利清谷、舌淡苔白、脉来无力等里虚寒证的典型表现外，尚可出现自觉发热、面色发红、神志躁扰不宁、口渴、咽痛、脉浮大或数等"热象"症状。从表面来看，这些"热象"似乎与疾病的本质（寒证）相反，但实际上这些表现是由于阳气虚衰，阴寒内盛，逼迫虚阳浮游于上、格越于外所致，而非体内真有热。同时，这些

"热象"与热证所致有所不同。如虽自觉发热，但触之胸腹无灼热，且欲盖衣被；虽面色发红，但为泛红如妆，时隐时现；虽神志躁扰不宁，但感疲乏无力；虽口渴，却欲热饮，且饮水不多；虽咽喉疼痛，但不红肿；虽脉浮大或数，但按之无力。因此，这些"热象"实为寒极格阳的表现，本质上也是寒证疾病的反映，但较一般寒证的病机和表现更为复杂。

当出现上述"热极似寒"或"寒极似热"的情况时，一定要注意在四诊合参、全面分析的基础上，透过现象抓本质。在具体辨别时，应注意以下几个方面。

（1）了解疾病发展的全过程：一般情况下，"假象"容易出现在疾病的后期及危重期。

（2）辨证时应以身体内部的症状及舌象等作为判断的主要依据，外部、四肢的症状容易表现为"假象"。

（3）"假象"和真象存在不同：如"假热"之面赤，是面色苍白而泛红如妆，时隐时现，而里热炽盛的面赤却是满面通红；"假寒"常表现为四肢厥冷伴随胸腹部灼热，揭衣蹬被；而阴寒内盛者则往往身体蜷卧，欲近衣被。

（二）虚实真假

一般来说，虚证的表现具有"不足、松弛、衰退"的特征，实证的表现具有"有余、亢盛、停聚"的特征。但疾病较为复杂或发展到严重阶段，可表现出一些不符合常规认识的征象，也就是当患者的正气虚损严重，或病邪非常盛实时，会出现一些与其虚、实病理本质相反的"假象"症状或体征，从而影响对虚、实证的准确判断。具体来说，有真实假虚和真虚假实两种情况。

1. 真实假虚　真实假虚是指疾病的本质为实证，却出现某些"虚羸"的现象，即所谓"大实有羸状"

如实邪内盛之人，出现神情默默、身体倦怠、不愿多言、脉象沉细等貌似"虚羸"的表现，是由于火热、痰食、湿热、瘀血等邪气或病理产物大积大聚，以致经脉阻滞，气血不能畅达所致，其病变的本质属实。因此，虽默默不语但语时声高气粗，虽倦怠乏力却动之觉舒，虽脉象沉细却按之有力，与虚证所导致的真正"虚羸"表现不同。同时还伴随疼痛拒按、舌质苍老、舌苔厚腻等实证的典型表现，是"大实有羸状"的复杂病理表现。

2. 真虚假实　真虚假实是指疾病的本质为虚证，反出现某些"盛实"的现象，即所谓"至虚有盛候"。

如正气内虚较为严重之人，出现腹胀腹痛、二便闭涩、脉弦等貌似"盛实"的表现，是由于脏腑虚衰，气血不足，运化无力，气机不畅所致，其病变的本质属虚。因此，腹虽胀满而有时缓解，不似实证之持续胀满不减；腹虽痛，不似实证之拒按，而是按之痛减；脉虽弦，但重按无力，与实证所致表现不同，同时伴随神疲乏力、面色无华、舌质娇嫩等虚证的典型表现，是"至虚有盛候"的复杂病理表现。

当出现上述"大实有羸状"或"至虚有盛候"的情况时，一定要注意围绕虚证、实证的表现特点及鉴别要点综合分析，仔细辨别，从而分清虚、实的真假。

（赵　艳）

第三节　六淫辨证

六淫之邪侵袭人体，机体必然发生一定的病理变化，并通过不同的症状和体征反映出来。因此，六淫辨证则是根据六淫各自的自然特性和致病特点，探求疾病所属何因的辨证方法。六淫病证的发生，往往与季节有关。如春多风病，夏多暑病，长夏多湿病，秋多燥病，冬多寒病。在四时气候变化中，六淫病证并不是固定的，且人体感受邪气，也不是单一的，例如风有风寒、风热、风湿；暑有暑热、暑湿、暑风等，因此，疾病的表现也是复杂多变的。

此外，临床上还有一些病证，其病因并不是外感六淫所致，而是在疾病发展过程中由于内部病理变化所产生的类似六淫的证候，称为内风证、内寒证、内湿证、内燥证、内火证等，其实质上是一种象征性的病理归类，应注意辨析。

一、风淫证

风淫证是指感受外界风邪所致的一类证，或称外风证。根据风邪侵袭所反映病位的不同，风淫证常有风邪袭表证、风邪犯肺证、风客肌肤证、风邪中络证、风窜关节证、风水相搏证等。风为百病之长，根据与外风兼见证候的不同，又有风寒、风热、风火、风湿以及风痰、风水、风毒等名称的不同。

1. 临床表现　一般有恶风寒，微发热，汗出，鼻塞或喷嚏，咳嗽，咽喉痒痛，苔薄白，脉多浮缓；或新起皮肤瘙痒，甚至出现丘疹时隐时现、此起彼落；或突现颜面麻木不仁，口眼㖞斜，颈项拘急；或肢体关节疼痛而游走不定；或突起面睑肢体水肿。

2. 证因分析　多因感受外界的风邪，其中也可能包含着某些生物性致病因素。风邪袭表，腠理开合失调，故见恶风、微热、汗出等症；风邪犯肺，肺系不利，则见鼻塞或喷嚏、咳嗽、咽喉痒痛等；风邪客于肌肤，则见皮肤瘙痒，或见丘疹时隐时现、此起彼落；风邪侵袭经络，经气阻滞不通，轻则局部脉络麻痹、失调，而见肌肤麻木不仁、口眼㖞斜，重则导致筋脉牵急，而现颈项强直等症；风与寒湿合邪，阻痹经络，流窜关节，则肢体关节游走疼痛；风水相搏，肺失宣降，则见面睑肢体水肿。

本证以新起恶风、微热、汗出、脉浮缓，或突起风团、瘙痒、麻木、肢体关节游走疼痛为辨证要点。

风邪袭表者，治宜疏风解表，方用荆防败毒散（《摄身众妙方》，荆芥、防风、羌活、独活、川芎、生姜、甘草、薄荷、柴胡、前胡、桔梗、茯苓）；风邪犯肺者，治宜疏风宣肺，方用杏苏散（《温病条辨》，杏仁、苏叶、半夏、橘红、桔梗、枳壳、前胡、茯苓、甘草、大枣、生姜）或桑菊饮（《温病条辨》，桑叶、菊花、连翘、杏仁、桔梗、甘草、芦根、薄荷）；风邪客于肌肤者，治宜疏风清热利湿，方用消风散（《外科正宗》，当归、生地黄、防风、蝉蜕、知母、苦参、胡麻仁、荆芥、苍术、牛蒡子、石膏、木通、甘草）；风邪侵袭经络者，治宜祛风止痉，方用牵正散（《杨氏家藏方》，白附子、白僵蚕、全蝎）；风寒湿痹痛者，治宜祛风宣痹，方用防风汤（《宣明论方》，防风、当归、茯苓、杏仁、黄芩、秦艽、葛根、麻黄、肉桂、生姜、大枣、甘草）；风水相搏者，治宜祛风利水，方用越婢加术汤（《金匮要略》，麻黄、石膏、甘草、生姜、大枣、白术）。

二、寒淫证

凡感受外界寒邪所致的一类证，称为寒淫证，或称实寒证。

根据寒邪侵袭所反映病位的不同，寒淫证有"伤寒证"、"中寒证"之分。伤寒证是指寒邪外袭，伤人肤表，阻遏卫阳，阳气抗邪于外所表现的表实寒证；中寒证是指寒邪直中而内侵脏腑、气血，损伤或遏制阳气，阻滞气机或血液运行所表现的里实寒证。寒邪常与风、湿、燥、痰、饮等病因共同存在，而表现为风寒、寒湿、凉燥、寒痰、寒饮等证。并且常因寒而导致寒凝气滞、寒凝血瘀，寒邪损伤机体阳气可演变成虚寒证，甚至亡阳证。

1. 临床表现　伤寒证者新起恶寒，或伴发热之感，头身疼痛，无汗，鼻塞流清涕，口不渴，舌苔白，脉浮紧等。中寒证者新起畏寒，脘腹或腰背等处冷痛、喜温，或见呕吐腹泻，或见咳嗽、哮喘、咯吐白痰。

2. 证因分析　多因淋雨、涉水、衣单、露宿、食生、饮冷等，体内阳气未能抵御寒邪而致病。故多属新病突起，病势较剧，并常有感受寒邪的原因可查。

伤寒证多因寒伤于表，郁闭肌腠，失于温煦，故见恶寒、疼痛、无汗、口不渴、分泌物或排泄物清稀、苔白、脉浮紧等。

中寒证多因寒邪遏伤机体阳气，故常有新起恶寒、身痛肢厥、蜷卧拘急、小便清长、面色苍白、舌苔白、脉沉紧或沉弦、沉迟有力等一般表现之外，且因寒邪所犯脏腑之别，因而可表现出各自脏器的证候特点。如寒滞胃肠，多有呕吐腹泻；如寒邪客肺，常见咳嗽、哮喘、咯吐白痰等。

本证以恶寒甚、无汗、头身或胸腹疼痛、苔白、脉弦紧为辨证要点。

寒伤于表者，治宜辛温解表，方用麻黄汤（《伤寒论》，麻黄、桂枝、炙甘草、杏仁）；寒邪直中胃肠者，治宜温中散寒，方用桂附理中汤（《产科发蒙》，人参、炒白术、炒干姜、肉桂、制附子、炙甘草）；寒邪客肺者，治宜温肺化痰，方用小青龙汤（《伤寒论》，麻黄、芍药、细辛、干姜、炙甘草、桂枝、五味子、半夏）。

三、湿淫证

湿是指外界湿邪侵袭人体，或体内水液运化失常而形成的一种呈弥漫状态的病理性物质。由外界湿邪所致的证，即为湿淫证，亦称外湿证。亦有因过食油腻、嗜酒饮冷等而致脾失健运，水液不能正常输布而湿浊内生，是为内湿证。然而，湿证之成，常是内外合邪而为病，故其临床表现亦常涉及内外。

根据寒邪侵袭所反映病位的不同，湿淫证有"湿遏卫表"、"湿凝筋骨"和"湿伤于里"等证。此外，湿郁则易于化热，而成湿热之证；湿邪亦可与风、暑、痰、水等邪合并为病，而为风湿、暑湿、痰湿、水湿、湿毒等证。

1. 临床表现　湿遏卫表，则恶寒微热，头胀而痛，身重体倦，口淡不渴，小便清长，舌苔白滑，脉濡或缓。湿凝筋骨，则骨节烦疼，关节不利。湿伤于里，除面色晦垢，肢体困重，舌苔滑腻，脉象濡缓等症之外，或有胸闷脘痞，纳谷不馨，甚至恶心欲呕；或见大便稀溏，或小便浑浊，妇女可见带下量多。

2. 证因分析　多因外湿侵袭，如淋雨下水、居处潮湿、冒犯雾露等而形成。湿遏卫表，与卫气相争，故恶寒微热；湿遏气机，清阳失宣，故见头胀而痛、身重体倦、口淡胸闷；湿不伤津，故口不渴、小便清长；舌苔白滑，脉濡或缓，是湿邪为患之征。寒湿留滞于筋骨，气血痹阻不通，不通则痛，故骨节烦疼，则关节不利。

湿伤于里，则可出现一系列脏腑气机困阻的病证。湿滞胃肠，胃失和降，则胸闷脘痞，纳谷不馨，甚则恶心欲呕；湿困脾阳，运化失常，故见大便稀溏；湿滞膀胱，气化失常，故小便浑浊；湿浊下注胞宫，则妇女可见带下量多。湿邪为病，病势多缠绵，容易阻滞气机，困遏清阳，故以面色晦垢、肢体困重、舌苔滑腻、脉象濡缓为主要表现。

本证以身体困重、肢体酸痛、脘腹痞闷、舌苔滑腻为辨证要点。

湿遏卫表者，治宜解表祛湿，方用藿香正气散（《太平惠民和剂局方》，大腹皮、白芷、紫苏、茯苓、半夏曲、白术、陈皮、厚朴、桔梗、藿香、甘草、生姜、大枣）；湿凝筋骨者，治宜利湿祛风散寒，方用薏苡仁汤（《奇效良方》，薏苡仁、当归、芍药、麻黄、官桂、甘草、苍术）；湿伤于里者，治宜温阳化湿，方用香砂理中汤（《医灯续焰》，炮姜、炒白术、炙甘草、人参、木香、砂仁）。

四、燥淫证

凡外界燥邪侵袭，耗伤人体津液所致的证，称为燥淫证，又称外燥证。燥淫证有"温燥"、"凉燥"之分，这多与秋季气候有偏热偏寒的不同变化相关。燥而偏热为温燥，燥而偏寒为凉燥。

1. 临床表现　皮肤干燥甚至皲裂、脱屑，口唇、鼻孔、咽喉干燥，口渴饮水，舌苔干燥，大便干燥，或见干咳少痰、痰黏难咯，小便短黄，脉象偏浮。

凉燥常有恶寒发热，无汗，头痛，脉浮缓或浮紧等表寒症状；温燥常见发热有汗，咽喉疼痛，心烦，舌红，脉浮数等表热症状。

2. 证因分析　燥邪具有干燥，伤津耗液，损伤肺脏等致病特点。燥淫证的发生有明显的季节性，是秋天的常见证，发于初秋气温者为温燥，发于深秋气凉者为凉燥。

燥邪侵袭，易伤津液，而与外界接触的皮肤、清窍和肺系首当其冲，所以燥淫证的证候主要表现为皮肤、口唇、鼻孔、咽喉、舌苔干燥，干咳少痰等症；大便干燥，小便短黄，口渴饮水系津伤自救的表现。

感受外界燥邪所致，所以除了"干燥"的证候以外，还有"表证"的一般表现，如轻度恶寒或发热、脉浮等。初秋之季，气候尚热，余暑未消，燥热侵犯肺卫，故除了干燥津伤之证候表现外，又见类似风热表证之象；深秋季节，气候既凉，气寒而燥，人感凉燥，除了燥象之外，可见类似寒邪袭表之表寒证。

临床上常见的燥淫证，有燥邪犯表证、燥邪犯肺证、燥干清窍证等，各自症状虽可有所偏重，但由于肌表、肺系和清窍常同时受累，以至于三证的症状常相兼出现，因而辨证时可不严格区分，而主要在于辨别凉燥与温燥。

燥淫证与由于血虚、阴亏所导致的机体失于濡润而出现的干燥证不同，前者因于外感，属外燥；后者因于内伤，属内燥。但两者亦可相互为因、内外合病。

本证以皮肤、口鼻、咽喉干燥等为辨证要点。

凉燥者，治宜辛温解表，宣肺润燥，方用杏苏散（《温病条辨》，苏叶、半夏、茯苓、前胡、桔梗、枳壳、甘草、生姜、大枣、橘皮、杏仁）；温燥者，治宜辛凉解表，润肺止咳，方用桑杏汤（《温病条辨》，桑叶、杏仁、沙参、象贝、香豉、栀皮、梨皮）。

五、火淫证

火淫证是指感受外界阳热之邪所致的一类实热证。

1. 临床表现　发热恶热，烦躁，口渴喜饮，汗多，大便秘结，小便短黄，面色赤，舌红或绛，苔黄干燥或灰黑，脉数有力（洪数、滑数、弦数等）。甚者或见神昏、谵语，惊厥、抽搐，吐血、衄血，痈肿疮疡。

2. 证因分析　火、热、温邪的性质同类，仅有轻重、缓急等程度之别。程度上认为"温为热之渐，火为热之极"，病机上有"热自外感，火由内生"之谓，但从辨证学的角度看，火证与热证均是指具有温热性质的证候，概念基本相同。

火淫证多因外界阳热之邪侵袭，如高温劳作、感受温热、火热烧灼、过食辛辣燥热之品、寒湿等邪气郁久化热、情志过极而化火、脏腑气机过旺等而起。火为阳邪，具有炎上，耗气伤津，生风动血，易致肿疡等特性。

阳热之气过盛，火热燔灼急迫，气血沸涌，则见发热恶热、颜面色赤、舌红或绛、脉数有力；热扰心神，则见烦躁不安；邪热迫津外泄，则汗多；阳热之邪耗伤津液，则见口渴喜饮、大便秘结、小便短黄等。

由火热所导致的病理变化，最常见者为伤津耗液，甚至亡阴；火热迫血妄行可见各种出血；火热使局部气血壅聚，血肉腐败而形成痈肿脓疡；火热炽盛可致肝风内动，则见抽搐、惊厥；火热闭扰心神，则见神昏谵语等，其中不少为危重症。

火热证的临床证候，可因病变发生脏腑、组织等部位的不同，所处阶段的不同，以及轻重程度的不同，而表现出各自的特点。常见证有风热犯表证、肺热炽盛证、心火亢盛证、胃热炽盛证、热扰胸膈证、肠热腑实证、肝火上炎证、肝火犯肺证、热闭心包（神）证、火毒入脉证、热入营血证、热（火）毒壅聚肌肤证等。

按八纲归类，火热证有表实热、里实热之分。热邪外袭，卫气抗邪于外为表实热证；邪热传里，或火热之邪直接内侵，或体内阳热有余，以热在脏腑、营血等为主要表现者，为里实热证。

外感温热类疾病的基本病性是热（火）。卫气营血辨证主要是说明温（火）热类疾病在不同阶段、层次以及轻重、演变等方面的证候特点。

火热证常与风、湿、暑、燥、毒、瘀、痰、饮等邪同存，而为风热证、风火证、湿热证、暑热证、温燥证、火（热）毒证、瘀热证、痰热证、热饮证等。

病久而体内阴液亏虚者，常出现低热、五心烦热、口渴、盗汗、脉细数、舌红少津等症，辨证为阴虚证。阴虚证虽与火热证同属热证范畴，但本质上有虚实的不同，火热证以阳热之邪有余为主，发热较甚，病势较剧，脉洪滑数有力。

本证以发热、口渴、面红、便秘尿黄等为辨证要点。

治宜清热泻火，方用白虎汤（《伤寒论》，知母、石膏、甘草、粳米）或者黄连解毒汤（《外台秘要方》，黄连、黄芩、黄柏、栀子）。

六、暑淫证

暑淫证是指夏月炎暑之季，感受暑热之邪所致的一类证。暑邪的性质虽与火热之邪同类，但暑邪致病有严格的季节性，其病机、证候也与一般火热证有一定的差别。

根据感暑的轻重缓急，有伤暑、冒暑、中暑三类，其中，较之伤暑为轻者是冒暑；较之伤暑急骤而神闭者为中暑。而根据暑邪兼挟寒热之邪的不同，伤暑证又有阳暑和阴暑之别。一般暑季受热者为阳暑；暑月感寒者为阴暑。

1. 临床表现　若恶热，汗出，口渴喜饮，气短神疲，肢体困倦，小便短黄，舌红苔黄或白，脉洪数或虚数者，为阳暑；若头痛恶寒，身形拘急，肢体疼痛而心烦，肌肤大热而无汗，脉浮紧者，为阴暑。若仅见头晕、寒热、汗出、咳嗽等症者，是为冒暑。如暑热炎蒸，忽然闷倒，昏不知人，牙关紧闭，身热肢厥，气粗如喘者，为中暑。

2. 证因分析　伤暑之阳暑，多因夏季气温过高，或烈日下劳动过久，或工作场所闷热，因而受热，动而得病。由于暑性炎热升散，耗津伤气，故见恶热汗出，口渴喜饮，气短神疲，肢体困倦，小便短黄，舌红苔黄，脉洪数或虚数。伤暑之阴暑，常在炎热暑月，过食生冷，或贪凉露宿，因而受寒，静而得病。因寒束肌表，卫阳被遏，故见头痛恶寒，身形拘急，肢体疼痛，脉浮而紧；但暑热郁蒸于内，故并见心烦、肌肤大热等热象。

冒暑，是夏月感受暑热湿邪，邪犯肺卫的暑淫轻症。暑邪在表，卫表失宣，故见头晕、寒热、汗出等；暑邪袭肺，气郁不宣，故见咳嗽。

中暑，是在炎夏酷暑季节，卒中暑热，内闭心神，故忽然闷倒，神志昏迷，不知人事，牙关紧闭；阳郁不达、暑热内迫，则有身热肢厥、气粗如喘等症。

本证以发热、口渴、汗出、疲乏、尿黄等为辨证要点。

伤暑之阳暑者，治宜清热泻暑，方用白虎加苍术汤［《类证活人书》，知母、甘草（炙）、石膏、苍术、粳米］；伤暑之阴暑者，治宜解表散寒，清暑化湿，方用新加香薷饮（《温病条辨》，香薷、金银花、鲜扁豆花、厚朴、连翘）；冒暑者，治宜清热疏风，泻暑祛湿，方用六和汤（《太平惠民和剂局方》，砂仁、半夏、杏仁、人参、炙甘草、茯苓、藿香、白扁豆、木瓜、香薷、厚朴）；中暑者，治宜清暑益气，解热熄风，方用白虎加人参汤（《伤寒论》，知母、石膏、人参、甘草）或者羚羊钩藤汤（《通俗伤寒论》，羚羊角、钩藤、霜桑叶、川贝母、鲜竹茹、生地黄、菊花、白芍、茯神、甘草）。

（赵　艳）

第四节　疫疠辨证

疫疠，是一类具有强烈传染性的致病邪气，又有"瘟疫"、"疠气"、"毒气"、"异气"之称。疫疠致病的一个特点是有一定的传染源和传染途径。其传染源有二：一是自然环境，即通过空气传染。二是人与人互相传染，即通过接触传染。其传染途径是通过呼吸道与消化道。疫病致病的另一特点是传染性强，死亡率高。《诸病源候论》说："人感乖戾之气而生病，则病气转相染易，乃至灭门。"疫疠所致的病证很多，临床常见的有瘟疫、疫疹、瘟黄等病证。

一、瘟疫证

瘟疫证是指感受疫疠之气而发生的急性流行性传染病。《素问遗篇·本病论》说："大风早举，时雨不降，湿令不化，民病温疫。"临床常见的瘟疫病有3种不同的类型。

（一）湿热疫毒证

1. 临床表现　初起恶寒而后发热，寒热如疟，头痛身疼，胸痞呕恶；以后但热不寒，昼夜发热，日晡益甚；舌质红绛，苔白如积粉，脉数。

2. 证因分析　多因疠气疫毒，伏于膜原。邪正相争于半表半里，故初起恶寒而后发热、寒热如疟、头痛身疼等；瘟疫每挟湿浊痰滞，蕴阻于内，邪浊交阻，表气不通，里气不达，故见胸痞呕恶、苔白如积粉等症状；疫邪久郁，化热入里，故见以后但热不寒、昼夜发热、日晡益甚、舌质红绛、脉数等症状。

寒热如疟者，治宜开达膜原，辟秽化浊，方用达原饮（《温疫论》，槟榔、厚朴、草果仁、知母、芍药、黄芩、甘草）；但热不寒者，治宜化湿泄热，方用白虎加术汤证（《类证活人书》，知母、炙甘草、石膏、苍术、粳米）。

（二）暑热疫毒证

1. 临床表现　壮热烦躁，头痛如劈，腹痛泄泻，并可见衄血，发斑，神志昏迷，舌绛苔焦，脉数实。

2. 证因分析　多因暑热疫毒，伏邪于胃。暑热疫邪充斥表里三焦，故初起即壮热烦躁、头痛如劈；暑热疫邪充斥于里，故见腹痛泄泻；热毒侵入血分，迫血上溢，则见衄血，外溢肌肤，则见发斑；热毒内扰心神，则见神志昏迷等症状；舌绛苔焦，脉象数实，皆为热毒壅盛之象。

本证治宜解毒清泄，凉血护阴，方用清瘟败毒饮［《疫疹一得》，生石膏、生地黄、犀角（可水牛角代）栀子、桔梗、黄芩、知母、赤芍、玄参、连翘、生甘草、丹皮、鲜竹叶］。

（三）温热疫毒证

1. 临床表现　始起恶寒发热，头面红肿，继而恶寒渐罢而热势益增，口渴引饮，烦躁不安，头面肿，咽喉疼痛加剧，舌苔焦黄，脉象数实。

2. 证因分析　多因温热毒邪，攻窜头面。温毒犯表，卫气失和，故始见恶寒发热等症；头为诸阳之会，继而热毒攻窜于上，则见头面红肿或咽喉疼痛；随着温毒化火，邪热逐渐侵入肺胃，由卫表传入气分，故不恶寒而但发热；气分热炽，津液受伤，则口渴烦躁；热毒充斥于上，则头面、咽喉肿痛急剧加重；舌赤苔黄，脉象数实，均为里热炽盛之征。

始起恶寒发热者，治宜透表泄热，解毒利咽，方用清咽栀豉汤［《疫喉浅论》，栀子、香豆豉、金银花、薄荷、牛蒡子、甘草、蝉蜕、白僵蚕、犀角（可水牛角代）、连翘壳、桔梗、马勃、芦根、灯心、竹叶］；邪入肺胃，但热不寒者，治宜清热解毒，疏风消肿，方用普济消毒饮（《东垣十书》，黄芩、黄连、玄参、连翘、板蓝根、马勃、牛蒡子、薄荷、白僵蚕、桔梗、升麻、柴胡、陈皮、甘草）。

二、疫疹证

疫疹证是指瘟疫病过程中热毒侵入血分，热迫血溢，斑疹外发于肌肤的病证。它是传染性较强，并可造成大流行的疾患。疫疹证又有阳毒疫疹证和阴毒疫疹证之分。

（一）阳毒疫疹证

1. 临床表现　初起发热遍体炎炎，头痛如劈，斑疹透露。如斑疹松浮，洒于表面，或红赤，或紫黑；如斑疹从皮里钻出，紧束有根，其色青紫，宛如浮萍之背，多见于胸背。脉数或浮大而数，或沉细而数，或不浮不沉而数。

2. 证因分析　多因外感疫疠之邪而火毒内盛，侵入血分，外发于肌肤所致。疫毒火邪充斥表里，故初起即见壮热、遍体炎炎、头痛如劈。疫毒火邪侵入血分，迫血外溢于肌肤，故见斑疹透露于皮肤。斑疹松浮，洒于表面，不论色红或色紫或色黑，都是邪毒外泄之象，一般预后良好。若斑疹如从皮里钻出，紧束有根，此乃邪气闭伏于里而一时不得外出之征，病多比较危重。若其色青紫，如紫背浮萍，且多见于胸背，则不仅疫毒深重，亦因气血不畅所致。疫疹之脉多数，这是由于暑热之疫，火热亢盛使然。如邪不太甚，正能胜邪，驱邪外出，则其脉多浮大而数；如邪气甚，正气不能胜邪，邪热闭于里，则脉见沉细而数，甚则若隐若现。邪毒郁伏愈深，则脉愈沉伏，所以暑热疫疹而见此等脉象，预后多属不良。

斑疹阳毒者，治宜清热、解毒、凉血，方用青盂汤（《医学衷中参西录》，荷叶、生石膏、羚羊角、知母、蝉蜕、白僵蚕、重楼、甘草）或清瘟败毒饮［《疫疹一得》，生石膏、生地黄、犀角（可水牛角代)、川连、栀子、桔梗、黄芩、知母、赤芍、玄参、连翘、竹叶、甘草、丹皮]。

（二）阴毒疫疹证

1. 临床表现　如初起六脉细数沉伏，面色青惨，昏愦如迷，四肢逆冷，头汗如雨，头痛如劈，腹中绞痛，欲吐不吐，欲泄不泄，摇头鼓颔，则为闷疫。

2. 证因分析　阴毒疫疹证又称闷疫，是热毒深伏于里，不能透达于外的疫疹重症。疫毒闭伏而不外达，故见初起六脉细数沉伏、面色青惨；热盛神昏，故见昏愦如迷；热深厥亦深，故见四肢逆冷；火热上攻，故见头汗如雨、头痛如劈；疫毒闭伏于内，而不能畅达于外，故腹中绞痛，欲吐不吐，欲泄不泄，甚则摇头鼓颔等症皆可出现。

疫疹阴毒昏愦如迷者，宜先温阳救逆，祛寒透疹，方用人参三白汤（《医学入门》，人参、白术、白芍、白茯苓、柴胡、川芎、天麻）加附子、干姜，待斑色渐红，手足渐暖，尚有余热不清者，再以清热解毒，方用黄连解毒汤（《外台秘要方》，黄连、黄芩、黄柏、栀子）。

三、瘟黄证

瘟黄证是指伴有黄疸的传染性很强的急性传染病。本病多因感受"天行疫疠"之气，湿热时毒，燔灼郁蒸而成。《沈氏尊生书·黄疸》说："又有天行疫病，以致发黄者，俗称之瘟黄，杀人最急。"临床常有瘟黄重症和急症两类。

（一）瘟黄重症

1. 临床表现　初起可见发热恶寒，随即卒然发黄，全身、齿垢、白睛黄色深染。重症患者变证蜂起，或四肢逆冷，或神昏谵语，或神呆直视，或遗尿；甚至舌卷囊缩，循衣摸床，撮空理线。

2. 证因分析　瘟黄，多因时邪外袭，郁而不达，内阻中焦，脾胃运化失常，湿热蕴蒸于肝胆，逼迫胆汁外溢，浸渍肌肤而成。发病迅速，初起可见发热恶寒等表证的现象，随即出现卒然发黄，全身、齿垢、白睛俱黄，且黄色较深等热毒炽盛的症状。

瘟黄重症发病迅速且变化较多，如疫毒闭伏于内，热深厥亦深，故见四肢逆冷；热毒内陷心包，心神被扰，故见神志昏迷、谵言妄语；疫邪上扰清空，故见神呆直视；热盛神昏，而致膀胱不约，故见遗尿；热毒流窜肝经，筋脉受其煎熬，故舌卷囊缩；甚至热盛动风，而见循衣摸床、撮空理线等症状。

本证治宜清热解毒，凉血开窍，方用犀角散［《奇效良方》，犀角（可水牛角代）、麻黄、羌活、附子、杏仁、防风、桂心、白术、人参、川芎、白茯苓、细辛、当归、石膏、炙甘草]或神犀丹［《温热经纬》，犀角（可水牛角代）、石菖蒲、黄芩、生地黄、金银花、金汁、连翘、板蓝根、香豉、玄参、天花粉、紫草]等。

（二）瘟黄急症

1. 临床表现　发病急，来势猛，卒然发黄，全身尽染，常见心满气喘，命在顷刻。
2. 证因分析　急黄是湿热疫毒伤及营血的危症，其发病急，来势猛，预后不良。

本证治宜清热利湿，凉血解毒，方用黄连解毒汤（《外台秘要》，黄连、黄芩、黄柏、栀子）合茵陈蒿汤（《伤寒论》，茵陈蒿、栀子、大黄）。

（曹元龙）

第五节　情志伤辨证

情志，是指喜、怒、忧、思、悲、恐、惊等情感。当外来的精神刺激过于强烈或持续过久，超过了正常活动范围，便可导致情志内伤病证的发生。综合分析患者的临床表现，从而辨别情志所伤的证候，称为情志证。

情志病证常与患者个性有关，而人事环境，则为动因。不同的情志变化，对内脏有不同的影响。如《素问·阴阳应象大论篇》曰："喜伤心"、"怒伤肝"、"忧伤肺"、"思伤脾"、"恐伤肾"。情志病变亦可导致人体气机紊乱，故《素问·举痛论篇》指出："怒则气上"、"喜则气缓"、"悲则气消"、"恐则气下"、"惊则气乱"、"思则气结"。由于五脏之间存在着相互依存、相互制约的关系，情志所伤亦可相互影响，故临床见症亦颇复杂。辨证时除详查病因之外，还须细审脏腑见症。

一、喜伤证

喜伤证是指由于过度喜乐，神气失常所致的证。

1. 临床表现　喜笑不休，心神不安，精神涣散，思想不集中，甚则语无伦次，举止失常，肢体疲软，脉缓等。

2. 证因分析　喜为心志，适度喜乐能使人心情舒畅，精神焕发，营卫调和。然喜乐无制，则可损伤心神，使心气弛缓，神气不敛，故见肢体疲软、喜笑不休、心神不安、精神涣散、思想不集中等症；暴喜过度，神不守舍，诱发痰火扰乱心神，则见语无伦次、举止失常等症。

本证以喜笑不休、精神涣散等为辨证要点。

治宜养心安神，方用养心汤（《医方集解》，黄芪、茯苓、茯神、当归、川芎、半夏、炙甘草、柏子仁、炒酸枣仁、远志、五味子、人参、肉桂）。

二、怒伤证

怒伤证指由于暴怒或过于愤怒，肝气横逆、阳气上亢所致的证。

1. 临床表现　烦躁多怒，胸胁胀闷，头胀头痛，面红目赤，眩晕，或腹胀、泄泻，甚至呕血、发狂、昏厥，舌红苔黄，脉弦劲有力。

2. 证因分析　多因大怒不止，致使肝气升发太过，阳气上亢而成本证。肝气郁滞而欲发，则见胸胁胀闷、烦躁易怒；肝气上逆，血随气涌，故见面红目赤、头胀头痛、眩晕，甚至呕血；阳气暴张而化火，冲扰神气，可表现为发狂，或突致昏厥；肝气横逆犯脾，则见腹胀、泄泻；舌红苔黄，脉弦劲有力为气逆阳亢之征。

本证以烦躁多怒、胸胁胀闷、面赤头痛等为辨证要点。

治宜清肝泻火，方用龙胆泻肝汤（《太平惠民和剂局方》，龙胆草、黄芩、山栀子、泽泻、木通、车前子、当归、生地黄、柴胡、生甘草）。

三、忧伤证

忧伤证是指由于忧愁过度，脾肺气机抑郁所致的证。

1. 临床表现　郁郁寡欢，忧愁不乐，表情淡漠，胸闷腹胀，善太息，倦怠乏力，脉涩等。

2. 证因分析　忧愁过度，气机沉郁，情志不舒，则见郁郁寡欢、忧愁不乐、表情淡漠、善太息等；肺气郁闭不宣，则胸闷气短；脾气不运，则腹部胀满、倦怠乏力等；脉涩为气滞不宣之象。

本证以忧愁不解、胸闷气短、倦怠乏力等为辨证要点。

治宜行气开郁，健脾化痰，方用半夏厚朴汤（《金匮要略》，半夏、厚朴、茯苓、生姜、苏叶）。

四、思伤证

思伤证是指由于思虑过度，心脾等脏腑气机紊乱所致的证。

1. 临床表现　倦怠少食，面色萎黄，头晕健忘，失眠，多梦，心悸，消瘦，脉沉结。

2. 证因分析　思虑太过则气结不散，脾不得正常受纳、运化而倦怠少食；思虑过度，暗耗心血，血不养神，则有头晕、健忘、失眠、多梦、心悸等症；心脾两虚，气血不足则面色萎黄、消瘦等；中焦气结，中气失运故脉沉结。

本证以倦怠少食、健忘、失眠多梦等为辨证要点。

治宜补益心脾，方用归脾汤（《正体类要》，白术、当归、白茯苓、黄芪、龙眼肉、远志、酸枣仁、木香、炙甘草、人参、生姜、大枣）。

五、悲伤证

悲伤证是指由于悲伤过度，使气机消沉，伤及肺脏所致的情志证。

1. 临床表现　善悲喜哭，精神萎靡，疲乏少力，面色惨淡，脉结等。

2. 证因分析　悲则气消，悲哀太过，则神气涣散，意志消沉，故见悲哀好哭、精神萎靡、疲乏无力、面色惨淡等；气消则血行不畅，故见脉结。

本证以情绪悲哀、神疲乏力等为辨证要点。

治宜益气升陷助阳，方用升陷汤（《医学衷中参西录》，黄芪、知母、柴胡、桔梗、升麻）或参苓白术散（《太平惠民和剂局方》，人参、白术、茯苓、山药、扁豆、莲子、薏苡仁、砂仁、桔梗、甘草）。

六、恐伤证

恐伤证是指由于恐惧过甚，使气机沉降，伤及肾脏所致的证。

1. 临床表现　恐惧不安，心悸失眠，常被噩梦惊醒，甚则二便失禁，或为滑精、阳痿等。

2. 证因分析　恐则伤肾，恐则气下，肾气不固，神气不宁，故见恐惧不安、心悸失眠，甚至出现二便失禁、滑精、阳痿等症。

本证以恐惧、胆怯易惊等为辨证要点。

治宜固肾益心，安神止遗，方用桑螵蛸散（《本草衍义》，桑螵蛸、远志、石菖蒲、人参、茯神、当归、龟板）。

七、惊伤证

惊伤证是指由于经受过度惊骇，气机逆乱所致的证。

1. 临床表现　胆怯易惊，惊悸不宁，坐卧不安，失眠多梦，或见短气、体倦自汗、饮食无味等。

2. 证因分析　惊则心无所倚，神无所归，虑无所定，气机逆乱，故见患者胆怯易惊、惊悸不宁、坐卧不安、失眠多梦等症；短气、体倦自汗、饮食无味等症则系过度惊吓导致心虚胆怯所为。

本证以胆怯易惊、惊悸不宁、坐卧不安、失眠多梦等为辨证要点。

治宜重镇安神，宁心潜阳，方用磁朱丸（《备急千金要方》，磁石、朱砂、六曲）。

（曹元龙）

第六节　饮食劳逸伤辨证

饮食、劳动和休息是人类赖以生存和保持健康的必要条件。但饮食失节，过量饮酒，都能伤害胃肠，所以《素问·痹论篇》说："饮食自倍，肠胃乃伤。"过劳则气耗，过逸则气惰，劳逸失当，使气血、筋骨、肌肉失其常态；房劳太过，耗竭其精，亦能造成虚损等病。饮食劳逸辨证是辨别由于饮食失节、过劳过逸、房劳精伤所致的病证。

一、饮食伤证

饮食伤证是指因饮食不节，或饮酒无度所致的证。临床一般又分为食伤、饮伤和虫伤三类证候。

（一）食伤证

食伤的原因有过食生冷瓜果鱼腥寒物者；有过食辛辣炙煿酒面热者；又有壮实之人恣食大嚼者；有虚弱之人贪食不化者；有因久饥大食大啖以致食滞者。

1. 临床表现　腹胀气逆，胸膈痞塞；或吞酸嗳气，如败卵臭；或呕逆恶心，欲吐不吐，恶闻食气；或胃脘作痛，手按腹痛；或泄泻黄臭，而腹痛尤甚。

2. 证因分析　食为有形之物，阻滞中焦，气机不畅，则腹胀气逆、胸膈痞塞；食积于胃，郁而为热，热与胃液相煎，则吞酸嗳气，如败卵臭；食滞与热相搏，胃气失于下降，则呕逆恶心，欲吐不吐，恶闻食气；食滞胃脘，气不通降，不通则痛，则胃脘作痛，手按腹痛；若食与热下迫于大肠，则泄泻黄臭而绞痛尤甚。

本证以腹胀腹痛、吞酸嗳气、呕逆恶心等为辨证要点。

治宜消食导滞，方用保和丸（《丹溪心法》，山楂、神曲、半夏、陈皮、连翘、萝卜子）。

（二）饮伤证

饮伤证是指因饮酒过多而致的证。

1. 临床表现　伤饮者脾虚泄泻，腹中胀满，烦渴肿胀。若伤于酒，则身热尿赤，轻者头痛眩晕，呕吐痰逆，神昏闷乱，胸满恶心，饮食减少，小便不利；重者醉后战栗，手足厥冷，不省人事，又称酒厥。

2. 证因分析　伤饮者耗伤脾胃，引起水液停留不能运化，故见脾虚泄泻、腹中胀满、烦渴肿胀等症。伤酒者，则生痰益火，耗气损精。当酒入于胃，则脉络满而经脉虚，酒气与谷气相搏，热盛于体内，故身热而尿赤。酒性辛热燥烈，灼气耗精，故其病轻者，出现头痛眩晕，呕吐痰逆，神昏烦乱，胸满恶心，小便不利等；大醉则辛烈酒性，燥灼于中，而经气郁结而奔聚于内，故能使人忽然战栗，手足厥冷，不省人事而成"酒厥"。

本证以多饮后出现泄泻、腹胀及饮酒过多后出现呕恶神昏等为辨证要点。

饮多泄泻者，治宜健脾渗湿，温阳利水，方用苓桂术甘汤（《伤寒论》，茯苓、桂枝、白术、甘草）；酒伤轻症者，治宜燥湿运脾，行气和胃，方用不换金正气散（《太平惠民和剂局方》，陈皮、厚朴、苍术、藿香、法半夏、甘草）；酒伤重症者，治宜清火解毒，开窍醒神，方用牛黄清心丸（《痘疹世医心法》，牛黄、朱砂、黄连、黄芩、栀子、郁金）。

（三）虫伤证

虫伤证是指因吞食不洁之物而引起的肠道寄生虫病。临床以蛔虫、蛲虫病最为普遍。

1. 临床表现　蛔虫病者，脐腹作痛，时痛时止；严重时腹痛甚剧，并可触到条索状物，时聚时散；脘腹疼痛，甚则呕吐，其手足厥冷者为蛔厥。蛲虫病者，以肛门奇痒为主症，因痒而致睡不安；病久则面色萎黄，神疲乏力。

2. 证因分析　多因由于吞食不洁的食物，虫卵从食物进入人体，寄生于肠道，以致湿热内聚生虫。虫积日久则影响脾胃的正常受纳和运化功能，而致食欲不振、腹痛阵作。如蛔虫窜动肠道则脐腹作痛，虫静则痛亦止。所以，其痛以时痛时止为特点。虫聚则气不通，在疼痛的时候，腹部可触及条索状物，若虫窜散则索状物消失，故腹部触诊时索状物又有时聚时散的特点。如蛔虫上扰于胃或窜入胆管，则脘腹痛剧，甚则呕吐；气机闭塞，手足厥冷，则形成蛔厥证候。若蛲虫寄生肠道，夜则窜出肛门产卵，故致肛门奇痒；久则酿成湿热，郁滞脾胃，亦可导致面色萎黄、神疲乏力等症状。

蛔虫病痛甚者，先安蛔，后驱虫。安蛔者，方用乌梅丸（《伤寒论》，乌梅、细辛、干姜、黄连、当归、附子、蜀椒、桂枝、人参、黄柏）；驱虫者，方用化虫丸（《太平惠民和剂局方》，鹤虱、槟榔、苦楝根皮、铅粉、枯矾）。

蛲虫病者，治宜驱虫为主，方用化虫丸（《太平惠民和剂局方》，鹤虱、槟榔、苦楝根皮、铅粉、枯矾）。

二、劳逸伤证

劳逸伤证是指过劳与过逸，损伤元气所致的证。临床一般包括过劳、过逸和房劳三类证候。

（一）过劳伤证

过劳伤证是指因过度劳累，耗伤正气，积劳成疾所致的证。

1. 临床表现　过度劳累，精神困顿，精疲力竭，甚则气喘心悸，虚热自汗，心烦不安等。

2. 证因分析　《素问·举痛论篇》曰："劳则气耗。劳则喘息汗出，外内皆越，故气耗矣。"过度劳累，脏腑、经络内外之气，皆发越于肢体，久之其气耗竭，则精神困顿，精疲力竭。心气耗则悸；肺气损则喘；卫外之气发越不固，则自汗出。气虚则生内热，故《素问·调经论篇》曰："有所劳倦，形气衰少，谷气不盛，上焦不行，下脘不通，胃气热，热气熏胸中，故内热。"由于心神失养，故又可出现心烦不安的现象。

本证以过劳神疲为辨证要点。

治宜补气复元，方用保元汤（《博爱心鉴》，黄芪、人参、肉桂、生姜、甘草）。

（二）过逸伤证

过逸伤证是指长期体力上不活动和脑力上的松懈，使脏腑气血失调，气机不畅所致的证。

1. 临床表现　肢体乏力，易于疲劳，动则喘喝，心悸气短，食纳减少，脘痞腹胀，肌肉松软，形体虚胖等。

2. 证因分析　过逸气血运行不周，肌肉松缓，筋骨脆弱，故常感肢体乏力而易疲劳；由于元气运行不周，稍事活动或活动加重时，则气短难继，故动则喘促、心悸短气；过逸则脾气亏虚，运化失调，则食纳减少、脘痞腹胀；水谷精气，停聚于肌腠之间，则体肥而行动迟缓。

本证以过逸乏力、精神不振为辨证要点。

治宜健脾利湿，行气化痰，方用香砂六君子汤（《中国医学大词典》，人参、白术、茯苓、甘草、陈皮、半夏、木香、砂仁、生姜）。

（三）房劳伤证

房劳伤证是指因房事太过，或醉以入房，以致精、气、神耗伤所致的证。

1. 临床表现　头晕，耳鸣，神疲，气弱，腰膝酸软，心悸怔忡；男子阳痿，梦遗，滑精；女子经少，梦交，宫寒不孕。

2. 证因分析　多因房事太过，耗损肾精，肾精不足，无以生髓，髓海空虚，元神失其所养，真气涣散，故头晕、耳鸣、神疲、气弱；腰为肾之府，肾之精气既亏，髓失所生，骨失所养，则腰膝酸软；肾精亏于下，心气动于上，故心悸怔忡；肾为真阴、真阳之所寓，肾阳不足，真火失其温煦之能，故男子阳痿、滑精，女子经少、宫寒不孕；肾阴不足，真火失其润养，虚火浮越，则男子梦遗，女子梦交。

本证以房事太过之后出现神疲腰酸、男子阳痿、女子梦交等为辨证要点。

治宜补肾添精，肾阴不足者，方用左归饮（《景岳全书》，熟地黄、山药、枸杞子、炙甘草、茯苓、山茱萸）；肾阳不足者，方用右归饮（《景岳全书》，熟地黄、山药、枸杞子、甘草、山茱萸、杜仲、肉桂、附片）。

（曹元龙）

第七节　外伤辨证

外伤，包括金刃、跌仆伤以及虫兽咬伤。各种创伤的共同病理特征：轻则皮肤、肌肉创伤，血脉瘀阻，出现局部疼痛、瘀斑、血肿、出血等；重则损伤筋骨内脏，发生骨折、关节脱位，内脏出血或破裂，甚至中毒、虚脱等。故《疡医证治准绳·跌扑伤损》说："打扑、金刃损伤，是不因气动而生于外，外受有形之物所伤，乃血肉筋骨受病……所以损伤一证专从血论。"

一、金刃伤证

金刃伤证是指金属器刃损伤肢体所致的创伤的证。除有局部的创伤、出血、疼痛之外，亦可伤筋、折骨，甚至引起虚脱、创伤感染以及破伤风等。

1. 临床表现　有明确的金刃损伤史，局部破损瘀伤，或红肿疼痛；若伤筋折骨，则疼痛剧烈，肿胀明显；或出血过多，则出现面色苍白，头晕眼花，脉微等虚脱证候；如有寒热，筋惕，牙关紧闭，面如苦笑，阵发抽搐，角弓反张，痰涎壅盛，胸腹胀闷等症状为破伤风。

2. 证因分析　金刃伤之轻者，局部皮肉破损、流血、血渗肌肤、瘀积肿痛；重者伤筋折骨，疼痛剧烈，血出不止。血出过多，则气随血脱，致出现面色苍白，头晕，眼花，脉象微弱等虚脱证候。创伤后，若风毒之邪从创口侵入，袭于经络，营卫失调，邪气郁闭，则寒热、筋惕；邪郁动风，则牙关紧闭、面如苦笑；风气相搏，袭于肢体，则阵发抽搐；风搏而经腧不利，则角弓反张；风邪内搏，聚液成痰，则痰涎壅盛，胸腹胀闷，而成为"破伤风"。

金刃所伤表浅并出血缓慢者，可以云南白药涂撒伤口并适量口服云南白药或三七粉；伤口较深，出血较多者，应及时清创缝合，或加压包扎止血，同时，内服云南白药或化血丹（《医学衷中参西录》，三七、花蕊石、血余炭）；失血欲脱者，治宜补气固脱，回阳救逆，方用独参汤（《景岳全书》，人参）；风毒入侵，破伤风者，治宜祛风止痉，方用玉真散（《医宗金鉴》，防风、白芷、天麻、羌活、白附子、天南星）。

二、虫兽伤证

虫兽伤证是指毒虫、毒蛇、狂犬等蜇伤或咬伤所致的证。

1. 临床表现　有明确的虫兽伤病史。毒虫蜇伤，局部红肿疼痛、发疹，或牵四肢皆痛、麻木；重则头晕，倒仆。如虫以其毛刺蜇人，则蜇处作疹、甚痛。毒蛇咬伤，局部有齿痕，或肿痛或麻木，起水泡，甚至创口坏死，形成溃疡，严重者出现全身中毒症状。狂犬咬伤，局部创口肿痛出血，病发时有怕风、怕光、恐水、畏声等症。

2. 证因分析　多因毒虫蜇伤，《诸病源候论·杂毒病诸候》载有蜂、蝎蜇；蚕蜇、蜈蚁蜇、蛇虫蜇等。人被蜇后，其毒从伤口侵入，开始聚于局部，使局部红肿作痛，或发疹，或牵引四肢皆痛、麻木；继而虫毒随营卫之气，袭入经络，则出现头昏、倒仆等严重症状。

毒蛇咬伤，由于蛇毒有风毒和火毒之分，其临床表现也不一样。含有风毒的毒蛇咬伤以后，局部不红不肿，无渗液，微痛；甚至局部麻木，常易被忽视。多在咬伤后1~6小时出现全身症状，轻者头晕、汗出、胸闷、四肢无力；严重者出现瞳孔散大，视力模糊，语言不清，流涎，昏迷等。含火毒的毒蛇咬伤后，伤口剧痛，肿胀，起水泡，甚至伤口坏死出现溃疡，且有寒战，发热，肌肉酸痛，皮下出血，衄血，吐血，便血，继而出现黄疸等。

狂犬咬伤，其毒从伤口侵入人体，潜伏于内，经过7~10天，或几个月乃至1年以后发病，被咬伤的伤口愈深，愈近头部则潜伏的时间愈短，发病愈快。病毒发作，毒势弥漫，上犯元神之府，扰及清窍，出现狂躁不安，恐惧，畏风，怕光，畏声，恐水等。

对于毒虫蜇伤之处理，若明确为蜂蜇伤者，应立即去刺，同时应减少局部动作，可用冷水或冰块冷敷，然后对蜇处用肥皂水、3%氨水或5%小苏打进行冲洗，胡蜂及马蜂蜇伤可用食用醋冲洗伤口。红肿疼痛明显者，可用口或拔火罐吸毒，也可采用近心端结扎，严重者应给予全身支持及对症治疗。

蝎蜇、蜈蚣、蚂蚁等蜇伤者，可以参照蜂蜇伤之方法处理。

对毒蛇咬伤者，应先行局部处理，被咬伤的肢体应限制活动。在伤口上方的近心端肢体、伤口肿胀部位上侧用绷带贴皮肤绷紧，阻断淋巴回流，可延迟蛇毒扩散。避免用止血带，以免影响结扎远端肢体的血液供应，引起组织缺血性坏死。直至注射抗蛇毒血清或采取有效伤口局部清创措施后，方可停止绷扎。随后应该进行伤口清创，在伤口上方近心端、伤口肿胀部位上侧，有效绷扎后，立即沿牙痕作"一"字形切开伤口，进行彻底清洗和吸毒。常用1：5 000高锰酸钾溶液、净水或盐水清洗伤口。局部消毒后应将留在组织中残牙痕用刀尖或针细心剔除。然后在牙痕伤口处再用1：5 000高锰酸钾溶液或2%过氧化氢溶液洗涤伤口，盖上消毒敷料；并将肢体放在低位，使伤口的渗液容易引流。根据伤口局部反应大小，用胰蛋白酶2 000~5 000U加0.25%~0.5%普鲁卡因或蒸馏水稀释，作局部环封手指咬伤绷扎部位、手掌或前臂咬伤绷扎部位、脚趾咬伤绷扎部位、下肢咬伤绷扎部位。同时千万不要因绷扎和清创而延迟应用抗蛇毒血清的时间，抗蛇毒血清是中和蛇毒的特效解毒药，被毒蛇咬伤的患者应尽早使用，在30分钟内更好。单价特异抗蛇毒血清的疗效最好，应首先选用。但仅在已确知被何种毒蛇咬伤后才能使用。如不能确定毒蛇的种类，则可选用多价抗蛇毒血清。对毒蛇咬伤者可口服上海、广州、江西、福建、云南等地生产的蛇毒解药片；民间常用有效鲜草药有七叶一枝花、八角莲、半边莲、田基黄、白花蛇舌草、白叶藤、地耳草、两面针、青木香、鬼针草、黄药子等。可取以上鲜草数种，等量、洗净、捣烂取汁，每次 40~50ml 口服，每日 4~6 次，取其渣敷伤口周围；风毒（炽盛）者，治宜疏风解毒，方用雄黄解毒丸（《育婴秘诀》，雄黄、郁金、巴豆、乳香、没药）加减，胸闷呼吸困难加白芷、山梗菜，气喘痰鸣加川贝母、竹沥、法半夏等，抽搐加蜈蚣、全蝎，并服安宫牛黄丸；火毒（炽盛）者，治宜泻火解毒，凉血活血，方用龙胆泻肝汤（《太平惠民和剂局方》），龙胆草、黄芩、山栀子、泽泻、木通、车前子、当归、生地黄、柴胡、生甘草）合五味消毒饮加减（《医宗金鉴》，金银花、野菊花、蒲公英、紫花地丁、紫背天葵子），高热口渴加生石膏、知母；发斑加犀角；小便短赤，尿血加车前草、白茅根；烦躁抽搐加羚羊角、钩藤；火毒挟湿者加藿香、茵陈。

狂犬咬伤之患者应隔离于安静的单室内，避免一切不必要的刺激并尽快注射狂犬病疫苗，如严重者还应加注射血清或免疫球蛋白。伤口处应及时以 20% 肥皂水或 0.1% 新洁尔灭（或其他季铵类药物）彻底清洗。

狂犬咬伤者，中医治宜疏风解毒，方用扶危散（《医学入门》。防风、牵牛、大黄、斑蝥、麝香、雄黄）；若闻声则惊或抽搐、怕光、恐水、畏声时，治宜熄风解痉，方用玉真散（《外科正宗》，天南星、防风、白芷、天麻、羌活、白附子）加羚羊角、雄黄、蜈蚣。

三、跌仆伤证

跌仆伤证是指跌仆、坠堕、撞击、闪挫、扭捩、压扎等所致的损伤证。

1. 临床表现　有损伤病史，局部红肿疼痛，瘀血；若被重物压扎或挤压，或从高处坠下，可致吐血、尿血；若坠堕时头颅着地，骨陷伤脑则眩晕不举，戴眼直视，口不能语，甚至昏厥。

2. 证因分析　跌仆伤的病理，主要是由跌仆时，气血郁滞，除局部疼痛，瘀血或肿胀外，其病变要视跌仆时损伤的部位及其是否伤及内脏而定。如跌仆、挤压于胸部，严重者除胸廓损伤外，内及心肺，则现心肺的症状，或口鼻出血。又如从高坠下，头颅着地，颅骨粉碎，骨陷伤脑，则现戴眼直视，甚至昏厥等。故《医宗金鉴·正骨心法要旨》说："顶骨塌陷，惊动脑髓，七窍出血，身挺僵厥，昏闷全无知觉者，不治。"

跌仆、挤压于胸部者，视症状表现可分别治宜疏肝行气止痛或活血化瘀止痛，方用柴胡疏肝散（《证治准绳》，陈皮、柴胡、川芎、枳壳、芍药、甘草、香附）或复元活血汤（《医学发明》，柴胡、天花粉、当归、红花、甘草、穿山甲、大黄、桃仁）。

头颅受伤者，宜分期治疗。昏愦者，治宜辛香开窍，方用苏合香丸［《太平惠民和剂局方》，白术、青木香、乌犀屑（可水牛角代）、香附子、朱砂、诃黎勒、白檀香、安息香、沉香、麝香、丁香、毕芨、龙脑、苏合香油］合黎洞丸（《医宗金鉴》，三七、生大黄、阿魏、孩儿茶、天竺黄、血竭、乳香、没药、雄黄、山羊血、冰片、麝香、牛黄、藤黄）；恢复期治宜活血化瘀，方用通窍活血汤（《医林改错》，赤芍、川芎、桃仁、红枣、红花、老葱、鲜姜、麝香）。

腹部或四肢挤压伤等，均以活血化瘀治疗，方用桃红四物汤（《医垒元戎》，熟地黄、当归、白芍、川芎、桃仁、红花）等。

（李　霞）

第八节　脏腑经络辨证

脏腑经络辨证是神经内科疾病辨证的基础。脑与脏腑、经络关系密切，神经内科疾病虽病位都涉及脑，但与其他脏腑、经络密切相关。因此，在神经内科疾病辨证中，脏腑、经络辨证具有重要地位。脑与五脏、经络的关系，前面已有所涉及。这里重点谈脏腑经络辨证在神经内科疾病辨证中的意义。

五神即神、魂、魄、意、志，是五脏正常功能的外在表现和客观反映，由脑所主。就脑与五脏之用而言，脏腑功能失调，五神为病，则必伤及于脑。就脑与五脏之体而言，气血精液是神用的物质基础，五脏所藏精气，是为其体，故气血津液精出现不足，既病及五神，亦必病及于脑，所以强调脏腑辨证。对确立从脏治脑的原则是有十分重要的意义。

经络是人体气血运行的通路，《灵枢·九针》云："人之所以成者，血脉也。"《灵枢·官能》亦云："人之血气精神者，所以奉生而周于性命者也；经脉者，所以行血气而营阴阳，濡筋骨，利关节者也。"这就是说，血气布达全身，必须通过经络才能运行不息和转注全身。而脑之生理功能正常发挥，是通过经络来运行气血，协调内外，联系脏腑和肢节。如经络传导和运载功能正常，则可表现出思维敏捷、视物清晰、言语正常、动作准确。在病理情况下，经络既是病邪传变的途径，又可以表现出自身一定规律性的证候。这些证候，既与每一经脉生理活动范围与病理反应及部位表现出一致性，也与每一经脉相关脏腑生理病理变化有着密切关系。《灵枢·经脉》对每一经脉所列举的"是动病""所生病"的归纳就是这一规律的总结。分析"是动病""所生病"的规律，不难看出它是脏腑经络气血发病规律的综合。而这一综合关乎神的变化占了很大的比重。如各种疼痛、指（趾）不用、舌强、体不能摇、厥、不能卧等。也由于十二经脉皆赖经气（即神气）以为运行之动力，故此脑神实际指挥着经气的运行。所以，在病理情况下，神经内科疾病必反映于经络；同时，如果经络功能失常，脑髓之气不能外彰，则可表现为精神不振，思维混乱，动作失调，言语错乱等。因此，神经内科疾病辨证离不开脏腑经络辨证，脏腑经络辨证是神经内科疾病辨证的基础。

（李　霞）

第九节　气血津液辨证

气血津液辨证是判断疾病中有无气血津液的亏损或运行障碍。脑赖气以用、赖血以养、赖津以润、赖液以濡，若气血津液发生病变，则神经内科疾病发生。同时，神经内科疾病形成之后，亦可引起气血津液的病变。

气虚则脑失其用，功能失常而出现神疲乏力，头目晕眩，少气懒言，动则益甚，舌淡，脉虚等；气机郁滞，则可见神志失常的表现。气机逆乱，上扰于脑，则可见头痛，眩晕，甚则昏厥。若五志过极，气机闭塞，可出现神昏或晕厥，肢厥等症。

若血虚则脑失所养，而见头空痛，眩晕耳鸣，健忘，不寐，神疲乏力，肢体麻木，甚则突然晕厥，面色淡白，舌淡脉细无力等。血热则脑神被扰可致心烦失眠，神昏，谵语，躁扰不宁，甚则发狂，手足抽搐等。血瘀脑络可见头脑刺痛，固定不移，夜间尤甚，或见痴呆，半身不遂，舌强言謇等。

由于气血在生理上相互依存，相互为用，所谓"气为血帅，血为气母"；在病理上亦密切相关，在神经内科疾病发生发展过程中，气血同病者常见。因气机郁滞致血行不畅，而形成气滞血瘀之证；气虚推动无力可出现气虚血瘀之证；气虚血不得以化生，或失血过多均可致气血两虚，脑失所养。同时，在神经内科疾病中由于津液代谢失常而形成痰浊，水饮停滞脑部，则可表现出头痛、眩晕、恶心呕吐等，甚则出现神志异常。

（李　霞）

第五章

脑系病证

第一节　癫狂

癫病以精神抑郁，表情淡漠，沉默痴呆，语无伦次，静而少动为特征；狂病以精神亢奋，狂躁刚暴，喧扰不宁，毁物打骂，动而多怒为特征。癫病与狂病都是精神失常的疾病，两者在临床上可以互相转化，故常并称。

癫之病名最早见于马王堆汉墓出土的《足臂十一脉灸经》"数癫疾"。癫狂病名出自《内经》。该书对于本病的症状、病因病机及治疗均有较详细的记载。在症状描述方面，如《灵枢·癫狂》篇说："癫疾始生，先不乐，头重痛，视举，目赤，甚作极，已而烦心"、"狂始发，少卧，不饥，自高贤也，自辨智也，自尊贵也，善骂詈，日夜不休。"在病因病机方面，《素问·至真要大论篇》说："诸躁狂越，皆属于火。"《素问·脉要精微论篇》说："衣被不敛，言语善恶，不避亲疏者，此神明之乱也。"《素问·脉解篇》又说："阳尽在上，而阴气从下，下虚上实，故狂癫疾也。"指出了火邪扰心和阴阳失调可以发病。《灵枢·癫狂》篇又有"得之忧饥"、"得之大恐"、"得之有所大喜"等记载。明确指出情志因素亦可以导致癫狂的发生。《素问·奇病论篇》说："人生而有病癫疾者，此得之在母腹中时。"指出本病具有遗传性。在治疗方面，《素问·病能论》说："帝曰：有病怒狂者，其病安生？岐伯曰：生于阳也。帝曰：治之奈何？岐伯曰：夺其实即已，夫食入于阴，长气于阳，故夺其食则已，使之服以生铁落为饮，夫生铁落者，下气疾也。"至《难经》则明确提出癫与狂的鉴别要点，如《二十难》记有"重阳者狂，重阴者癫"，而《五十九难》对癫狂二证则从症状表现上加以区别，其曰："狂癫之病何以别之？然：狂疾之始发，少卧而不饥，自高贤也，自辨智也，自倨贵也，妄笑好歌乐，妄行不休是也。癫疾始发，意不乐，僵仆直视，其脉三部阴阳俱盛是也。"对两者的鉴别可谓要言不繁。

汉代张仲景《金匮要略·五脏风寒积聚病脉证治》说："邪哭（作'入'解）使魂魄不安者，血气少也，血气少者属于心，心气虚者，其人则畏；合目欲眠，梦远行而精神离散，魂魄妄行。阴气衰者为癫，阳气衰者为狂。"对本病的病因作进一步的探讨，提出因心虚而血气少，邪乘于阴则为癫，邪乘于阳则为狂。

唐宋以后，对癫狂的证候描述更加确切，唐代孙思邈《备急千金要方·风癫》曰："示表癫邪之端，而见其病，或有默默而不声，或复多言而漫说，或歌或哭，或吟或笑，或眠坐沟渠，瞰于粪秽，或裸形露体，或昼夜游走，或嗔骂无度，或是蜚蛊精灵，手乱目急。"对癫狂采用针药并用的治疗方式。

金元时代对癫狂的病因学说有了较大的发展。如金代刘完素《素问玄机原病式·五运主病》说："经注曰多喜为癫，多怒为狂，然喜为心志，故心热甚则多喜而为狂，况五志所发，皆为热，故狂者五志间发。"元代朱丹溪《丹溪心法·癫狂篇》云："癫属阴，狂属阳……大率多因痰结于心胸间。"提出了癫狂的发病与"痰"有关的理论，并提出"痰迷心窍"之说，对于指导临床实践具有重要意义，也为后世许多医家所遵循。此时不仅对病因病机的认识更臻完善，而且从实践中也积累了一些治疗本病的经验。如治癫用养心血、镇心神、开痰结，治狂用大吐下之法。此外，《丹溪心法》还记有精神治疗的方法。

及至明清两代，不少医家对本病证治理法的研究多有心得体会。如明代楼英《医学纲目》卷二十五记有："狂之为病少卧，少卧则卫独行，阳不行阴，故阳盛阴虚，令昏其神。得睡则卫得入于阴，而阴得卫镇，不虚，阳无卫助，不盛，故阴阳均平而愈矣。"对《内经》狂病，由阴阳失调而成的理论有所发挥。再如李梴、张景岳等对癫狂二证的区别，分辨甚详。明代李梴《医学入门·癫狂》说："癫者异常也，平日能言，癫则沉默；平日不言，癫则呻吟，甚则僵卧直视，心常不乐"、"狂者凶狂也，轻则自高自是，好歌好舞，甚则弃衣而走，逾垣上屋，又甚则披头大叫，不避水火，且好杀人。"明代张介宾《景岳全书·癫狂痴呆》说："狂病常醒，多怒而暴；癫病常昏，多倦而静。由此观之，则其阴阳寒热，自有冰炭之异。"明代王肯堂《证治准绳》中云："癫者，俗谓之失心风。多因抑郁不遂……精神恍惚，言语错乱，喜怒不常。"这一时期的医家肯定了癫狂痰迷心窍的病机，治疗多主张治癫宜解郁化痰、宁心安神为主；治狂则先夺其食，或降其火，或下其痰，药用重剂，不可畏首畏尾。明代戴思恭《证治要诀·癫狂》提出："癫狂由七情所郁，遂生痰涎，迷塞心窍。"明代虞搏《医学正传》以牛黄清心丸治癫狂，取其豁痰清心之意。至王清任又提出了血瘀可病癫狂的论点，并认识到本病与脑有着密切的关系。如王清任《医林改错》癫狂梦醒汤谓："癫狂一证……乃气血凝滞脑气，与脏腑气不接，如同做梦一样。"清代何梦瑶《医碥·狂癫痫》剖析狂病病机为火气乘心，劫伤心血，神不守舍，痰涎入踞。清代张璐《张氏医通·神志门》集狂病治法之大成："上焦实者，从高抑之，生铁落饮；阳明实则脉伏，大承气汤去厚朴加当归、铁落饮，以大利为度；在上者，因而越之，来苏膏，或戴人三圣散涌吐，其病立安，后用洗心散、凉膈散调之；形证脉气俱实，当涌吐兼利，胜金丹一服神效……《经》云：喜乐无极则伤魂，魂伤则狂，狂者意不存，当以恐胜之，以凉药补魄之阴，清神汤。"

综上所述，历代医家则对癫狂的病因、病机、临床症状及治疗进行了较多的论述，对后世有较大的影响。

癫病与狂病都是精神失常的疾患，其表现类似于西医学的某些精神病，精神分裂症的精神抑郁型、心境障碍中躁狂抑郁症的抑郁型、抑郁发作大致相当于癫病。精神分裂症的紧张性兴奋型及青春型、心境障碍中躁狂抑郁症的躁狂型、躁狂发作、急性反应性精神病的反应兴奋状态大致相当于狂病。凡此诸病出现症状、舌苔、脉象等临床表现与本篇所述相同者，均可参考本篇进行辨证论治。

一、病因病机

癫狂发生的原因，总与七情内伤密切相关，或以思虑不遂，或以悲喜交加，或以恼怒惊恐，皆能损伤心、脾、肝、胆，导致脏腑功能失调和阴阳失于平秘，进而产生气滞、痰结、火郁、血瘀等，蒙蔽心窍而引起神志失常。狂病属阳，癫病属阴，病因病机有所不同。如清代叶天士《临证指南医案》龚商年按："狂由大惊大恐，病在肝胆胃经，三阳并而上升，故火炽则痰涌，心窍为之闭塞。癫由积忧积郁，病在心脾包络，三阴蔽而不宣，故气郁则痰迷，神志为之混淆。"

癫狂发生的存在原发病因、继发病因和诱发因素。原发病因有禀赋不足，情志内伤和饮食不节；继发病因有气滞、痰结、火郁、血瘀等；诱发因素有情志失节，人事怫意，突遭变乱及剧烈的情志刺激。癫病起病多缓慢，渐进发展，癫病病位在肝、脾、心、脑，病之初起多表现为实证，后转换为虚实夹杂，病程曰久，损伤心、脾、脑、肾，转为虚证。狂病急性发病，狂病病位在肝、胆、胃、心、脑，病之初起为阳证、热证、实证，渐向虚实夹杂转化，终至邪去正伤，渐向癫病过渡。

兹从气、痰、火、瘀四个方面对本病的病因病机列述如下。

1. 气机阻滞 《素问·举痛论篇》有"百病皆生于气"之说，平素易怒者，由于郁怒伤肝，肝失疏泄，则气机失调，气郁曰久，则进一步形成气滞血瘀，或痰气互结，或气郁化火，阻闭心窍而发为癫狂。正如《证治要诀·癫狂》所说"癫狂由七情所郁，遂生痰涎，迷塞心窍"。

2. 痰浊蕴结 自从金元时代朱丹溪提出癫狂与"痰"有关的论点以后，不少医家均宗其说。如明代张景岳《景岳全书，癫狂痴呆》说："癫病多由痰气，凡气有所逆，痰有所滞，皆能壅闭经络，格塞心窍。"近代张锡纯《医学衷中参西录·医方》明确指出"癫狂之证，乃痰火上泛，瘀塞其心与脑相连窍络，以致心脑不通，神明皆乱"。由于长期的忧思郁怒造成气机不畅，肝郁犯脾，脾失健运，痰涎内生，以致气血痰结。或因脾气虚弱，升降失常，清浊不分，浊阴蕴结成痰，则为气虚痰结。无论气郁痰结或气虚痰结，总由"痰迷心窍"而病癫病。若因五志之火不得宣泄，炼液成痰，或肝火乘胃，津液被熬，结为痰火；或痰结日久，郁而化火，以致痰火上扰，心窍被蒙，神志遂乱，也可发为狂病。

3. 火郁扰神　《内经》早就指出狂病与火有关。如《素问·至真要大论篇》指出："诸躁狂越，皆属于火。"《素问·阳明脉解篇》又说："帝曰：病甚则弃衣而走，登高而歌，或至不食数日，逾垣上屋，所上之处，皆非其素所能也，病反能者何也？岐伯曰：四肢者，诸阳之本也，阳盛则四肢实，实则能登高也"、"帝曰：其妄言骂詈不避亲疏而歌者何也？岐伯曰：阳盛则使人妄言骂詈，不避亲疏而不欲食，不欲食故妄走也。"因阳明热盛，上扰心窍，以致心神昏乱而发为狂病。《景岳全书·癫狂痴呆》亦说："凡狂病多因于火，此或以谋为失志，或以思虑郁结，屈无所伸，怒无所泄，以致肝胆气逆，木火合邪，是诚东方实证也，此其邪盛于心，则为神魂不守，邪乘于胃，则为暴横刚强。"综上所述，胃、肝、胆三经实火上升扰动心神，皆可发为狂病。

4. 瘀血内阻　由于血瘀使脑气与脏腑之气不相连接而发狂。如清代王清任《医林改错》说："癫狂一证，哭笑不休，詈骂歌唱，不避亲疏，许多恶态，乃气血凝滞，脑气与脏腑气不接，如同做梦一样。"并自创癫狂梦醒汤治疗本病。另外，王清任还创立脑髓说，其曰："灵机记性在脑者，因饮食生气血，长肌肉，精汁之清者，化而为髓"、"小儿无记性者，脑髓未满，高年无记性者，脑髓渐空。"联系本病的发生．如头脑发生血瘀气滞，使脏腑化生的气血不能正常的充养元神之府，或因血瘀阻滞脉络，气血不能上荣脑髓，则可造成灵机混乱，神志失常发为癫狂。

综上所述，气、痰、火、瘀均可造成阴阳的偏盛偏衰，而历代医家多以阴阳失调作为本病的主要病机。如《素问·生气通天论篇》说："阴不胜其阳，则脉流薄疾，并乃狂。"又《素问·宣明五气论篇》说："邪入于阳则狂，邪入于阴则痹，搏阳则为癫疾。"《难经·二十难》说："重阳者狂，重阴者癫。"所谓重阴重阳者，医家论述颇不一致。有说阳邪并于阳者为重阳，阴邪并于阴者为重阴；有说三部阴阳脉皆洪盛而牢为重阳，三部阴阳脉皆沉伏而细为重阴；还有认为气并于阳而阳盛气实者为重阳，血并于阴而阴盛血实者为重阴。概言之，两种属阳的因素重叠相加称为重阳，如平素好动、性情暴躁，又受痰火阳邪，此为重阳而病狂；两种属阴的因素重叠相加，称为重阴，如平素好静，情志抑郁，又受痰郁阴邪，此为重阴而病癫。此后在《诸病源候论》、《普济方》以及明清许多医家的著述中，也都说明机体阴阳失调，不能互相维系，以致阴虚于下，阳亢于上，心神被扰，神明逆乱而发癫狂。

此外，张仲景《伤寒论》尚有蓄血发狂的记载，应属血瘀一类；由于思虑太过，劳伤心脾，气血两虚，心失所养亦可致病。《医学正传·癫狂痫证》说："癫为心血不足。"癫狂病的发生还与先天禀赋有关，若禀赋充足，体质强壮，阴平阳秘，虽受七情刺激也只是短暂的情志失畅；反之禀赋素虚，肾气不足，复因惊骇悲恐，意志不遂等七情内伤，则每可引起阴阳失调而发病。禀赋不足而发病者往往具有家族遗传性，其家族可有类似的病史。

二、诊断

（一）发病特点

本病发生与内伤七情密切相关，性格暴躁、抑郁、孤僻、易于发怒、胆怯疑虑等，是发病的常见因素；头颅外伤、中毒病史对确定诊断也有帮助。但其主要诊断依据是灵机、情志、行为三方面的失常。所谓灵机即记性、思考，谋虑、决断等方面的功能表现。

（二）临床表现

本病的临床症状大致可分为4类，兹分述于后。

（1）躁狂症状：如弃衣而走，登高而歌，数日不食而能逾垣上屋，所上之处，皆非其力所能，妄言骂詈，不避亲疏，妄想丛生，毁物伤人，甚至自杀等，其证属实热，为阳气有余的症状。

（2）抑郁症状：如精神恍惚，表情淡漠，沉默痴呆，喃喃自语或语无伦次，秽洁不知，颠倒错乱，或歌或笑，悲喜无常，其证多偏于虚。为阴气有余的症状，或为痰气交阻。

(3）幻觉症状：幻觉是患者对客观上不存在的事物，却感到和真实的一样，可有幻视、幻听、幻嗅、幻触等症。如早在《灵枢·癫狂》就对幻觉症状有明确的记载："目妄见，耳妄闻……善见鬼神。"再如明代李梴《医学入门·癫狂》记有："视听言动俱妄者，谓之邪祟，甚则能言平生未见闻事及五色神鬼。"此处所谓邪祟，即为幻觉症状。

（4）妄想症状：妄想是与客观实际不符合的病态信念，其判断推理缺乏令人信服的根据，但患者坚信其正确而不能被说服。正如《灵枢·癫狂》所说："自高贤也，自辨智也，自尊贵也。"《中藏经·癫狂》也说："有自委曲者，有自高贤者。"此外，还可有疑病、自罪、被害、嫉妒等妄想症状。

这些临床症状不是中毒、热病所致，头颅CT及其他辅助检查没有阳性发现。

总之，癫病多见抑郁症状，呆滞好静，其脉多沉伏细弦；狂病多见躁狂症状，多怒好动，其脉多洪盛滑数，这是两者的区别。至于幻觉症状和妄想症状则既可见于癫病，也可见于狂病。

三、鉴别诊断

1. 痫病　痫病是以突然仆倒，昏不知人，四肢抽搐为特征的发作性疾患，与本病不难区分。但自秦汉至金元时期，往往癫、狂、痫同时并称，常常混而不清，尤其是癫病与痫病始终未能明确分清，及至明代王肯堂才明确提出癫狂与痫病的不同。如《证治准绳·癫狂痫总论》说："癫者或狂或愚，或歌或笑，或悲或泣，如醉如痴，言语有头无尾，秽洁不知，积年累月不愈"；"狂者病之发时猖狂刚暴，如伤寒阳明大实发狂，骂詈不避亲疏，甚则登高而歌，弃衣而走，逾垣上屋，非力所能，或与人语所未尝见之事"；"痫病发则昏不知人，眩仆倒地，不省高下，甚而瘛疭抽掣，目上视，或口眼歪斜，或口作六畜之声。"至此已将癫狂与痫病截然分开，为后世辨证治疗指出了正确方向。

2. 谵语、郑声　谵语是因阳明实热或温邪入于营血，热邪扰乱神明，而出现神志不清、胡言乱语的重症。郑声是指疾病晚期心气内损，精神散乱而出现神识不清，不能自主，语言重复，语声低怯，断续重复而语不成句的垂危征象。狂病与谵语、郑声在症状表现上是不同的，如《东垣十书·此事难知集·狂言谵语郑声辨》记有"狂言声大开自与人语，语所未尝见事，即为狂言也。谵语者，合目自语，言所日用常见常行之事，即为谵语也。郑声者，声战无力，不相接续，造字出于喉中，即郑声也"。

3. 脏躁　脏躁好发于妇人，其症为悲伤欲哭，数欠伸，像如神灵所作，但可自制，一般不会自伤及伤害他人，与癫狂完全丧失自知力的神志失常不同。

四、辨证

（一）辨证要点

1. 癫病审查轻重　精神抑郁，表情淡漠，寡言呆滞是癫病的一般症状，初发病时常兼喜怒无常，喃喃自语，语无伦次，舌苔白腻，此为痰结不深，证情尚轻。若病程迁延日久，则见呆若木鸡，目瞪如愚，灵机混乱，舌苔渐变为白厚而腻，乃痰结日深，病情转重。久则正气日耗，脉由弦滑变为滑缓，终至沉细无力。倘使病情演变为气血两虚，而症见神思恍惚，思维贫乏，意志减退者，则病深难复。

2. 狂病明辨虚实　狂病应区分痰火、阴虚的主次先后，狂病初起是以狂暴无知，情感高涨为主要表现，概由痰火实邪扰乱神明而成。病久则火灼阴液，渐变为阴虚火旺之证，可见情绪焦躁，多言不眠，形瘦面赤舌红等症状。这一时期，分辨其主次先后，对于确定治法处方是很重要的。一般说，亢奋症状突出，舌苔黄腻，脉弦滑数者，是痰火为主，而焦虑、烦躁、失眠、精神疲惫，舌质红少苔或无苔，脉细数者，是阴虚为主。至于痰火、阴虚证候出现的先后，则需对上述证候，舌苔、脉象的变化作动态的观察。

（二）证候

1. 癫病　如下所述。

（1）痰气郁结：精神抑郁，表情淡漠，寡言呆滞，或多疑虑，语无伦次，或喃喃自语，喜怒无常，甚则忿不欲生，不思饮食。舌苔白腻，脉弦滑。

病机分析：因思虑太过，所愿不遂，使肝气被郁，脾失健运而生痰浊。痰浊阻蔽神明，故出现抑郁、呆滞、语无伦次等症；痰扰心神，故见喜怒无常，忿不欲生，又因痰浊中阻，故不思饮食。苔腻、脉滑皆为气郁痰结之征。

（2）气虚痰结：情感淡漠，不动不语，甚则呆若木鸡，目瞪如愚，傻笑自语，生活被动，灵机混乱，甚至目妄见，耳妄闻，自责自罪，面色萎黄，便溏溲清。舌质淡，舌体胖，苔白腻，脉滑或脉弱。

病机分析：癫久正气亏虚，脾运力薄而痰浊益甚。痰结日深，心窍被蒙，故情感淡漠而呆若木鸡，甚至灵机混乱，出现幻觉症状；脾气日衰故见面色萎黄，便溏、溲清诸症。舌淡胖，苔白腻，脉滑或弱皆为气虚痰结之象。

（3）气血两虚：病程漫长，病势较缓，面色苍白，多有疲惫不堪之象，神思恍惚，心悸易惊，善悲欲哭，思维贫乏，意志减退，言语无序，魂梦颠倒。舌质淡，舌体胖大有齿痕，舌苔薄白，脉细弱无力。

病机分析：癫病日久，中气渐衰，气血生化乏源，故面色苍白，肢体困乏，疲惫不堪；因心血内亏，心失所养，可见神思恍惚，心悸易惊，意志减退诸症。舌胖，脉细是气血俱衰之征。

2. 狂病　如下所述。

（1）痰火扰心：起病急，常先有性情急躁，头痛失眠，两目怒视，面红目赤，突然狂暴无知，情感高涨，言语杂乱，逾垣上屋，气力逾常，骂詈叫号，不避亲疏，或毁物伤人，或哭笑无常，登高而歌，弃衣而走，渴喜冷饮，便秘溲赤，不食不眠。舌质红绛，苔多黄腻，脉弦滑数。

病机分析：五志化火，鼓动阳明痰热，上扰清窍，故见性情急躁，头痛失眠；阳气独盛，扰乱心神，神明昏乱，症见狂暴无知，言语杂乱，骂詈不避亲疏；四肢为诸阳之本，阳盛则四肢实，实则登高、逾垣、上屋，而气力超乎寻常。舌绛苔黄腻，脉弦而滑数，皆属痰火壅盛，且有伤阴之势。以火属阳，阳主动，故起病急骤而狂暴不休。

（2）阴虚火旺：狂病日久，病势较缓，精神疲惫，时而躁狂，情绪焦虑、紧张，多言善惊，恐惧而不稳，烦躁不眠，形瘦面红，五心烦热。舌质红，少苔或无苔，脉细数。

病机分析：狂乱躁动日久，必致气阴两伤，如气不足则精神疲惫，仅有时躁狂而不能持久。由于阴伤而虚火旺盛，扰乱心神，故症见情绪焦虑，多言善惊，烦躁不眠，形瘦面红等。舌质红，脉细数，也为阴虚内热之象。

（3）气血凝滞：情绪躁扰不安，恼怒多言，甚则登高而歌，弃衣而走，或目妄见，耳妄闻，或呆滞少语，妄思离奇多端，常兼面色暗滞，胸胁满闷，头痛心悸，或妇人经期腹痛，经血紫暗有块。舌质紫暗有瘀斑，舌苔或薄白或薄黄，脉细弦，或弦数，或沉弦而迟。

病机分析：本证由血气凝滞使脑气与脏腑气不相接续而成，若瘀兼实热，苔黄，脉弦致，多表现为狂病；若瘀兼虚寒，苔白，脉沉弦而迟，多表现为癫病。但是无论属狂属癫，均以血瘀气滞为主因。

五、治疗

（一）治疗原则

1. 解郁化痰，宁心安神　癫病多虚，为重阴之病，主于气与痰，治疗宜解郁化痰，宁心安神，补养气血为主要治则。

2. 泻火逐痰，活血滋阴　狂病多实，为重阳之病，主于痰火、瘀血，治疗宜降其火，或下其痰，或化其瘀血，后期应予滋养心肝阴液，兼清虚火。

概言之，癫病与狂病总因七情内伤，使阴阳失调，或气并于阳，或血并于阴而发病，故治疗总则以调整阴阳，以平为期，如《素问·生气通天论篇》所说："阴平阳秘，精神乃治。"

（二）治法方药

1. 癫病　如下所述。

（1）痰气郁结：疏肝解郁，化痰开窍。

方药：逍遥散合涤痰汤加减。药用柴胡配白芍疏肝柔肝，可加香附、郁金以增理气解郁之力，其中茯苓、白术可以健脾化浊。涤痰汤为二陈汤增入胆南星、枳实、人参、石菖蒲、竹茹而成，胆南星、竹茹辅助二陈汤化痰，石菖蒲合郁金可以开窍，枳实配香附可以理气，人参可暂去之。单用上方恐其效力不达，须配用十香返生丹，每服1丸，口服两次，是借芳香开窍之力，以奏涤痰散结之功；若癫病因痰结气郁而化热者，症见失眠易惊，烦躁不安而神志昏乱，舌苔转为黄腻，舌质渐红，治当清化痰热，清心开窍，可用温胆汤送服至宝丹。

（2）气虚痰结：益气健脾，涤痰宣窍。

方药：四君子汤合涤痰汤加减。药用人参、茯苓、白术、甘草四君益气健脾以扶正培本。再予半夏、胆南星、橘红、枳实、石菖蒲、竹茹涤除痰涎，可加远志、郁金，既可理气化痰，又能辅助石菖蒲宣开心窍。若神思迷惘，表情呆钝，症情较重，是痰迷心窍较深，治宜温开，可用苏合香丸，每服1丸，日服两次，以豁痰宣窍。

（3）气血两虚：益气健脾，养血安神。

方药：养心汤加减。方中人参、黄芪、甘草补脾益气；当归、川芎养心血；茯苓、远志、柏子仁、酸枣仁、五味子宁心神；更有肉桂引药入心，以奏养心安神之功。若兼见畏寒蜷缩，卧姿如弓，小便清长，下利清谷者，属肾阳不足，应加入温补肾阳之品，如补骨脂、巴戟天、肉苁蓉等。

2. 狂病　如下所述。

（1）痰火扰心：泻火逐痰，镇心安神。

方药：泻心汤合礞石滚痰丸加减。方中大黄、黄连、黄芩苦寒直折心肝胃三经之火，知母滋阴降火而能维护阴液，佐以生铁落镇心安神。礞石滚痰丸方用青礞石、沉香、大黄、黄芩、朴硝，逐痰降火，待痰火渐退，礞石滚痰丸可改为包煎。胸膈痰浊壅盛，而形体壮实，脉滑大有力者，可采用涌吐痰涎法，三圣散治之，方中瓜蒂、防风、藜芦三味，劫夺痰浊，吐后如形神俱乏，当以饮食调养。阳明热结，躁狂谵语，神志昏乱，面赤腹满，大便燥结，舌苔焦黄起刺或焦黑燥裂，舌质红绛，脉滑实而大者，宜先服大承气汤急下存阴，再投凉膈散加减清以泻实火；病情好转而痰火未尽，心烦失眠，哭笑无常者，可用温胆汤送服朱砂安神丸。

（2）阴虚火旺：滋阴降火，安神定志。

方药：选用二阴煎加减，送服定志丸。方中生地、麦门冬、玄参养阴清热；黄连、木通、竹叶、灯心草泻热清心安神；可加用白薇、地骨皮清虚热；茯神、炒酸枣仁、甘草养心安神。定志丸方用人参、茯神、石菖蒲、甘草，其方健脾养心，安神定志，可用汤药送服，也可布包入煎。若阴虚火旺兼有痰热未清者，仍可用二阴煎适当加入全瓜蒌、胆南星、天竺黄等。

（3）气血凝滞：活血化瘀，理气解郁。

方药：选用癫狂梦醒汤加减，送服大黄䗪虫丸。方中重用桃仁合赤芍活血化瘀，还可加用丹参、红花、水蛭以助活血之力；柴胡、香附理气解郁；青陈皮、大腹皮、桑白皮、苏子行气降气；半夏和胃，甘草调中。如蕴热者可用木通加黄芩以清之；兼寒者加干姜、附子助阳温经。大黄䗪虫丸方用大黄、黄芩、甘草、桃仁、杏仁、芍药、干生地、干漆、虻虫、水蛭、蛴螬、䗪虫。可祛瘀生新，攻逐蓄血，但需要服用较长时期。

（三）其他治法

1. 单方验方　如下所述。

（1）黄芫花：取花蕾及叶，晒干研粉，成人每日服1.5～6克，饭前一次服下，10～20日为一个疗程，主治狂病属痰火扰心者。一般服后有恶心、呕吐、腹泻等反应，故孕妇、体弱、素有胃肠病者忌用。

（2）巴豆霜：1～3克，分2次间隔半小时服完，10次为一个疗程，一般服用2个疗程，第1个疗程隔日1次，第2个疗程隔两日1次。主治狂病，以痰火扰心为主者。

2. 针灸　取穴以任督二脉、心及心包经为主，其配穴总以清心醒脑，豁痰宣窍为原则，其手法多采用三人或五人同时进针法，狂病多用泻法，大幅度捻转，进行强刺激，癫病可用平补平泻的手法。

（1）癫病主方：①中脘、神门、三阴交。②心俞、肝俞、脾俞、丰隆。两组可以交替使用。

（2）狂病主方：①人中、少商、隐白、大陵、丰隆。②风府、大椎、身柱。③鸠尾、上脘、中脘、丰隆。④人中、风府、劳宫、大陵。每次取穴一组，4组穴位可以轮换使用。狂病发作时，可独取两侧环跳穴，用四寸粗针，行强刺激，可起安神定志作用。

3. 灌肠疗法　痰浊蒙窍的癫病：以生铁落、牡蛎、石菖蒲、郁金、胆南星、法半夏、礞石、黄连、竹叶、灯心草、赤芍、桃仁、红花组方，先煎生铁落、礞石30分钟，去渣加其他药物煎30分钟，取汁灌肠。

4. 饮食疗法　心脾不足者：黄芪莲子粥，取黄芪，文火煎10分钟，去渣，入莲子、粳米，煮粥。心肾不交者：百合地黄粥。生地切丝，煮1~2分钟，去渣，入百合，粳米煮成粥，加蜂蜜适量。

六、转归及预后

癫病属痰气郁结而病程较短者，及时祛除壅塞胸膈之痰浊，复以理气解郁之法，较易治愈；若病久失治，则痰浊日盛而正气日虚，乃成气虚痰结之证；或痰郁化热，痰火渐盛，转变为狂病。气虚痰结证如积极调治，使痰浊渐化，正气渐复，则可以向愈，但较痰气郁结证易于复发。若迁延失治或调养不当，正气愈虚而痰愈盛，痰愈盛则症愈重，终因灵机混乱，日久不复成废人。气血两虚治以扶正固本，补养心脾之法，使气血渐复，尚可向愈，但即使病情好转，也多情感淡漠，灵机迟滞，工作效率不高，且复发机会较多。

狂病骤起先见痰火扰心之证，急投泻火逐痰之法，病情多可迅速缓解；若经治以后，火势渐衰而痰浊留恋，深思迷惘，其状如癫，乃已转变为癫病。如治不得法或不及时，致使真阴耗伤，则心神昏乱日重，其证转化为阴虚火旺，若此时给予正确的治疗，使内热渐清而阴液渐复，则病情可向愈发展。如治疗失当，则火愈旺而阴愈伤，阴愈亏则火愈亢，以致躁狂之症时隐时发，时轻时重。另外，火邪耗气伤阴，导致气阴两衰，则迁延难愈。狂病日久出现气血凝滞，治疗得法，血瘀征象不断改善，则癫狂症状也可逐渐好转。若病久迁延不愈，可形成气血阴阳俱衰，灵机混乱，预后多不良。

七、预防与护理

癫狂之病多由内伤七情而引起，故应注意精神调摄：在护理方面，首先应正确对待患者的各种病态表现，不应讽笑、讽刺，要关心患者。对于尚有一些适应环境能力的轻证患者，应注意调节情志活动，如以喜胜忧，以忧胜怒等。对其不合理的要求应耐心解释，对其合理的要求应尽量满足。对重证患者的打人、骂人、自伤、毁物等症状，要采取防护措施，注意安全，防止意外。对于拒食患者应找出原因，根据其特点进行劝导、督促、喂食或鼻饲，以保证营养。对有自杀、杀人企图或行为的患者，必须严密注意，专人照顾，并将危险品如刀、剪、绳、药品等严加收藏，注意投河、跳楼、触电等意外行为。

八、现代研究

有学者认为癫病与狂病都是精神失常的疾患，其表现类似于西医学的某些精神病，癫狂病中以精神分裂症、抑郁症最为常见。精神分裂症以基本个性改变，思维、情感、行为的分裂，精神活动与环境不相协调为主要临床特征。抑郁症以情绪低落、思维迟缓并伴有兴趣减低、主动性下降等精神运动性迟滞症状为主要表现。

目前国内外尚无大样本的单项躁狂发作的统计，小样本显示其患病率和发病率远低于精神分裂症。

（一）病因学的研究

20世纪50年代后，对癫狂的病因学研究，多主张癫狂为内伤疾病，其发病主要与遗传因素、心理性格、精神刺激和出生季节相关。

癫狂的发生与人的心理和性格相关，张良栋等人以《内经》中阴阳为纲，按人的心理和体格特征划分为火、金、土、水、木5种素质分型，对100例正常人和100例精神分裂症患者进行了对照研究，发现中医素质分型的分布在正常人中以火型为最多（45%），水型最少（9%），而患者中则以水型为最多（38%），土型较少（13%）。实验显示的患者中水型素质者较多，符合西医学中内向素质的人易于发生精神分裂症的观点。性格内向是精神分裂症发病的心理诱因之一，人际关系差是显著的诱发因素。

癫狂的发生与精神刺激相关，癫狂发作前多存在睡眠障碍、抑郁、孤僻、焦虑、生活懒散、敏感多疑和头痛等症状，突出地表现为性格改变。

癫狂发生受遗传影响，先天禀赋对痰有易感性、易生性者，具有癫狂病易发性；具有心、肝之气易虚易实的先天禀赋，自降生起，无论外感或内伤，均能使脏腑功能失调，积湿瘀浊而生痰；痰浊内阻，瘀血内生，痰瘀相搏，凝结垢敛，心脑窍隧，滞扰与惑乱神明，发为癫狂。青春型患者多具先天禀赋阳强性体质，发病多属痰热内扰；偏执型患者多属先天禀赋阴性体质及柔性气质，发病多属痰瘀内阻；单纯型、紧张型患者多属先天禀赋阴弱性体质，气多偏虚，发病多属痰浊阻滞。

季节对癫狂的发病有影响，在春夏季，癫狂的发作较其他季节多，出生于寒季的患者发病率高于出生于暖季的，有家族史的发生率高于无家族史的，癫狂的发病与遗传相关，证实了癫狂"得之于母腹中"的论点。

（二）病机学的研究

近年来对癫狂的病机也有了深入的认识。在病位上，强调了脑与癫狂发生的关系，同时对脑、肝、肾、心、脾与癫狂的发生发展进行了全面地论述，概括出癫狂不同时期的病机，对癫狂各期的病机转化有了进一步的认识，对痰、火、瘀、郁、虚在癫狂的发生发展所起到的作用有了更深刻的认识。

近代名医张锡纯《医学衷中参西录·治癫狂方》指出："癫狂之证，亦西人所谓脑气筋病也，而其脑气筋之所以病者，因心与脑相通之道路为痰火所充塞也。"近代医家对癫狂的发生与脑相关多有论述。有学者分期总结癫病病机均与脑相关：初期病位在脑、心、肝、脾，久病病位在脑、心、脾、肾，认为癫狂的主要病位都与脑、心相关，实为邪扰脑心之神，虚为脑心之神失养。他将癫病病机转化归纳为："始发于肝，并发于心，失调于脏，上扰于脑，癫病乃作。"即在癫病的初期病机为肝气郁结，气机不畅；发展期见肝郁日久，气滞血瘀，心脑受扰；郁久化火，肝火爆发；病势进一步发展，肝火引动心火，风火相煽，扰动脑神；火热灼津，炼液成痰，肝气横逆，克伐脾土，脾运失司，痰浊内阻，阻滞气机，瘀血内生，痰瘀互阻；后期脾虚日渐，精血乏源，阴精亏虚，心肾不足。而狂病的病机转化规律是"始于肝郁，并发心火，阻滞脾胃，痰火内炽，久伤肾水，狂势易见"。狂病早期有肝经郁热，扰动心脑；发展期肝经郁火，内生炽热，扰动心脑，火邪入阳明经；后期狂病日久，火邪伤阴，阴虚火旺，虚火上扰。

多数学者认为在癫狂的初期和发展期以邪实为主，存有气滞、血瘀、痰浊、火邪；久病则转化为气虚、阴虚、阳虚。癫狂的证型随病程长短发生变化，癫狂者新病多实，久病多虚：病程较短的患者多见于痰湿内阻型、痰火内扰型、气滞血瘀型；病程较长的患者多见气滞血瘀，肝郁脾虚，心脾两虚型、阴虚火旺型、阳虚亏损型，而痰湿内阻型在疾病各期均多见到。

对痰、火、瘀、郁、虚在癫狂的发生发展所起到的作用中，癫狂的发生因之于气，痰必内生；因之于痰，气必受阻；痰气交结，火热自生；而癫狂的急性发作均具有火的特征，但火之来源及脏腑归属各不相同，有心经痰火、肝经之火、阳明燥火、阴虚燥火。痰火扰心是狂病发生的根本，多由痰内蕴日久，痰浊壅甚而骤阻气道，致气不往来，阻郁之气迅速化火，灼扰于心，心神渍乱而成。

癫狂的病机可以总结为起病初期多以邪实为主，扰动心脑；发展期，急性起病多有心肝的郁热实邪，扰动脑神；慢性期、康复期多痰气、瘀血，兼见心脾、肝肾、脾肾虚损。病位多责之脑、心、脾、肝。

（三）有关辨证论治规律的探讨

近年来对癫狂的症状进行了细致的观察，结合病因病机、精神症状、躯体症状、舌象及脉象，对癫狂各期的证型、虚实有了深刻的认识。中医病症诊断疗效标准将癫病分为痰气郁结、气虚痰结、心脾两虚、阴虚火旺4型；将狂病分为痰火扰神、火盛伤阴、气血瘀滞3型。中西医结合学会精神疾病专业委员会于1987年将癫病分为痰火内扰、痰湿内阻、气滞血瘀、阴虚火旺、阳虚亏损和其他型6个证型，分别治以清热涤痰（礞石滚痰汤）、化痰开窍（温胆汤）、活血化瘀（癫狂梦醒汤）、滋阴降火（玉女煎、清营汤）、温补脾肾（八味肾气丸、龟鹿二仙汤）为主方加减。王氏将癫病分为痰火内结、上扰脑神；肝火内炽、灼及脑神；肝郁痰结、上及脑神；肝郁脾虚、上不及脑；肝肾两虚、上不益脑；脾肾两虚、上不育脑；心脾两虚、上不荣脑；气虚血瘀、脑神失调等8个证型；狂病分为肝郁痰火、上扰脑神；心肝炽盛、上及脑神；阳明热盛、上攻脑神；阴虚阳亢、心肾不交4个证型。对癫病分别治疗以豁痰泻火、清脑安神；镇肝泻火、清脑宁神；解郁化痰、育脑安神；疏肝健脾、养脑安神；补益肝肾、荣脑安神；培土固肾、养脑安神；益心健脾、育养脑神；益气活血、化瘀醒神；对狂病治疗以清热豁痰、醒脑安神；清心镇肝、醒神安神；荡涤阳明、清脑安神；滋阴潜阳、交通心肾法治疗。

近年来从整体观念出发，对癫狂的症状治疗、分期治疗进行了归纳和总结。杜氏等对表现为阳性精神症状者，以祛邪治疗为主，主要治法有：①清热化痰法：温胆汤加减。②活血化瘀法：血府逐瘀汤加减。③疏肝解郁法：逍遥散加减；对表现为阴性精神症状者，以扶正祛邪治疗为主：①健脾化痰法：参苓白术散和二陈汤加减。②养阴清热法：青蒿鳖甲汤加减。③益气活血法：补阳还五汤加减。针对癫狂的特定症状，有学者观察到健脾补肾法可以改善精神分裂症认知损害。也有学者总结癫狂的治法方药主要有：①疏肝解郁法：见表情淡漠，食少神疲，情志抑郁，苔白脉弦者，方用逍遥散加减。②化痰法：又分为理气化痰、清热化痰、化痰开窍，方用顺气导痰汤、温胆汤、苏合香丸以开窍。③清热泻火法：适应于内火亢旺，躁扰不眠，舌红苔少，脉数，方用泻心汤加减。④泻下法：临床症状具有阳明热盛，燥屎内结，舌苔黄粗而干，脉实有力者，里实壅盛最为合适。可用承气汤加减。⑤活血化瘀法：适用于久治不愈或反复发作者，气滞痰结，久而必致瘀血阻络，引起虚实夹杂证，方用癫狂梦醒汤加减。⑥补益法：脾肾两虚者，予补脾益肾法，真武汤加减。心脾两虚者予补益心脾，归脾汤加减。阴虚内热者，予养阴清热法，青蒿鳖甲汤加减；气血亏虚者，予补益气血法，八珍汤加减。⑦重镇法：对狂病，宜重镇安神，方用生铁落饮加减。⑧涌吐法：用于癫狂患者吐痰涎，苔腻，脉弦而滑之象，方用瓜蒂散加减。⑨夺食法：用于癫狂初起，口臭、食多、便结、坐卧不安等足阳明胃热证。对于虚实夹杂的证型采用补泄结合的方法。

（四）单方、验方的临床应用

国内近年来对癫狂的临床报道较多，均报道有较好的疗效，丰富了治疗癫狂的内容。

化痰类方药有半夏厚朴汤治疗精神分裂辨证为痰湿偏盛，气机郁滞；有柴胡加龙骨牡蛎汤治疗躁狂抑郁症，证系情志郁久化热生痰，上扰神明，治以疏肝泻热，化痰开窍，重镇安神，方用柴胡加龙骨牡蛎汤加减，共服药50余剂后精神正常；有用顺气导痰治疗精神分裂症属癫病初为气郁痰结、痰迷心窍，可有效改善焦虑抑郁、精神运动迟滞、控制敌对猜疑、消除幻觉、妄想、改善思维；有温胆汤为主治疗辨证为肝郁气滞、痰热扰心的精神分裂症；还有用礞石涤痰汤治疗精神分裂症有联想障碍，情感淡漠，情感不协调，意志活动减退，幻觉妄想等症取得一定疗效；尚有用清开灵注射液治疗精神分裂症，清心抗狂汤、涌痰汤、有甘遂散治疗癫狂取得一定疗效。

活血化瘀类中药方剂有大黄三棱胶囊合并抗精神药物治疗精神分裂症残留型有一定疗效，治疗8星期后对情感平淡迟钝退缩、社交缺乏、兴趣减少及注意障碍都有一定改善。桃仁承气汤、血府逐瘀汤治疗癫狂都取得一定的疗效。

通腑药的运用如大承气汤可有效缓解证属肝火炽盛，热盛肠燥的狂病发作；亦有用防风通圣散、龙胆泻肝汤、附子泻心汤治疗癫狂取得一定疗效。

在癫狂的治疗中安神剂亦有较好的疗效，报道朱砂安神汤可有效缓解精神分裂症幻听症状，逍遥散可改善精神分裂症妄想症状。运用补益剂参芪五味子汤、二仙益智胶囊对精神分裂阴性症状有较好的疗效；甘麦大枣汤合百合地黄汤可治疗心肝阴虚，虚火上扰的癫病，症见自言自语，自笑，失眠，心烦，坐立不安，舌淡红有裂纹，苔薄白，脉弦软无力。四逆汤可改善病癫狂患者的精神呆滞，表情淡漠，目瞪不瞬，语言极少，喜闷睡，孤独被动，情感反应迟钝，饮食少思，面色苍白，四肢不温，舌体胖大有齿痕，舌质淡嫩，苔白，脉沉迟微细症状。防己地黄汤通过补肺健脾温肾亦可治疗以癫病为主要特征，兼见狂病表现的患者。

九、小结

癫狂的病因以内伤七情为主。其病位主要在心、脾、肝、胆、脑，而气、火、痰、瘀引起脏腑功能失调，阴阳失于平衡，则是本病的主要病机。癫病属阴，多见抑郁症状，狂病属阳，多见躁狂症状。临床上癫病一般分为痰气郁结、气虚痰结、气血两虚3证，治疗多以顺气化痰，宁心安神为主，久病致虚者兼以补气养血。狂病一般分为痰火扰心、阴虚火旺、血气凝滞3证，治疗方面，痰火壅盛，神明逆乱者，急予泻火涤痰之法；后期阴伤者则当以滋阴养血，兼清虚火。至于血瘀气滞者，当以活血化瘀为主。癫狂患者除药物治疗外，预防和护理也很重要，不可忽视。

（唐望海）

第二节　中风

中风又名"卒中"，是在气血内虚的基础上，因劳倦内伤、忧思恼怒、嗜食厚味及烟酒等诱因，引起脏腑阴阳失调，气血逆乱，直冲犯脑，导致脑脉痹阻或血溢脑脉之外，临床以卒然昏仆、半身不遂、口舌歪斜、言语謇涩或不语、偏身麻木为主症，并具有起病急、变化快的特点，好发于中老年人的一种常见病。因本病起病急剧，变化迅速，与自然界善行而数变之风邪特性相似，故古人以此类比，名为中风。但与《伤寒论》所称"中风"名同实异。临床还可见以突发眩晕，或视一为二，或不识事物及亲人，或步履维艰，或偏身疼痛，或肢体抖动不止等为主要表现，而不以半身不遂等症状为主者，仍属中风病范畴。

有关中风的记述，始见于《内经》。该书有关篇章对中风发病的不同表现和阶段早有记载。对于卒中神昏有"仆击"、"大厥"、"薄厥"之称；对于半身不遂有"偏枯"、"偏风"、"身偏不用"等称。《灵枢·九宫八风》篇谓："其有三虚而偏于邪风，则为击仆偏枯矣。"所指"击仆偏枯"即属本病。至汉代张仲景《金匮要略·中风历节病脉证治》篇中，对于本病的病因、脉证论述较详，自此，始有中风专论。

关于中风的病因学说，唐宋以前多以"内虚邪中"立论。《灵枢·刺节真邪论》说："虚风之贼伤人也，其中人也深，不能自去"，"虚邪偏客于身半，其入深，内居营卫，营卫稍衰，则真气去，邪气独留，发为偏枯。"《金匮要略》认为"脉络空虚"，风邪乘虚侵入人体，导致中风。隋代巢元方《诸病源候论·中风候》有"风偏枯者，由血气偏虚，则腠理开，受于风湿"的记载。宋代严用和《济生方·中风论治》对其病因论述更为具体，他说："荣卫失度，腠理空疏，邪气乘虚而入，及其感也，为半身不遂……"总之，这一历史时期的医家认为中风是外风。当人体气血亏损，脉络空虚，外卫不固时，招致风邪入中脉络，突然出现口眼歪斜，半身不遂，偏身麻木诸症。至金元时代，许多医家对外风入侵的理论提出了不同的看法。例如刘完素提出"心火暴盛"的观点，李东垣认为"正气自虚"，朱丹溪则以为"湿痰生热"所致。三家虽立论不同，但都偏重于内在因素，这是中风病因学说的一个重大转折。与此同时，王履又提出"真中风"与"类中风"的论点，《医经溯洄集·中风辨》说："因于风者，真中风也；因于火、因于气、因于湿者，类中风而非中风也。"明确指出，外风入中所致的病证是"真中风"；而河间、东垣、丹溪以内风立论的中风应是"类中风"。王氏还强调："中风者，非外来风邪，乃本气病也，凡人年逾四旬气衰之际，或因忧喜忿怒伤其气者，多有此疾，壮岁之时无有也，若肥盛则间有之。"进一步说明中风是由于人体自身的病变所引起，患者年龄多在40岁以上，情绪激动常为发病诱因，这对中风病因学说无疑是一大贡献。明代张景岳在《景岳全书·非风》中也提出了"中风非风"的论点，认为本病的发生"皆内伤积损颓败而然，原非外感风寒所致"、"凡此病者，多以素不能慎，或七情内伤，或酒色过度，先伤五脏之真阴"。其病机是"阴亏于前，而阳损于后；阴陷于下，而阳泛于上。以致阴阳相失，精气不交，所以忽而昏愦，卒然仆倒……"王肯堂十分重视饮食习惯和营养成分与中风发病的关系，指出"久食膏粱厚味，肥甘之品，损伤心脾"。清代沈金鳌《杂病源流犀烛·中风源流》则从体质类型与发病关系作了阐发，他说："肥人多中风。河间曰：人肥则腠理致密而多郁滞，气血难以通利，故多卒中也。"叶天士综合诸家学说，结合自己的临床体验，进一步阐明"精血衰耗，水不涵木，木少滋荣，故肝阳偏亢"，导致"内风旋动"的发病机制。王清任《医林改错》指出"中风半身不遂，偏身麻木是由'气虚血瘀'而成"。近人张山雷《中风斠铨》亦十分强调："肥甘太过，酿痰蕴湿，积热生风，致为暴仆偏枯，猝然而发，如有物击之使仆者，故曰仆击而特著其病源，名以膏粱之疾。"使中风病因学说日臻全面。上述各家对火、气、痰、湿、瘀血阻络等致病因素都分别作了探讨，对于完善中风的中医病因学、发病学理论具有重要意义。

有关中风的证候，历代文献记载较多。例如《素问·通评虚实论篇》"仆击偏枯"，即是突然晕倒而半身不遂。《素问·生气通天论篇》："阳气者，大怒则形气绝，而血菀于上，使人薄厥。"《素问·调经论篇》："血之与气并走于上，则为大厥"，等等，皆属此类论述，后世许多医家都认为本病属昏愦猝仆之病。《金匮要略·中风历节病脉证治》除指出"夫风之为病，当半身不遂"的主症外，还首先提出中络、中经、中腑、中脏的证候分类方法。隋代巢元方《诸病源候论》对于中风证候做了较详细的描述，有中风候、风癔候、风口喎候、风痱候、风偏枯候等，对中风的症、脉、病机、预后也一一作了叙述。唐代孙思邈《备急千金要方·论杂风状》中指出："中风大法有四：一曰偏枯，二曰风痱，三曰风懿，四曰风痹。"偏枯者，半身不遂；风痱者，身无痛，四肢不收；风懿者，奄忽不知人；风痹者，诸痹类风状。这是中风另一种证候分类的方法。孙氏所述的中风是从广义角度去认识的风病。明代戴思恭《证治要诀·中风》对中风的临床症状做了比较细致的描述："中风之证，卒然晕倒，昏不知人，或痰涎壅盛，咽喉作声，或口眼喎斜，手足瘫痪，或半身不遂，或舌强不语。"说明卒然昏倒是起病时的主要症状。清代程钟龄《医学心悟·中风不语辨》则按心、脾、肾三经进行分证："若心经不语，必昏冒全不知人，或兼直视摇头等证。盖心不受邪，受邪则殆，此败症也。若胞络受邪，则时昏时醒，或时自喜笑；若脾经不语，则人事明白，或唇缓，口角流涎，语言謇涩；若肾经不语，则腰足痿痹，或耳聋遗尿，以此为辨。"由此可见，中风中脏多以神志障碍为主症。沈金鳌《杂病源流犀烛·中风源流》更明确指出："盖中脏者病在里，多滞九窍……中腑者病在表，多著四肢，其症半身不遂，手足不随，痰涎壅盛，气喘如雷，然目犹能视，口犹能言，二便不秘，邪之中犹浅。"沈氏根据病变部位的浅深和病情的轻重探讨中风证候分类的方法，对病情的了解和预后判断均有帮助。预后方面，《中藏经·风中有五生死论》谓："中风之病，口噤筋急，脉迟者生，脉急而数者死。"刘完素谓："暴病暴死，火性疾速。"均可供参考。总之，历来医家多认为本病是难治病证之一。喻嘉言《医门法律·中风论》谓："中风一证，动关生死安危，病之大而且重，莫有过于此者。"

对中风的治疗，历代医家积累了许多宝贵经验，对其治则的学术争鸣更加突出。如张山雷在《中风斠铨·中风总论》中说："古之中风皆是外因，治必温散解表者，所以祛外来之邪风也。今之中风多是内因，治必潜降镇摄者，所以靖内动之风阳也。诚能判别此外内二因之来源去委，则于古今中风证治，思过半矣。"可见中风治则的争议是以病因学说的分歧为依据的。因此，所谓古今治疗原则的不同，仍应以金元时代为分水岭。金元以前医家，因持外风入中之说，故治则以祛风为主。而金元以后，对中风治疗已有较大发展，清代尤在泾《金匮翼·中风统论》立有中风八法：一曰开关，二曰固脱，三曰泄大邪，四曰转大气，五曰逐瘫痪，六曰除热气，七曰通窍燧，八曰灸俞穴。强调按病期，分阶段进行辨证论治。例如开窍法，适用于闭证："卒然口噤目张，两手握固，痰壅气塞，无门下药，此为闭证。闭则宜开，不开则死。"固脱法回阳救逆，适用于脱证"猝然之候，但见目合、口开、遗尿自汗者，无论有邪无邪，总属脱证。脱则宜固，急在无气也"。除开窍与固脱外，后世医家多综合前人之说，依临床辨证而灵活运用滋阴潜阳、平肝息风、通腑化痰、活血通络、清热除痰、健脾利湿、益气养血等治则。而活血化瘀治则，为清代王清任以后的许多医家所共同推崇，近代运用这一治则治疗本病取得了很好的疗效。

本病与西医学所称的脑卒中大体相同。包括缺血性脑卒中和出血性脑卒中。缺血性脑卒中主要包括短暂性脑缺血发作、血栓形成性脑梗死、血栓栓塞性脑梗死；出血性脑卒中主要包括高血压性脑出血。上述疾病均可参考本篇辨证论治。

一、病因病机

本病在脏腑功能失调，气血亏虚的基础上，多由于忧思恼怒，或饮食不节，或房室所伤，或劳累过度，或气候骤变等诱因，以致阴亏于下，肝阳暴张，内风旋动，夹痰夹火，横窜经脉，气血逆乱，直冲犯脑，导致脑脉痹阻或血溢脑脉之外，蒙蔽心窍而发生卒然昏仆、半身不遂诸症。兹将其病因病机分述于下。

1. 内风动越　内风因脏腑阴阳失调而生，《中风斠铨》说："五脏之性肝为暴，肝木横逆则风自生，五志之极皆生火，火焰升腾则风亦动，推之而阴虚于下，阳浮于上，则风以虚而暗煽，津伤液耗，营血不充则风以燥而猖狂。"即火极可以生风，血虚液燥可以动风。内风旋转，必气火俱浮，迫血上涌，致成中风危候。

2. 五志化火　《素问玄机原病式·六气为病》说："所以中风瘫痪者，非谓肝木之风实甚而卒中之也，亦非外中于风雨，由乎将息失宜而心火暴甚，肾水虚衰，不能制之，则阴虚阳实，而热气怫郁，心神昏冒，筋骨不用，而卒倒无所知也，多因喜怒思悲恐之五志有所过极而卒中者，由五志过极，皆为热甚故也。"提出"心火暴甚"、"五志过极"可以发生卒中。

3. 痰阻脉络　痰分风痰、热痰、湿痰。风痰系内风旋动，夹痰横窜脉络，蒙塞心窍而发病；热痰乃痰湿内郁使然，《丹溪心法·中风》谓"由今言之，西北二方，亦有其为风所中，但极少尔。东南之人，多是湿土生痰，痰生热，热生风也"；湿痰则常由气虚而生，多在中风恢复期或后遗症期，因气虚湿痰阻络而见半身不遂，言语不利诸症。

4. 气机失调　对中风发病，李杲有"正气自虚"之说。盖气虚既可生痰，又可因气虚运行无力使血行阻滞；而气郁则化火，火盛阴伤可致动风；气逆则影响血行，若血随气逆上壅清窍则使肝风动越。故凡气虚、气郁、气滞、气逆与痰浊、瘀血莫不相关，而为发病之主要病机。

5. 血液瘀滞　血瘀之成，或因暴怒血菀于上，或因气滞血不畅行，或因气虚运血无力，或因感寒收引凝滞，或因热灼阴伤，液耗血滞等，本病之病机以暴怒血菀或气虚血滞最为常见。

总之，本病的病位在脑髓血脉，涉及心、肝、脾、肾等多个脏腑。常由于脑络受损，神机失用，而导致多脏腑功能紊乱。其病性属本虚标实，急性期以风、火、痰、瘀等标实证候为主，恢复期及后遗症期则表现为虚实夹杂或本虚之证，以气虚血瘀、肝肾阴虚为多，亦可见气血不足、阳气虚衰之象，而痰瘀互阻是中风病各阶段的基本病机。

二、诊断

（一）发病特点

1. 起病急剧，病情复杂　古代医家称中风之病，如矢石之中人，骤然而至。临床上既有暴怒之后内风旋动、顷刻昏仆、骤然起病者，也有卒然眩晕、麻木，数小时后迅速发生半身不遂，伴见口舌歪斜，病情逐步加重者，此虽起病急但有渐进的发展过程。还有卒发半身不遂、偏身麻木等症，历时短暂而一日三五次复发者，此种起病速而好转亦速，但不及时治疗，终将中而不复。

2. 本病多发生在中年以上，老年尤多　如元代王履指出："凡人年逾四旬气衰之际……多有此疾。"但近些年中风的发病年龄有提早的趋向，30～40岁发病的也不少，甚至有更年轻者，但仍以50～70岁年龄组发病率最高。

3. 本病未发之前，多有先兆症状　《中风斠铨》说："其人中虚已久，则必有先机，为之瞬兆。"眩晕和肢体一侧麻木，为常见之发病先兆。临床可见眩晕、头痛、耳鸣，突然出现一过性言语不利或肢体麻木、视物昏花，甚则晕厥，一日内发作数次，或几日内多次复发。

（二）临床表现

中风病临床表现复杂，多以神识昏蒙，半身不遂，口舌歪斜，言语謇涩或不语，偏身麻木为主要症状。

（1）神识昏蒙：轻者神思恍惚，迷蒙，嗜睡，或昏睡，重者昏愦不知。可伴有谵妄，躁扰不宁，喉中痰鸣等症。或起病即神昏，或起病虽神清，但3～5后渐致神昏。

（2）半身不遂：轻者一侧肢体力弱或活动不利，重者肢体完全瘫痪。也有仅一侧上肢或下肢出现力弱或瘫痪者。瘫痪肢体可见强痉拘急或松懈瘫软。

（3）口舌歪斜：伸舌时多歪向瘫痪侧肢体，可见病例口角下垂，常伴流涎。

（4）言语謇涩或不语：患者自觉舌体发僵，言语迟缓不利，吐字不清，重者不语。

（5）偏身麻木：一侧肢体感觉减退，甚或麻木不仁，或伴有病侧肢体发凉等。

中风急性期还可出现呕血、便血、壮热、喘促、顽固性呃逆、瞳神异常、抽搐等变证，多是病情危重之象。

部分中风患者不以上述五大症状为主要表现者，可称之为类中风，仍属中风病范围。如：风眩是以卒发眩晕为主要症状，可伴恶心呕吐、视物模糊或视一为二，坐立不稳，如坐舟车，还可兼有肢体麻木、力弱等症，病情较重者可直中脏腑而出现神识昏蒙；风懿是以突发舌强言謇或言语不能，不识事物与亲人为主要特征；风痱是以突然出现坐立行走不稳、双手笨拙为特征；风痹则以突发一侧肢体疼痛为特征等。此类中风临床表现复杂，病情变化较快，应注意及时识别与救治。

三、鉴别诊断

1. 痫病　痫病与中风都有卒然昏仆的见症，但痫病为发作性病证，卒发仆地时常口中作声，如猪羊啼叫，四肢频抽而口吐白沫，醒如常人，但可再发。中风则仆地无声，一般无四肢抽搐及口吐涎沫的症状，并多有口舌歪斜、半身不遂等症。神昏尚浅者，口舌歪斜、半身不遂可以通过检查发现；神昏重者，待醒后则有半身不遂诸症。中风急性期可出现痫病发作，后遗症期可继发此病证。

2. 痿证　中风后，半身不遂日久不能恢复者，则肌肉瘦削，筋脉弛缓，应注意与痿证区别。痿证一般起病缓慢，多表现为双下肢痿躄不用，或四肢肌肉萎缩，痿软无力，与中风半身不遂不同。

3. 口僻　中风病是以突然昏仆，半身不遂，言语謇涩，口舌歪斜，偏身麻木为主症；口僻以突发口眼歪斜为主要症状，多表现为病侧额纹消失，闭目不能，鼻唇沟变浅，口角下垂，发病前可有同侧耳后疼痛，但不伴有半身不遂诸症。

4. 瘤卒中　与中风相比起病相对缓慢，也可表现为半身不遂，言语謇涩，口舌歪斜等症，或见突然出现上述症状者。可有肿瘤病史，可借助影像学检查鉴别。

四、辨证论治

中风之发生，总不外乎在本为阴阳偏盛，气血逆乱；在标为风火交煽、痰浊壅塞、瘀血内阻，形成本虚标实，上盛下虚的证候。但病位有浅深，病情有轻重，证候有寒热虚实，病势有顺逆的不同，因此要全面掌握辨证的要领。

1. 辨证要点　如下所述。

（1）辨病位浅深和病情轻重：中风急性期分中经络与中脏腑。《金匮要略·中风历节病脉证治》说："邪在于络，肌肤不仁；邪在于经，即重不胜；邪入于腑，即不识人；邪入于脏，舌即难言，口吐涎。"中络是以肌肤麻木、口舌歪斜为主症，其麻木多偏于一侧手足，此邪中浅，病情轻。中经是以半身不遂，口舌歪斜，偏身麻木，言语謇涩为主症，无昏仆，比中络为重。两者可统称中经络。中腑是以半身不遂、口舌歪斜、偏身麻木、言语謇涩而神志不清为主症，但其神志障碍较轻，一般属意识蒙眬，思睡或嗜睡；中脏是以卒然昏仆而半身不遂为主，其神志障碍重，甚至完全昏愦不知；或以九窍闭塞为主要表现，如目瞀，视一为二，视长为短，目不能眴，言语謇涩，吞咽困难，尿闭便秘等，虽起病时可不伴神志障碍，但病位深、病情重，若神机失用可迅速出现神识昏蒙，故也属中脏腑。一般中风发病2星期以内属急性期，2星期至6个月为恢复期，6个月以后为后遗症期。起病中脏腑者，经治疗神志转清，而转化为中经络；起病中经络者，可渐进加重，出现神志障碍，发展为中脏腑。

（2）辨闭证与脱证：中脏腑以神识昏蒙为主要表现，但有闭证和脱证的区别。闭证是邪闭于内，症见牙关紧闭，口噤不开，两手握固，大小便闭，肢体强痉，多属实证；脱证是阳脱于外，症见目合口张，鼻鼾息微，手撒遗尿，肢体松懈瘫软，呈五脏之气衰弱欲绝的表现，多属虚证。在闭证中，又有阳闭与阴闭之分。阳闭是闭证兼有热象，为痰热闭郁清窍，症见面赤身热，气粗口臭，躁扰不宁，舌苔黄腻，脉象弦滑而数；阴闭是闭证兼有寒象，为湿痰闭阻清窍，症见面白唇黯，静卧不烦，四肢不温，痰涎壅盛，舌苔白腻，脉象沉滑或缓。阳闭与阴闭的辨别，以舌诊、脉诊为主要依据。阳闭苔黄腻，舌质偏红；阴闭苔白腻，舌质偏淡。阳闭脉数而弦滑，且偏瘫侧脉大有力；阴闭脉缓而沉滑。阳闭和阴闭可相互转化，可依据舌象、脉象结合症状的变化来判定。

（3）辨病势的顺逆：先中脏腑，如神志渐渐转清，半身不遂未再加重或有恢复者，病由中脏腑向中经络转化，病势为顺，预后多好。如见呃逆频频，或突然神昏，四肢抽搐不已，或背腹骤然灼热而四肢发凉及至手足厥逆，或见戴阳证及呕血证，均属病势逆转。呃逆频频，是痰热郁闭，渐耗元气，胃气衰败的表现。突然神昏、四肢抽搐不已，是由内风鸱张，气血逆乱而成。背腹骤然灼热而四肢发凉，手足厥逆，或见戴阳之证，皆由阴阳离绝所致，病入险境。至于合并呕血、便血者，是邪热猖獗，迫伤血络而成，亡血之后气随血脱，多难挽救。

（4）辨证候特征：内风、火热、痰浊、血瘀、气虚、阴虚阳亢是中风病的基本证候，临床所见证候往往是这些基本证候的组合，而且随着病程的发展，其组合与演变规律具有动态时空性，明辨其特征有助于临床准确辨证。如：内风证特征为起病急骤，病情数变，肢体抽动，颈项强急，目偏不瞬，头晕目眩等；火热证特征为心烦易怒，躁扰不宁，面红身热，气促口臭，口苦咽干，渴喜冷饮，大便秘结，舌红或红绛，舌苔黄而干等；痰证特征为口多黏涎或咯痰，鼻鼾痰鸣，表情淡漠，反应迟钝，头昏沉，舌体胖大，舌苔腻，脉滑等；血瘀证特征为头痛，肢痛，口唇紫暗，面色晦暗，舌背脉络瘀张青紫，舌质紫暗或有瘀点、瘀斑等；气虚证特征为神疲乏力，少气懒言，心悸自汗，手足肿胀，肢体瘫软，二便自遗，脉沉细无力等；阴虚阳亢证特征为心烦不寐，手足心热，盗汗，耳鸣，咽干口燥，两目干涩，舌红少苔或无苔等。

2. 证候　如下所述。

（1）中经络

1）络脉空虚，风邪入中：手足麻木，肌肤不仁，或突然口舌歪斜，言语不利，口角流涎，甚则半身不遂。舌苔薄白，脉象浮弦或弦细。

病机分析：因卫外不固，络脉空虚，风邪乘虚入中于络，气血痹阻，运行不畅，筋脉失于濡养，则见麻木不仁，口㖞，语謇，偏瘫等症。苔薄白，脉浮弦为表邪入中之征；若气血不足，则脉见弦细。

2）肝肾阴虚，风阳上扰：平素头晕头痛，耳鸣目眩，少眠多梦，腰酸腿软，突然一侧手足沉重麻木，口舌歪斜，半身不遂，舌强语謇。舌质红，苔白或薄黄，脉弦滑或弦细而数。

病机分析：由于肝肾阴虚，肝阳偏亢，血菀气逆，形成上盛下虚，故见头晕头痛，耳鸣目眩，少眠多梦，腰酸腿软等症，还可出现面部烘热，心烦易怒，走路脚步不稳，似有头重脚轻之感等阴虚阳亢的症状。肝属厥阴风木之脏，体阴用阳，肝阴亏损，肝阳亢进而动肝风，风为阳邪，若肝风夹痰上扰，风痰流窜经络，故突然发生舌强语謇、口舌歪斜、半身不遂等症。脉象弦滑主肝风挟痰，弦细而数者为肝肾阴虚而生内热，热动肝风之象；舌质红为阴不足，苔薄黄是化热之征。

3）风痰瘀血，痹阻脉络：半身不遂，口舌歪斜，言语謇涩或不语，偏身麻木，头晕目眩，痰多而黏。舌质暗淡，舌苔薄白或白腻，脉弦滑。

病机分析：肝风挟痰上扰清窍，流窜经络，留滞脑脉，导致脑脉瘀阻，神机不用，故出现突然半身不遂，口舌歪斜，言语謇涩或不语；风痰扰动清阳，则出现头晕目眩；痰浊内蕴，可见咯痰而黏。舌质暗淡，舌苔薄白或白腻，脉弦滑为肝风挟痰瘀之象。

4）痰热腑实，风痰上扰：突然半身不遂，偏身麻木，口舌歪斜，便干或便秘，或头晕，或痰多，舌强言謇。舌苔黄或黄腻，脉弦滑，偏瘫侧脉多弦滑而大。

病机分析：由于肝阳暴盛，加之平素饮食不节，嗜酒过度，致聚湿生痰，痰郁化热，内风夹痰上扰经络常可引起半身不遂，偏身麻木，口舌歪斜；若痰热夹滞阻于中焦，传导功能失司，升清降浊受阻，下则腑气不通而便秘，上则清阳不升而头晕，亦可见咯痰等症；风痰阻于舌本，则脉络不畅，言语謇涩。舌苔黄或黄腻，脉弦滑是属痰热；脉大为病进，偏瘫侧脉弦滑而大，由痰浊阻络，病有发展趋势。

（2）中脏腑

1）闭证

阳闭：突然昏倒，不省人事，牙关紧闭，口噤不开，两手握固，大小便闭，肢体强痉，还可兼有面赤身热，气粗口臭，躁扰不宁。舌苔黄腻，脉弦滑而数等症。

病机分析：肝阳暴亢，阳升风动，血随气逆而上涌，上蒙清窍则突然昏倒，不省人事；风火相煽，痰热内闭，则见面赤身热，气粗口臭，口噤、便闭等症。苔黄腻，脉弦滑，皆由邪热使然。

阴闭：突然昏倒，不省人事，牙关紧闭，口噤不开，两手握固，大小便闭，肢体强痉，还可兼有面白唇黯，静卧不烦，四肢不温，痰涎壅盛。舌苔白腻，脉象沉滑或缓。

病机分析：素体阳虚湿痰偏盛，风夹湿痰之邪上壅清窍而成内闭之证。痰气内阻则神昏、口噤，痰涎壅盛；阳虚于内则面白唇黯，四肢不温，静卧不烦。舌苔白腻是湿痰盛；脉沉主里、主阳虚，脉滑主湿痰重。

2）脱证：突然昏倒，不省人事，目合口张，鼻鼾息微，手撒肢冷，汗多，大小便自遗，肢体瘫软，舌痿。脉微欲绝。

病机分析："脱"，指正气虚脱，五脏之气衰弱欲绝，故见目合口张，鼻鼾息微，手撒遗尿等症。除上述见症外，还可见汗多不止，四肢冰冷等阴阳离决之象。

（3）后遗症：中风后，半身不遂，偏身麻木，言语不利，口舌歪斜等症，或渐而痴呆，或神志失常，或抽搐发作，此属中风后遗症。神志失常，痴呆及抽搐发作，可参考癫狂、痴呆及痫病等进行辨证论治。现就半身不遂和言语不利的辨证分述于后。

1）半身不遂：以一侧肢体不能自主活动为主要表现。或兼有偏身麻木，重则感觉完全丧失；或肢体强痉而屈伸不利；或肢体松懈瘫软。舌质正常或紫黯，或有瘀斑，舌苔薄白或较腻，脉多弦滑，或滑缓无力。

病机分析：风痰流窜经络，血脉痹阻，经隧不通，气不能行，血不能濡，故肢体废而不用成半身不遂。凡患侧肢体强痉屈伸不利者，多为阴血亏虚，筋失柔养，风阳内动；瘫软无力，多为血不养筋，中气不足；偏身麻木系气血涩滞；舌质黯或有瘀斑是血瘀阻络之象；苔腻为痰湿较重的表现，脉象弦滑是风痰阻滞之征，而多见于患侧肢体强痉者；脉象滑缓无力是气血虚弱或内蕴痰湿所致，多见于患侧瘫软无力者。

2）言语不利

症状：舌欠灵活，言语不清，或舌瘖不语，伸舌多歪偏，舌苔或薄或腻，脉象多滑。本证或单独出现，或与半身不遂同见，或兼有神志失常。

病机分析：本证又名中风不语。言语不清、舌瘖不语是风痰、血瘀阻滞舌本脉络。如兼有神志失常，时昏时清，喜忘喜笑者，为风痰蒙心之证；如神志清楚，唯有唇缓流涎，舌强笨拙，言语謇涩，舌苔腻，舌体胖，脉滑缓者，为湿痰、风邪伤脾之征。

五、治疗

（一）治疗原则

中风为本虚标实、上盛下虚之证。急性期虽有本虚之证，但以风阳、痰热、腑实、血瘀等"标实"之候为主；又因风夹浊邪蒙蔽心窍，壅塞清阳之府，故"上盛"症状也较明显：按急则治其标的原则，治用平肝息风、化痰通腑、活血通络、清热涤痰诸法。此时邪气盛，证偏实，故治无缓法，速去其病即安，但泻热通腑勿使通泻过度，以防伤正。恢复期以后，多属本虚标实而侧重在"本虚"，其虚可见气虚与阴虚，但以气虚为多见。按缓则治其本的原则，应以扶正为主：然半身不遂、偏身麻木之症俱在，乃瘀血、湿痰阻络而成，故治宜标本兼顾，益气活血、育阴通络、滋阴潜阳、健脾化痰均是常用之法。

（二）治法方药

1. 中经络　如下所述。

（1）络脉空虚，风邪入中：祛风通络。

方药：大秦艽汤加减。本方以大队风药合养血、活血、清热之品组成。秦艽祛风而通行经络；羌活、防风散太阳之风；白芷散阳明之风；细辛、独活搜少阴之风；风药多燥，配白芍敛阴养血；复用白术、茯苓、甘草健脾益气；而黄芩、生石膏、生地凉血清热，是为风夹热邪而设。若治后，偏身麻木诸症月余未复，多有血瘀痰湿阻滞脉络，酌加白芥子、猪牙皂祛除经络之痰湿；丹参、鸡血藤、穿山甲以逐瘀活络，即所谓"治风先治血，血行风自灭"之意。

（2）肝肾阴虚，风阳上扰：滋养肝肾，平息内风。

方药：镇肝息风汤加减。药用生龙骨、生牡蛎、代赭石镇肝潜阳，并配钩藤、菊花以息风清热，用白芍、玄参、龟板滋养肝肾之阴，又重用牛膝，辅以川楝子引气血下行，合茵陈、麦芽以清肝舒郁。痰盛者可去龟板加胆南星、竹沥；心中烦热者可加黄芩、生石膏；头痛重者可加生石决明、夏枯草。另外还可酌情加入通窍活络的药物，如石菖蒲、远志、地龙。红花、鸡血藤等。若舌苔白厚腻者，滋阴药应酌情减少。若舌苔黄腻，大便秘结可加全瓜蒌、枳实、生大黄。此方适用于因肝肾阴虚、风痰上扰而致半身不遂、偏身麻木者。若偏身麻木，一侧手足不遂，因肝经郁热复受风邪者，以清肝散风饮加减，药用夏枯草、黄芩、薄荷、防风、菊花、钩藤、地龙、乌梢蛇、赤芍、红花、鸡血藤。方中夏枯草、黄芩可清肝热，薄荷、防风、菊花、钩藤四味皆入肝，对外风可散、内风可息；赤芍、红花、鸡血藤为活血达络之品，地龙、乌梢蛇配用既可辅助驱风，又能活血通络。若肝热得清，风邪得散，使阴阳平复，气血循行正常，则麻木不遂之症自除。

（3）风痰瘀血，痹阻脉络：息风化痰，活血通络。

方药：化痰通络方加减。方中半夏、白术健脾化痰；胆南星清化痰热；天麻平肝息风；丹参活血化瘀；香附疏肝理气，调畅气机，以助化痰、活血；少佐大黄通腑泻热，以防腑实形成。

瘀血重，舌质紫暗或有瘀斑，加桃仁、红花、赤芍；舌苔黄，兼有热象者，加黄芩、栀子以清热泻火；舌苔黄腻，加天竺黄清化痰热；头晕、头痛，加钩藤、菊花、夏枯草平肝清热。一般发病初期，病情波动或渐进加重，风象突出，可以加重平肝息风之力，如选用钩藤、生石决明、羚羊角粉等。病情平稳后，以痰瘀阻络为主，重在活血通络，可选鸡血藤、伸筋草、地龙等。若进入恢复期，渐显气虚之象时，注意及早使用甘平益气之品，如：太子参、茯苓、山药等。

（4）痰热腑实，风痰上扰：化痰通腑。

方药：星蒌承气汤加减。药用胆南星、全瓜蒌、生大黄、芒硝四味。方中胆南星、全瓜蒌清化痰热；生大黄、芒硝通腑导滞。如药后大便通畅，则腑气通、痰热减，神志障碍及偏瘫均可有一定程度的好转。本方使用硝黄剂量应视病情及体质而定，一般控制在 10～15 克，以大便通泻，涤除痰热积滞为度，不可过量，以免伤正。腑气通后应予清化痰热、活血通络，药用胆南星、全瓜蒌、丹参、赤芍、鸡血藤。若头晕重者，可加钩藤、菊花、珍珠母。若舌质红而烦躁不安，彻夜不眠者，属痰热内蕴而兼阴虚，可适当选加鲜生地、沙参、麦门冬、玄参、茯苓、夜交藤等育阴安神之品。但不宜过多，恐有碍于涤除痰热。少数患者服用星蒌承气汤后，仍腑气不通，可改投大柴胡汤治疗。

2. 中脏腑　如下所述。

（1）闭证

阳闭：辛凉开窍，清肝息风。

方药：至宝丹一粒灌服或鼻饲以开窍；并用《医醇賸义》羚羊角汤加减，以清肝息风，滋阴潜阳。方中羚羊角粉可以冲服，配以石决明、代赭石、菊花、黄芩、夏枯草、钩藤清肝息风；龟板、白芍育阴；代赭石潜镇；丹皮凉血清热；天竺黄清化痰热；痰盛者可加竹沥、胆南星，或用竹沥水鼻饲，每次30～50毫升，间隔4～6小时1次。若阳闭证兼有抽搐者可加全蝎、蜈蚣；兼呕血者酌加水牛角、丹皮、竹茹、鲜生地、白茅根等品。临床还可选用清开灵注射液20～40毫升加入0.9%氯化钠注射液或5%葡萄糖注射液250～500毫升中静脉滴注。

阴闭：辛温开窍，除痰息风。

方药：苏合香丸1粒灌服或鼻饲以开窍，并用《济生方》涤痰汤加减。药用制南星、半夏、陈皮、茯苓、枳实、地龙、钩藤、石菖蒲、郁金。方中制南星、半夏、陈皮、茯苓除痰理气；地龙、钩藤息风活络；石菖蒲、郁金开窍豁痰；以枳实降气和中，气降则痰消。若见戴阳证，乃属病情恶化，宜急进参附汤、白通加猪胆汁汤（鼻饲），以扶元气，敛浮阳。临床还可选用醒脑静注射液20毫升加入0.9%氯化钠注射液或5%葡萄糖注射液250~500毫升中静脉滴注。

（2）脱证：回阳固脱。

方药：可选用《世医得效方》参附汤加减。药用人参10~15克，或党参30~60克，附子10~15克，急煎灌服或鼻饲，也可用参附注射液40毫升加入0.9%氯化钠注射液或5%葡萄糖注射液250~500毫升中静脉滴注。方中人参大补元气，附子回阳救逆，汗出不止者可加黄芪、龙骨、牡蛎、山茱萸、五味子以敛汗固脱。阳气回复后，如患者又见面赤足冷，虚烦不安，脉极弱或突然脉大无根，是由于真阴亏损，阳无所附而出现虚阳上浮欲脱之证，可用《宣明论方》地黄饮子加减，滋养真阴，温补肾阳以固脱。

3. 后遗症 如下所述。

（1）半身不遂：益气活血。

方药：补阳还五汤加减。方中重用黄芪以益气，配当归养血，合赤芍、川芎、红花、地龙以活血化瘀通络。若有肢体拘挛疼痛可加穿山甲、水蛭、桑枝等药加重活血通络，祛瘀生新。兼有言语不利者加石菖蒲、远志化痰开窍；兼有心悸而心阳不足者加桂枝、炙甘草。若以患侧下肢瘫软无力突出者，可选加补肾之品，如桑寄生、川断、牛膝、地黄、山茱萸、肉苁蓉等药。

（2）言语不利：祛风除痰开窍。

方药：解语丹加减。方中以天麻、全蝎、白附子平肝息风除痰；制南星、天竺黄豁痰宁心；石菖蒲、郁金芳香开窍；远志交通心肾；茯苓健脾化湿。按《医学心悟》将中风不语分属于心、脾、肾三经。如病邪偏在脾者可加苍术、半夏、陈皮；如偏在心者可加珍珠母、琥珀；如偏在肾者可用地黄饮子加减。

（三）其他治法

1. 针灸 如下所述。

（1）半身不遂：调和经脉、疏通气血。以大肠、胃经俞穴为主；辅以膀胱、胆经穴位。初病时，仅刺患侧，病程日久后，可先刺健侧，后再刺灸患侧。取穴：上肢：肩髃、曲池、外关、合谷，可轮换取肩髎、肩贞、臂臑、阳池等穴。下肢取环跳、阳陵泉、足三里、昆仑，可轮换取风市、绝骨、腰阳关等穴。

对于初病半身不遂，属中风中经者，可用手足十二针，即取双侧曲池、内关、合谷、阳陵泉、足三里、三阴交共12穴。对于中风后遗症的半身不遂，其疏躁难伸，肘膝挛急者，可用手足十二透穴。此法取手足12穴，用2~3寸长针透穴强刺。这12个穴是：肩髎透臂臑，腋缝透胛缝，曲池透少海，外关透内关，阳池透大陵，合谷透劳宫，环跳透风市，阳关透曲泉，阳陵泉透阴陵泉，绝骨透三阴交，昆仑透太溪，太冲透涌泉。手足十二针和手足十二透穴，临床疗效较好，可供参考。

（2）中风不语：祛风豁痰，宣通窍络。取穴：金津、玉液放血，针内关、通里、廉泉、三阴交等。

（3）中风闭证：开关通窍，泄热祛痰。用毫针强刺或三棱针刺出血。可先用三棱针点刺手十二井穴出血，再刺人中、太冲、丰隆。若手足拘挛或抽搐可酌加曲池、阳陵泉穴。

（4）中风脱证：益气固脱、回阳救逆。多以大柱艾灸，如汗出、肢温、脉起者，再用毫针，但刺激要轻。取穴：灸关元、神阙，刺气海、关元、足三里。如见内闭外脱之证，可先取人中强刺，再针足三里、气海以调其气。

头皮针、耳针治疗中风：头皮针取穴可按《素问·刺热论篇》五十九刺的头部穴位，中行有上星、额会、前顶、百会、后顶；次两旁有五处、承光、通天、络却、玉枕；又次两旁有临泣、目窗、正营、承灵、脑空。每次取7~9个穴位，交替使用，宜浅刺留针，留针15~30分钟即可。此法治中风阳闭及中经络偏于邪实之证，有较好疗效。治疗中风先兆症状，可针刺或艾灸风市、足三里等穴。

2. 推拿 推拿适用于以半身不遂为主要症状的中风患者，尤其是半身不遂的重证。其手法：推、揉、按、捻、搓、拿、擦。取穴有风池、肩井、天宗、肩髃、曲池、手三里、合谷、环跳、阳陵泉、委中、承山。推拿治疗促进气血运行，有利于患肢功能的恢复。

3. 中药熏洗 中药熏洗、药浴具有温经活血、通络逐瘀的作用，直接作用在局部，可以明显减轻中风后的肩关节疼痛、手部发胀等直接影响患者运动功能恢复的症状。药物选用红花、川草乌、当归、川芎、桑枝等，以上药物煎汤取 1 000～2 000 毫升，煎煮后趁热以其蒸气熏蒸病侧手部，待药水略温后，洗、敷胀大的手部及病侧的肢体，可明显减轻手肿胀等症状。此外，还可选用透骨草、急性子、片姜黄、三棱、莪术、汉防己、穿山甲、威灵仙等药，水煎外洗，亦可取得良好的疗效。

4. 康复训练 中风后强调早期康复，在患者神志清楚，没有严重精神、行为异常，生命体征平稳，没有严重的并发症、合并症时即可开始康复方法的介入，但需注意康复方法的正确选择，要持之以恒，循序渐进。中风急性期患者，以良肢位保持及定时体位变换为主。对于意识不清或不能进行主动运动者，为预防关节挛缩和促进运动功能改善，应进行被动关节活动度维持训练。对于意识清醒并可以配合的患者可在康复治疗师的指导下逐步进行体位变化的适应性训练、平衡反应诱发训练及抑制肢体痉挛的训练等。对言语不利、吞咽困难的患者应进行言语、吞咽功能的训练。

从中医理论出发，在康复中应贯彻"松"和"静"的原则和方法。"松"是精神的放松和偏瘫侧肢体，包括健侧肢体局部的放松。"静"是心静气宁，克服焦躁、压抑的情绪，而且要避免误动、盲动，在"动"中强调动作的质量，而不强求动作的次数。结合现代康复学理论进行针灸治疗可以缓解肢体痉挛，针灸治疗时应注意避免对上肢屈肌和下肢伸肌进行强刺激。对于肢体松懈瘫软者，可以灸法为主。中药煎汤熏洗，对缓解痉挛同样有很好的效果。

六、转归及预后

中风起病以半身不遂、口舌歪斜、言语謇涩为主症而无神识昏蒙者，属中经络，病位较浅，经治疗可逐渐恢复，但大约 3/4 的中风患者遗留言语不利、半身不遂、偏身麻木、饮水呛咳等后遗症。部分患者虽起病时神清，但三五日内病情渐进加重，出现神识昏蒙，由中经络发展为中脏腑，多预后不良。起病即见神昏者多为邪实窍闭，直中脏腑，病位深，病情重，经治疗神志转清者，则预后较好，但多数遗留较明显的后遗症。若昏愦不知，瞳神异常，甚至出现呕血，抽搐，高热，呃逆等，则病情危重，如正气渐衰，多难救治。以突发眩晕，饮水呛咳，言语不能，视一为二等九窍不利症状为主要表现者，也可迅速出现神昏，危及生命。

中风急性期病机转化迅速，如发病时表现为痰热腑实，可因腑气不通，而清阳不升，浊气不降，导致痰浊蒙闭清窍，出现神志障碍；发病时即见神昏者，或为风火上扰、痰热内闭清窍的阳闭证，或为痰湿蒙塞心神的阴闭证，若救治及时得当，一般 1 星期内神志转清，以痰瘀阻络为主，若治疗不当或邪气亢盛，可迅速耗伤正气，转化为内闭外脱、阴阳离绝而危及生命。如急性期表现为风、火、痰为主者，数日后风邪渐息，火热渐减，而成痰、瘀为患，这时往往病情趋于稳定。一般在发病 2～3 星期时患者渐显正气不足之象，或以气虚为主，或以阴虚为著，亦有气血亏虚或肝肾精亏，阳气虚衰者。

恢复期和后遗症期，可因痰浊内阻、气机郁滞而出现情绪低落，寡言少语而成郁证，则影响肢体、言语功能的康复；如毒损脑络，神机失用则可渐致反应迟钝，神情淡漠而发展为痴呆；或出现发作性抽搐，肢体痉挛，疼痛，手足肿胀，吞咽困难，小便失禁等症；若调摄不当，致阴血亏虚，阴不敛阳，可再发中风。

七、预防和护理

（一）预防

鉴于中风的发病率、病死率较高，积极加强对本病的预防十分重要。

1. 加强先兆症状的观察 古代医家对此积累了一定的经验，如朱丹溪说："眩晕者，中风之渐也。"

元代罗天益说："凡大指、次指麻木或不用者，三年中有中风之患。"明代张三锡强调："中风症，必有先兆。中年人但觉大拇指作麻木或不仁，或手足少力，或肌肉微掣，三年内必有暴病。"王清任《医林改错》记录了 34 种中风前驱症状：有偶尔一阵头晕者，有耳内无故一阵风响者，有无故一阵眼前发直者，有睡卧口流涎沫者，有平素聪明忽然无记性者，有两手长战者，有胳膊无故发麻者，有肌肉无故跳动者，有腿无故抽筋者……王氏还强调说："因不痛痒，无寒无热，无碍饮食起居，人最易于疏忽。"清代李用粹《证治汇补》说："平人手指麻木，不时眩晕，乃中风先兆，须预防之，宜慎起居，节饮食，远房帏，调情志。"实践证明，中风的预防，确应从慎起居、调情志、节饮食三方面着手。所谓慎起居，不仅生活要有规律，注意劳逸适度，更重要的是中、老年人要重视体育锻炼，使气机和调，血脉流畅，关节疏利，防止本病的发生。所谓调情志，是指经常保持心情舒畅，情绪稳定，避免七情所伤。节饮食是指避免过食肥甘厚味，切忌酗酒等。

2. 加强对先兆症状的早期治疗 若见眩晕，目眩，肉瞤，抽搐等症，为肝阳偏亢、肝风欲动之象，予平肝息风之钩藤、菊花、白蒺藜、牡蛎、白芍等药。若见肢体麻木、沉滞者，为脉络气血痹阻，予活血通络之丹参、赤芍、鸡血藤等药。

3. 关于复发问题 明代秦景明《症因脉治·内伤中风证》提到："中风之证……一年半载，又复举发，三四发作，其病渐重。"沈金鳌《杂病源流犀烛·中风源流》说："若风病即愈，而根株未能悬拔，隔一二年或数年必再发，发则必加重或至丧命，故平时宜预防之，第一防劳暴怒郁结，调气血，养精神，又常服药以维持之。庶乎可安。"由此可见中风容易复发，且复发时病情必然加重，故应强调以预防为主。

（二）护理

中风急性期，重症患者多有五不会，即翻身、咳痰、说话、进食、大小便均不能自主。要严密观察、精心护理，积极抢救，以促进病情向愈，减少后遗症。

1. 认真观察病情的变化是判断病情顺逆的重要环节 如患者神志的清醒与昏迷，由昏迷转清醒者为顺，反之为逆；手足转温与逆冷，由逆冷转温者为顺，反之为逆。如伴抽搐，应对其发作次数、表现形式以及持续时间等进行详细观察；对戴阳、呕血、便血等症状表现，都应该仔细观察、记录。脉证的相应与否，对辨别顺逆很重要。如《景岳全书·脉神章》说："凡暴病脉来浮洪数实者为顺，久病脉来微缓软弱者为顺。若新病而沉微细弱，久病而浮洪数实者，皆为逆也。凡脉证贵乎相合。"本病如阳闭之证，脉来沉迟或见到代脉，是有暴亡之可能。后遗症的半身不遂，本属气虚脉缓者，骤然脉弦劲而数，多有复中之可能，所以在护理上均应细察。中风急性期应注意保持呼吸道通畅，定时翻身拍背，鼓励患者咳嗽，咳嗽困难而多痰者，可鼻饲竹沥水清化痰热。对中风后情绪低落或情绪波动的患者注意及时发现和治疗。

2. 饮食宜忌 中风患者的饮食以清淡为宜。对阳闭者，除鼻饲混合乳外，应每日给菜汤 200 毫升，可用白菜、菠菜、芹菜等。或饮绿豆汤、鲜果汁亦可，皆有清热作用。对阴闭者除鼻饲混合乳之外，每日可用薏苡仁、赤小豆、生山药煮汤，鼻饲 200 毫升左右，具有健脾化湿作用。中经络以半身不遂为主的患者，在急性期可按清淡饮食Ⅰ号配膳，至恢复期以后则可参考清淡饮食Ⅱ号配膳。其膳食原则及内容如下。

清淡饮食Ⅰ号膳食原则：清内热，化痰湿，散瘀血。避免油腻厚味、肥甘助湿助火之品。

膳食内容：绿豆汤、大米山楂汤、小豆山楂汤、莲子汤、豆浆、米粥、藕粉、藕汁、果子汁等。果汁可根据季节用西瓜汁、甘蔗汁、梨汁、荸荠汁等调配。蔬菜以白菜、菠菜、芹菜、冬瓜、黄瓜甘寒为主的菜，进行调配。

清淡饮食Ⅱ号膳食原则：清热育阴，健脾和胃。

膳食内容：稀饭和米粥、绿豆米粥、赤豆苡仁米粥、莲子粥、荷叶粥等；面片、面汤，素馅饺子、包子或馄饨亦可。蔬菜同Ⅰ号，可酌加猪、鸭类的瘦嫩肉和鸡蛋。但少食鸡、牛、羊等肉类。此外，凡中风患者必须戒酒。

3. 预防褥疮 中风急性期最易发生褥疮。为防止褥疮的发生，必须做到勤翻身，对神昏者要检查皮肤、衣服、被单是否干燥和平整，当受压皮肤发红时，应用手掌揉擦，或外搽红花酊，以改善局部血液的循环。

4. 功能锻炼　鼓励和辅导患者进行功能锻炼，是中风恢复期和后遗症期护理工作的重点。在瘫痪肢体不能自主运动时，应帮助患者被动运动，进行肢体按摩，同时作大小关节屈伸、旋转、内收、外展等活动，以促进气血的运行。当肢体瘫痪恢复到可以抬举时，应加强自主运动，有条件者应接受系统规范的康复训练。

八、现代研究

中风病因其发病率、病死率、致残率及复发率高，而严重影响着中老年人的身体健康和生活质量，同时也给社会和家庭带来沉重的经济负担。20 余年来，中医药在中风病防治研究方面取得了很大进展，涉及预防、治疗、康复等多个层面，显示出中医药在治疗中风病方面的优势。其临床研究成果主要体现在中风病证候规范的研究、辨证论治规律的探讨、综合治疗方案的研究评价等。

（一）证候规范的研究

经过对中风病多年的系统研究，中医学术界在中风病病因病机认识上基本达成共识。大量临床研究资料表明，中风病急性期以风、火、痰、瘀为主，恢复期和后遗症期以本虚或虚实夹杂为主，多表现为气虚或阴虚之证，而痰瘀阻络为中风的基本病机。20 世纪 80 年代初期，从事本领域研究的中西医专家对中风病证候诊断的量化问题进行了临床探索，1988 年拟定了中风病辨证量表，并进行了初步临床验证。1989 年在国家中医药管理局全国中医脑病急症科研协作组工作会议上，全国中医脑病研究领域的专家学者对中风病辨证量表进行讨论修改，确定了《中风病专家经验辨证量表》。1991 年相关的研究工作被列入国家"八五"科技攻关项目中，按照临床流行病学的研究方法，开展了前瞻性、多中心、大样本的中风病证候调研，在《中风病专家经验辨证量表》的基础上，研究制定了用于证候量化评定的《中风病辨证诊断标准》。建立了风、火、痰、瘀、气虚、阴虚阳亢六个中风病证候因素；每个证候因素包含若干项具有辨证特异性的症状体征，并根据权重赋予不同的分值；每个证候因素的各项最高分值之和为 30 分。《中风病专家经验辨证量表》与《中风病辨证诊断标准》的临床对照研究，总体符合情况达到 87.79%，证候可辨率为 98.8%。

该标准可以较好地表达出不同患者之间的证候差异，既提高了临床辨证的一致性，又可以显示患者的个体特征，对于探讨证候的动态演变规律及其与疾病转归的关系具有重要的临床实用价值。如运用《中风病辨证诊断标准》对中风病始发态（72 小时以内）的证候发生组合规律及急性期证候演变规律进行研究，结果表明证候发生概率依次从实到虚，即风、痰、火、气虚、血瘀、阴虚阳亢；证候组合十分复杂，有 54 种组合形式，其中二或三证组合最多，达到 62.84%，如风 + 痰，火 + 痰，火 + 痰 + 瘀等。说明风、火、痰、瘀是中风病急性期的主要病机。

在中风病证候研究的基础上，有学者进一步提出证候具有"内实外虚、动态时空、多维界面"的特征，以及以"证候要素，应证组合"为核心完善中医辨证方法体系的创新思路。即借鉴"降维"、"升阶"的方法将复杂多变的证候进行梳理，从而提高了中医临床辨证的可操作性。在中风病证候诊断标准研究的基础上，近年来开展了更加科学规范的中风病证候诊断与疗效评价标准的研究，探索中风病证候要素的提取方法，提出了建立病证结合的中风病诊断与疗效评价体系的新思路，力争经过几年的深化研究，建立被认可、立得住、可推广的中风病临床评价标准。

（二）辨证论治方法的研究

针对中风病不同阶段的证候特点，不断探讨新治法新方药，丰富了中风病的临床治疗手段和中医证治理论，提高了中风病的临床疗效。如活血化瘀、清热解毒、化痰通腑等治法已较广泛地应用于中风病的治疗中。

1. 活血化瘀法　多年的临床实践和科学研究表明活血化瘀法是治疗缺血性中风的有效治疗方法，已被中西医学术界和临床医生广泛接受，并成为目前治疗缺血性中风的主要治疗方法。以活血化瘀为主要功效的中成药品种较多，近年研制了多种具有活血化瘀作用的中药注射液，并广泛应用于缺血性中风的治疗，如：丹参注射液、川芎嗪注射液、灯盏细辛注射液、三七皂苷注射液、丹红注射液、苦碟子注射液等，临床研究结果都显示了较好的疗效。

中医学认为离经之血便是血瘀。关于出血性中风早期使用活血化瘀药是否安全，也有不同的观点。有人认为运用活血化瘀法治疗脑出血符合中医辨证论治思想，活血化瘀不会引起再出血。但也有学者认为，对脑出血超早期用活血化瘀药治疗应持慎重态度。国家"八五"科技攻关课题组，对具有破血逐瘀通络功效的中风脑得平冲剂治疗出血性中风的作用机制进行了研究，该复方由大黄、桃仁、蒲黄等药物组成。实验研究结果表明：中风脑得平冲剂对自发性高血压大鼠出血性中风神经元有保护作用，可能与降低兴奋性氨基酸的含量有关。并有保护血脑屏障功能，对脑水肿也有明显的防治作用。课题组研制的醒脑健神胶囊，主要由牛黄、郁金、石菖蒲、胆南星、虻虫、川芎组方，具有破血行瘀、化痰、醒脑健神之功效，经过大量的临床观察，对出血性中风具有良好的疗效。实验研究结果提示醒脑健神胶囊可能是通过降低兴奋性氨基酸的含量起到保护神经细胞作用。有学者在"七五"、"八五"攻关研究的基础上，优选方药，研制适合于出血性中风的静脉注射剂救脑宁注射液。主要成分是三七、牛黄等的提取物，具有活血化瘀、清热解毒、化痰开窍之功。实验研究表明，救脑宁注射液中活血化瘀药与解毒化痰开窍药协同作用，优于单纯的活血化瘀药。结果还表明治疗组在降低颅内压、减轻脑水肿、促进血肿吸收等方面均有明显的效果，可明显降低患者的致残率。由于活血化瘀治疗出血性中风急性期的安全性问题尚缺乏循证医学的研究证据，因此，临床医生在治疗出血性中风急性期时仍慎用活血化瘀药物，一般多在恢复期和后遗症期采用活血通络的方药以促进半身不遂等症的恢复。

2. 清热解毒法　自20世纪80年代以来将清开灵注射液用于中风急性期的治疗，取得了较好的疗效，从而确立了清热解毒法治疗中风急症的新治法。国家"七五"攻关研究成果"清开灵注射液治疗中风病痰热证的临床与实验研究"获得1991年国家科技进步三等奖。有学者根据中风病研究成果进而提出"毒损脑络"的病机学说，指出中风病不同的病程阶段，其证候表现不同，具体到治疗必须重视"毒邪"的作用。认为"毒"主要是因邪气亢盛，败坏形体，即转化为毒。中风后，可产生瘀毒、热毒、痰毒等，毒邪可损伤脑络，包括浮络、孙络与缠络。强调提高脑血管疾病疗效的突破口就中医学而言，是应重视病因病理学说的发展，"毒邪"和"络病"可以作为深入研究的切入点，也即中西医共同研究的结合点。在此基础上又进一步提出了络脉、病络、络病的概念，认为络病是以络脉阻滞为特征的一类疾病，邪入络脉标志着疾病的发展和深化，其基本的病机变化是虚滞、瘀阻、毒损络脉。病络概念的外延是络脉某种具体的非正常的状态，而内涵是以证候表达为核心的联系病因病机的多维界面的动态时空因素，直接提供干预的依据。

近些年，有学者在清开灵研究基础上，根据对中风病"毒损脑络"病机的认识，结合药性理论又创立了由栀子、丹参、黄芩、天麻等药组成的"解毒通络方"，该复方具有泄热解毒、养血和络、调和营卫的作用。实验研究结果显示：解毒通络方具有促进突触再建和增强、完善再建突触效能的作用，在抗脂质过氧化损伤的能力方面解毒通络方与尼莫地平有相当的功效。上述研究对于进一步阐释"毒损脑络"病机学说的科学内涵和清热解毒法治疗中风的作用机制具有重要意义。

3. 化痰通腑法　在20世纪80年代初开展了化痰通腑法治疗中风病痰热腑实证的临床研究，并总结出应用化痰通腑法的临床指征是便干便秘，舌质红，苔黄腻，脉弦滑有力。目前，该治法已成为中风病急性期的主要治疗方法，近些年很多学者从不同层面对其进行了深入探讨。将240例急性缺血性中风患者随机分为治疗组和对照组各120例，治疗组服用中风星蒌通腑胶囊，对照组采用西药常规治疗，结果：治疗组总有效率91.9%，治愈显效率73.3%；对照组总有效率69.1%，治愈显效率38.3%，两组疗效比较，差异有统计学意义（P<0.01）。两组患者神经功能缺损程度评分和血液流变学各项指标治疗后比较，治疗组较对照组改善明显（P<0.01或P<0.05）。

4. 醒脑开窍法　醒脑开窍法是治疗中风闭证的传统治疗方法，在安宫牛黄丸、苏合香丸等药物应用的同时，醒脑静注射液是用于治疗中风神昏的中药制剂。有学者报道采用随机对照方法观察256例急性缺血性中风患者，治疗组采用醒脑静注射液治疗，对照组采用右旋糖酐40静脉滴注，西药基础治疗两组相同。治疗 14 日后，治疗组治愈 10 人，显效 41 人，有效 67 人，无效 26 人，总有效率 80.6%，对照组治愈 5 人，显效 25 人，有效 47 人，无效 49 人，总有效率 61.2%，两组有效率比较差异有统计学意义（P < 0.05）；治疗组能有效改善患者的神经功能缺损，与对照组比较差异有统计学意义（P < 0.05）。通过观察醒脑静注射液对脑缺血再灌注诱导的神经细胞凋亡的防治作用，探讨其神经保护作用的机制，结果显示：醒脑静治疗组较脑缺血再灌注模型组脑组织水肿减轻、梗死面积减小，神经细胞凋亡数目减少，病理损害明显减轻。说明醒脑静注射液可显著抑制由缺血再灌注诱导的脑神经细胞凋亡，从而起到一定程度的神经保护作用。

5. 扶正护脑法　有学者提出扶正护脑法则治疗中风病，突出了正虚（气虚、阴虚）在中风病机转化中的主导作用，进而指出中风急性期治疗的关键在于扶正，通过扶助正气，不仅可以挽救气阴，而且可抑制内生毒邪的产生，达到扶正以祛邪的目的。扶正护脑法则应当贯穿中风急性期治疗的始终，且越早应用越好。以参麦注射液为观察药，以尼莫地平注射液作为对照药进行临床随机对照研究，结果显示，参麦注射液治疗缺血性中风急性期，神经功能改善及总有效率明显高于尼莫地平注射液。另有学者的实验研究报告为扶正护脑法则的确立及应用也提供了一定的科学依据。临床实践表明，具有扶正作用的中药在中风病急性期应用对于稳定病情，促进康复起着重要的作用，但其应用的具体时机和适应证有待通过进一步深入的研究加以明确，以便更好地指导临床用药，提高中风病的疗效。

（三）综合治疗方案的研究

由北京中医药大学、天津中医药大学等全国 11 家单位共同完成的国家"十五"攻关课题"中风病急性期综合治疗方案研究"，在国家"七五"、"八五"、"九五"攻关研究成果的基础上，制订了具有辨证论治特点的中风病急性期综合治疗方案。首先开展了通治、辨治、针灸方案与西医治疗方案的多中心、单盲、随机对照研究，通治方案采用一种中药注射液（脑出血用清开灵注射液，脑梗死用苦碟子注射液），辨治方案采用辨证论治口服中药汤剂，针灸方案以针灸治疗为主。根据临床随机对照研究结果，集各治疗方案优势，建立了以辨证论治为特点的综合治疗方案，并进行了多中心的临床验证和评价。随机对照研究结果表明，综合治疗方案疗效优于西医治疗方案，从而优化出疗效可靠、符合临床实际的具有辨证论治特点的中风病急性期综合治疗方案。该方案强调根据中风病证候演变规律，据证立法，依法选方，方证相应，符合中风病证候的动态时空性特征，并突出了复杂干预的效果。该项研究将临床流行病学的方法与中医辨证论治的评价相结合，建立了符合中医学特点的临床研究模式。

20 余年来，中风病的临床研究逐步深化，从对一方一药的临床观察到辨证论治为核心的综合治疗方案的研究，经过了多年的研究积累和众多学者的不懈努力，并积极吸收相关学科的理论和方法，如：循证医学、临床流行病学、数理统计、医学量表学、生物信息学等。探索了既符合循证医学的要求又能够反映中医药自身特点的临床研究模式与评价方法，为中医药治疗重大疾病的研究提供了可借鉴的模式。中风病综合治疗方案的进一步推广验证，将有力地提高中风病的临床疗效和防治水平。近些年，以中药注射液为代表的一系列中成药在综合医院中已广泛应用于中风病的治疗，但由于缺乏对一些中成药临床疗效的科学评价，难以为临床医生提供最佳的研究证据，在一定程度上导致了医药卫生资源的浪费。因此，应进一步加强对现有临床治疗方法和中成药的临床再评价。同时，应重视中医药对个体化的具体治疗效果的评价，而这种评价难以用多中心、大样本、随机对照的方法完全解决，需研究和建立能够准确反映中医药疗效特点的临床评价方法。多学科的交叉渗透，中西医学的相互促进，将有力地推动中风病的临床研究，中医药在中风病的防治中必将发挥着越来越重要的作用。

九、小结

中风病是一种严重危害人类健康的疾病。根据中医"治未病"的思想，加强中风病防治的研究，是减少发病率、病死率，降低病残率的关键。本病常于急性期病情迅速恶化，进而威胁生命。因此，及时采取救治措施，精心护理，严密地观察病情，把握病势的顺逆，关系到抢救的成败。中风，论其病因病机，多从风、火、痰、气、血立论；论其病位在脑髓血脉，而与肝心脾肾密切相关；论其证候属本虚标实，而急性期侧重在标实，常以风火、痰热、腑实、瘀血证候突出；至恢复期以后侧重本虚，又常以气虚为多见，属气虚血瘀证者较多。治疗方面，应重视辨证分析，据证立法，依法遣方，方证相应。恢复期应尽早进行康复训练，同时还宜采取综合治疗措施，配合针灸、按摩、药浴等，以促进肢体功能的恢复。总之，中医药治疗中风病具有显著的临床疗效，充分利用已取得的临床研究成果，在病证结合基础上，不断探讨疾病与证候的发生演变以及转归预后的规律，总结临床经验，深化临床研究，优化治疗方案，将会进一步提高中风病的临床疗效，降低病死率和致残率，提高患者的生活质量。

（唐望海）

第三节　痫病

痫病，又称癫痫，是以发作性的神情恍惚，甚则突然仆倒，昏不知人，口吐涎沫，两目上视，肢体抽搐，或口中怪叫，移时苏醒为主要临床表现的一种疾病。

痫病有关记录始见于《内经》，称为"巅疾"，对其病因及临床表现均有载。在病因方面强调先天因素，《素问·奇病论篇》云："人生而有病巅疾者，病名曰何，安所得之？岐伯曰：病名为胎病，此得之在母腹中时，其母有所大惊，气上而不下，精气并居，故令子发为巅疾也。"这里不仅提出了癫疾的病名，还指出癫疾又称胎病，发病与先天因素有关。《灵枢·癫狂》云"癫疾始作，先反僵，因而脊痛"及"癫疾始作，而引口啼呼，喘悸者"，为关于本病最早的论述。

隋代巢元方《诸病源候论》对本病的临床特点做了细致的描述，对不同类型的癫痫发作情况做了记载，其"癫狂候"云："癫者，卒发仆也、吐涎沫、口歪、目急、手足缭戾，无所觉知，良久乃苏。"已认识到本病是一种发作性神志失常的疾患。并提出痫病病名，"痫候"云："痫者，小儿病也，十岁以上为癫，十岁以下为痫。其发病之状，或口眼相引而目睛上摇，或手足掣纵，或背强直，或颈项反折。""五癫病候"云："发作时时，反目口噤，手足相引，身体皆然"、"若僵惊，起如狂。"并根据病因的不同将其分为风痫、惊痫、食痫、痰痫等。

唐代孙思邈《备急千金要方》首次提出了癫痫的病名。"候痫法"将癫痫证候归纳为20条，如"目瞳子卒大，黑如常是痫候"；"鼻口青，时小惊是痫候"；"闭目青，时小惊是痫候"；"卧惕惕而惊，手足振摇是痫候"；"弄舌摇头是痫候"等。并强调重视癫痫发作之前的精神状态表现的观察，"夫痫，小儿之恶病也，或有不及求医而致者；然气发于内，必先有候，常宜审察其精神而采其候也"。

宋代严用和对痫病按五脏分类，《济生方·癫痫论治》："夫癫痫病者……一曰马痫，作马嘶鸣，应乎心；二曰羊痫，作羊叫声，应乎脾；三曰鸡痫，作鸡叫声，应乎肝；四曰猪痫，作猪叫声，应乎肾；五曰牛痫，作牛吼声，应乎肺。此五痫应乎五畜，五畜应乎五脏者也。"

金代张子和对癫痫病机及治疗均有一定认识，所著《儒门事亲》卷四云："大凡风痫病发，项强直视，不省人事，此乃肝经有热也。"认为癫痫发病为肝经热盛所致，治疗则提出"夫痫病不至于目瞪如愚者，用三圣散投之。更用大盆一个，于暖室中令汗下吐三法俱行，次服通圣散，百余日则愈矣"。元代朱丹溪《丹溪心法·痫》指出："痫证有五……无非痰涎壅塞，迷闷孔窍。"从痰浊与痫病的发病关系作了探讨，并提出治疗应"大率行痰为主，用黄连、南星、瓜蒌、半夏，寻火寻痰，分多分少治之，无不愈者"。

明清医家较前者的不同在于将癫、狂、痫三证分而论之，对痫病临床表现进行了较详细的说明。明代王肯堂论述了痫病的主要症状、发病过程和起病突然、具有反复性等特点。《证治准绳·癫狂痫总论》中曰："痫病发则昏不知人，眩仆倒地，不省高下，甚而瘛疭抽掣，目上视或口眼歪斜，或口作六畜之声。""痫"篇又载"痫病仆时，口中作声，将醒时吐涎沫，醒后又复发，有连日发者，有一日三五发者。"清代程国彭《医学心悟·癫狂痫》对癫狂痫三病进行了鉴别，并对五痫之说持反对态度，认为"《经》云重阴为癫，重阳为狂，而痫症，则痰涎聚于经络也"，"痫者忽然发作，眩仆倒地，不省高下，甚则瘛疭抽掣，目斜口歪，痰涎直流，叫喊作畜声，医家听其五声，分为五脏……虽有五脏之殊，而为痰涎则一，定痫丸主之；既愈之后，则用河车丸以断其根"。清代李用粹在《证治汇补·痫病》提出阳痫、阴痫的分证方法及相应治则："痫分阴阳：先身热瘛疭，惊啼叫喊而后发，脉浮洪者为阳痫，

— 71 —

病属六腑，易治。先身冷无惊掣啼叫而病发，脉沉者为阴痫，病在五脏，难治。阳痫痰热客于心胃，闻惊而作，若痰热甚者，虽不闻惊亦作也，宜用寒凉。阴痫亦本乎痰热，因用寒凉太过，损伤脾胃变而成阴，法当燥湿温补祛痰。"清代王清任则认为本病与元气虚致"不能上转入脑髓"及脑髓瘀血有关，创龙马自来丹、黄芪赤风汤治疗。

关于痫病的治疗方法，历代医家多认识到其有发作性的特点，主张发作时先行针刺。若频繁发作则于醒后急予汤药调治，着重治标；神志转清，抽搐停止，处于发作间期可配制丸药常服，调和气血，息风除痰，以防痫病再发。

综上所述，《内经》奠定了痫病的理论基础，而后世医家则对其病因、病机、临床症状及治疗进行了较多的补充和发展，虽然有些认识和理论与现代认识有所分歧，但其为现代中医学治疗本病提供了丰富的基础资料。

本病与西医学所称的癫痫基本相同，无论原发性癫痫或某些继发性癫痫，均可参照本篇进行辨证论治。

一、病因病机

本病《内经》称为"巅疾"，可理解为病变部位在巅顶，属于脑病。以卒暴昏仆和四肢抽搐为主症，应属内风证。其病因病机多与先天因素、情志失调、饮食及劳逸失节，跌打外伤或患他病后，导致脏腑功能失调，风、火、痰、瘀肆虐于内而发病。

1. 积痰内生　痰与痫病的发生密切相关，积痰内伏是痫病发病的原因之一。故有"无痰不作痫"之论。初病实证，多由痰热迷塞心窍所成；久病虚证，多由痰湿扰乱神明而致。痰有热痰及湿痰之分。热痰之生，可由五志过极或房劳过度成郁火，如郁怒忧思可生肝火；房劳伤肾，肾阴不足，因肾水不济，心火过盛，火邪炼熬滓液，酿成热痰；或过食醇酒肥甘，损伤脾胃而生痰热，痰热迷塞心窍可成痫；另外，火邪可触动内伏痰浊，痰随火升，阻蔽心包，可使痫发，即"无火不动痰"之谓。湿痰则可由脾失健运，聚湿而生。

2. 先天因素　《慎斋遗书·羊癫风》云："羊癫风，系先天之元阴不足，以致肝邪克土伤心故也。"这里明确提出发病与先天因素有关，由于肝肾阴血不足，心肝之气易于受损，致使肝气逆乱，神不守舍，则发昏仆、抽搐之症。此多见于儿童发病者。

3. 惊恐而致　《证治汇补·痫病》云："或因卒然闻惊而得，惊则神出舍空，痰涎乘间而归之。"可见惊对癫痫的发作至关重要。因惊则心神失守，如突然感受大惊大恐，包括其他强烈的精神刺激都可导致发痫，此即《诸病源候论》所称惊怖之后，气脉不足，因惊而作痫者。

4. 脑部外伤　多由跌扑挫伤，或出生难产，致脑窍受伤，神志逆乱，昏不知人，瘀血阻滞，络脉不和，可致痫病发生。

由于痫病多时发时止，反复发作，日久必然影响到五脏的功能，导致五脏气血阴阳俱虚，即所谓"痫久必归五脏"，故多见虚实夹杂、正虚邪实。

综上所述，本病病位在脑，以头颅神机受损为本，心、肝、脾、肾脏腑功能失调为标，病因病机总不离风、痰、火、瘀，而其中尤以积痰为主要。内风触动痰、火、瘀之邪，气血逆乱，清窍蒙蔽则发病。正如《临证指南医案·癫痫门》按语所云："痫证或由惊恐，或由饮食不节，或由母腹中受惊，以致脏气不平，经久失调，一触积痰，厥气内风，卒焉暴逆，莫能禁止，待其气反然后已。"

二、诊断

（一）发病特点

具有突然、短暂、反复3个特点。发病突然，指起病急，若有发作前的前驱症状，也为时极短，旋即昏仆、抽搐发作。短暂，指发作时间短，一般发作至神志转清5～15分钟。但病情有轻重的不同，发作时间也有长短的区别。有的突然神志丧失仅几秒钟，有的神昏抽搐持续半小时以上而不能自止。反复，指反复发作，发无定时，但其间歇长短亦因病情轻重而不同，严重者有一日数十次以上发作的，也有数日一发者，比较轻的患者有逾月或半年以上一发者。

（二）临床表现

1. 发作前可有眩晕、胸闷、叹息等先兆　发作时一般具有神志失常和（或）肢体抽搐等特定的临床症状。因证候轻重之异，发作表现各有不同。小发作者，表现为突然神志丧失而无抽搐，如患者突然中断活动，手中物件掉落，或短暂时间两目凝视、呆木不动、呼之不应，经几秒钟即迅速恢复，事后对发作情况完全不知。大发作者症见来势急骤，卒倒叫号，昏不知人，频频抽掣，口吐涎沫，经数分钟，甚至数十分钟，神志渐清，苏醒后对发作情况一无所知，常觉全身倦怠，头昏头痛，精神萎靡。一般来说，发作时间短、间歇时间长者病情轻，反之，则病情重。

2. 多有先天因素或家族史　尤其发于幼年者，发作前多有诱因，如惊恐、劳累、情志过极、饮食不洁或不节，或头部外伤、劳累过度等。

3. 临床检查有阳性表现　脑电图检查可有阳性表现，颅脑 CT 及 MRI 检查有助于诊断。

三、鉴别诊断

1. 中风　痫病重症应与中风鉴别。清代李用粹《证治汇补·痫与卒中痉病辨》云："三症相因，但痫病仆时口作六畜声，将醒时吐涎沫，醒后复发，有连日者，有一日三五发者。若中风……则仆地无声，醒时无涎沫，亦不复发。唯痉病虽时发时止，然身体强直，反张如弓，不似痫病身软作声也。"痫病与中风虽可同有昏仆，然痫病多仆地有声，神昏片刻即醒，醒后如常，且多伴有肢体抽搐、口吐白沫、四肢僵直、两手握固、双目上视、小便失禁等，多无半身不遂、口眼歪斜等，并有多次发作病史可寻；中风则仆地无声，神昏者多较重，持续时间长，需经救治或可逐渐清醒，多遗有半身不遂、偏身麻木诸症存在。但应注意少数中风先兆者表现与癫痫相似，对年龄 40 岁以上首次发作者需注意鉴别。临床上中风有继发癫痫者。

2. 痉病　痫病与痉病均有时发时止、四肢抽搐拘急症状，但痫病发时可有口吐涎沫及口中可有异常叫声，发作后四肢软倦，短时内神志转清，不伴发热；痉病发时多身强直而兼角弓反张，不易清醒，常伴发热，多有原发病存在。

3. 厥证　厥证除见突然仆倒，昏不知人外，还可见面色苍白、四肢厥冷，而无痫病之口吐涎沫，两目上视，四肢抽搐和口中怪叫等症状，临床上可资鉴别。

四、辨证

（一）辨证要点

1. 辨病情轻重　判断本病之轻重决定于两个方面，一是病发持续时间之长短，一般持续时间长则病重，短则病轻；二是发作间隔时间久暂，间隔时间久则病轻，短暂则病重，临床表现的轻重与痰结之深浅和正气的盛衰相关。

2. 辨证候虚实　痫病发作期多见痰火扰神或风痰闭窍，以实为主或实中挟虚，休止期多见心脾、亏虚，多属虚证或虚中挟实。阳痫发作多实，阴痫发作多虚。

（二）证候

发作期分阳痫、阴痫两类，休止期分脾虚痰盛、肝火痰热、肝肾阴虚 3 种证候。

1. 发作期　如下所述。

（1）阳痫证：发作前常有头晕头痛，胸闷，善欠伸等先兆症状，或可无明显症状，旋即昏倒仆地，不省人事，面色先潮红、紫红，继之青紫或苍白，口唇青暗，两目上视，牙关紧闭，颈项侧扭，项背强直，四肢抽掣，或喉中痰鸣，或口吐涎沫，或发时有口中怪叫，甚则二便自遗，移时苏醒，除感疲乏无力外，一如常人。舌质红或暗红，苔多白腻或黄腻，脉弦数或弦滑。

病机分析：头晕头痛，胸闷欠伸为风痰上逆；内风挟痰横窜，气血逆乱于胸中，心神失守，故昏仆、不省人事；面色先见潮红系由风阳上涌而成，继之面色紫红、青紫或苍白、口唇青暗皆由风痰、痰热蔽塞心胸，阳气受遏，或血行瘀阻，使清气不得入，而浊气不得出所致；重者发痫时手足冰冷，两目上视，牙关紧闭，颈项侧扭，四肢抽掣皆由内风窜扰筋脉所成。喉中痰鸣、口吐涎沫、并发怪叫等，按《张氏医通·痫》所论："惟有肝风故作搐搦，搐搦则通身之脂液逼迫而上，随逆气而吐出于口也。"舌红属热，苔腻主湿盛，黄腻苔为内蕴痰热；其脉弦滑，属风痰内盛之征。唯风痰聚散无常，故反复发作而醒后一如常人。

本证若调治不当，或经常遇有惊恐、劳累、饮食不节等诱因触动，导致频繁发作，进而正气渐衰，湿痰内盛，可转变为阴痫。

（2）阴痫证：发作时面色黯晦萎黄，手足清冷，双眼半开半合而神志昏愦，偃卧拘急，或颤动、抽搐时发，口吐涎沫，一般口不啼叫，或声音微小。也有仅表现为呆木无知，不闻不见，不动不语；或动作中断，手中持物落地；或头突然向前倾下，又迅速抬起；或仅二目上吊数秒至数分钟即可恢复，而病发后对上述症状全然不知，多一日数次频作。醒后全身疲惫，数日后逐渐恢复，或醒后如常人。舌质淡，苔白腻，脉多沉细或沉迟。

病机分析：本证在儿科常由慢惊之后痰迷心窍而成。成人则因阳痫病久，频繁发作使正气日衰，痰结不化，逐渐演变而来。阴痫病主在脾肾先后天受损，一则气血生化乏源，再则命火不足，气化力薄，水寒上泛，故发病时面色黯晦萎黄，手足清冷；湿痰上壅，蒙蔽神明，故双眼半开半阖，神志昏愦；如血不养筋，筋膜燥涩，虚风暗煽，则偃卧拘急或颤动抽搐时发；口吐涎沫乃内伏痰湿壅盛，随气逆而涌出；口不啼叫或叫声微小，是虽有积痰阻窍所致；呆木无知，二目上吊是神明失灵之象；痫病频发，耗伤正气，而见全身疲倦，数日方可恢复。舌腻脉沉，均属阳虚湿痰内盛之征。

2. 休止期　如下所述。

（1）脾虚痰盛：神疲乏力，身体瘦弱，食欲不佳，大便溏薄，咯痰或痰多，或恶心泛呕，或胸宇痞闷。舌质淡，苔白腻，脉濡滑或细弦滑。

病机分析：脾虚生化乏源，气血不足，故神疲乏力，身体瘦弱；因积痰内伏日久则伤脾，脾虚则痰浊日增，壅塞中州，升降失调，致食欲不佳、恶心泛呕、咯痰胸闷、大便溏薄。

（2）肝火痰热：平素情绪急躁，每因焦急郁怒诱发病发生，痫止后，仍然烦躁不安，失眠，口苦而干，便秘，或咯痰胶稠。舌质偏红，苔黄，脉弦数。

病机分析：肝火亢盛则情绪急躁，口苦而干；痫止后急躁加重者，因风阳耗竭肝阴，虚火内扰而致；肝火扰乱心神，故心烦失眠；肝火煎熬津液，结而为痰，故痰胶稠咳吐不爽。

（3）肝肾阴虚：痫病频发，神思恍惚，面色晦暗，头晕目眩，两目干涩，耳轮焦枯不泽，健忘失眠，腰酸腿软，大便干燥。舌质红，脉细数。

病机分析：痫病频发则气血先虚，肝肾俱亏，肾精不足，髓海失养，可见神思恍惚，面色晦暗，健忘诸症；肝血不足，两目干涩，血虚肝旺故头晕目眩；肾开窍于耳，主腰膝，故肾精虚亏则耳轮焦枯不泽，腰酸腿软；阴亏大肠失润则便秘。舌质红，脉细数，为精血不足之征。

以上3种证候，临床上可互相转化。因痫病总属神志疾患，故五志之火常是主要的诱发因素，心肝之火可以动痰，火与痰合则痰热内生，痰热耗气日久，必致中气虚乏，痰浊愈盛即成脾虚痰盛之证；痰热灼阴也可出现肝肾阴虚之证。另一方面，以痫久必归五脏，若病程长、发作频者，由肝肾阴精不足，虚火炼液生痰，可在阴虚的基础上出现肝火痰热之证；脾虚痰盛者，如遇情志之火所激，也可使痰浊化热而见肝火痰热的证候。

五、治疗

（一）治疗原则

1. 治分新久　大抵痫病初发，多为阳痫，治以息风涤痰泻火为主。痫病日久，多属阴痫，以补益气血，调理阴阳为大法。肝虚者养其血，肾虚者补其精，脾气虚者助其运，心气不足者，安其神，总以补虚为本。

2. 病分急缓　病发为急，以开窍醒神定痫以治标；平时为缓，以去邪补虚以治其本。

3. 重视行痰 治病当重行痰，而行痰又当顺气。顽痰胶固，需辛温开导，痰热胶着须清化降火。要言之，本病治疗主要在风、痰、火、虚4个字。

（二）治法方药

1. 发作期 如下所述。

（1）阳痫证：急以开窍醒神，继以泻热涤痰，息风定痫。

方药：急救时针刺人中、十宣、合谷等穴以醒神开窍，或可静脉用清开灵注射液，或灌服清热镇惊汤。方中生石决明平肝息风，紫石英镇心定惊，龙胆草泻肝经之实火，与山栀、木通同用有通达三焦利湿之效。用生大黄泻热，反佐干姜辛开苦降和胃降逆，又助天竺黄、胆南星清热豁痰；远志、石菖蒲逐痰开窍；天麻、钩藤息风止痉；柴胡为引经药，又能疏气解郁，配用朱砂、麦门冬可防龙胆草等苦燥伤阴，兼可安神。

此外，尚可用汤药送服定痫丸，方中天麻、全蝎、僵蚕平肝息风而止抽搐；川贝母、胆南星、半夏、竹沥、石菖蒲化痰开窍，而降逆气；琥珀、茯神、远志、辰砂镇心安神而定惊；茯苓、陈皮健脾理气；丹参、麦门冬理血育阴；姜汁、甘草可温胃和中。服药后如大量咯痰，或大便排出黏痰样物者，均属顽痰泄化现象，为病情好转的表现。

（2）阴痫证：急以开窍醒神，继以温阳除痰，顺气定痫。

方药：急针刺人中、十宣穴以开窍醒神，或可静脉用参附注射液，或灌服以五生饮合二陈汤。五生饮中以生南星、生半夏，生白附子辛温除痰，半夏兼以降逆散结，南星兼祛风解痉，白附子祛风痰、逐寒湿；川乌大辛大热，散沉寒积滞，黑豆补肾利湿。合二陈汤顺气化痰，共奏温阳、除痰、定痫之功效。

2. 休止期 如下所述。

（1）脾虚痰盛：健脾化痰。

方药：六君子汤加减。若痰多加制南星、瓜蒌，呕恶者加竹茹、旋覆花；便溏者加薏苡仁、白扁豆。若痰黄量多，舌苔黄腻者，可改用温胆汤。

（2）肝火痰热：清肝泻火，化痰开窍。

方药：用龙胆泻肝汤合涤痰汤加减。方以龙胆草、山栀、黄芩、木通等泻肝经实火；半夏、橘红、胆南星、石菖蒲化痰开窍。若项强直视，手足抽搐者，可兼用化风锭1~2丸。

（3）肝肾阴虚：滋养肝肾。

方药：大补元煎加减。方中熟地、山药、山茱萸、杜仲、枸杞子均滋养肝肾之品；还可酌情加用鹿角胶、龟板胶、阿胶等以补髓养阴，或牡蛎、鳖甲以滋阴潜阳。若心中烦热者可加竹叶、灯心草以清热除烦；大便干燥者，加肉苁蓉、当归、火麻仁以滋液润肠。也可用定振丸，滋补肝肾，而息风止痫。在休止期投以滋养肝肾之品，既能息风，又能柔筋，对防止痫病的频发具有一定的作用。

有外伤病史而常发痫者，或痫病日久频繁发作者，常可见瘀血之证，如头痛头晕，胸中痞闷刺痛，气短，舌质暗或舌边有瘀点、瘀斑，脉沉弦。治疗应重视活血化瘀，并酌加顺气化痰，疏肝清火等品，如通窍活血汤加减。另外上述各证方中，均可加入适量全蝎、蜈蚣等虫类药，以息风解毒、活终解痉而镇痫，可提高疗效。一般多研粉，每服1~1.5克，每日2次为宜，小儿酌减。

（三）其他治法

1. 单方验方 如下所述。

（1）三圣散（《儒门事亲》）：防风、瓜蒂、藜芦。用于痰涎壅盛的阳痫，但体虚者慎用。

（2）七福饮（《景岳全书》）：人参、熟地、当归、炒白术、炙甘草、酸枣仁、远志。用治痫病气血俱虚而心脾为甚者。

（3）平补镇心丹（《和剂局方》）：龙齿、远志、人参、茯神、酸枣仁、柏子仁、当归身、石菖蒲、生地、肉桂、山药、五味子、麦门冬、朱砂。治痫病止时惕惕不安，因惊怖所触而发者。

2. 针灸 多用于发作期，法拟豁痰开窍，平肝息风。取穴以督脉、心及心包经穴为主，病发时刺用泻法。

（1）主方：分两组，可交替使用。①百会、印堂、人中、内关、神门、三阴交。②鸠尾、中脘、内关、间使、太冲。

（2）加减法：①阳痫而抽搐搐搦重者，酌加风池、风府、合谷、太冲、阳陵泉。②阴痫而湿痰盛者，酌加天突、丰隆，灸百会、气海、足三里。③癫痫反复频发者，针印堂、人中，灸中脘，也可针会阴、长强穴。

六、转归及预后

痫病转归及预后取决于患者的体质强弱及正气盛衰、邪气轻重。本病发病有反复发作的特点，病程一般较长，少则一两年，甚则终身不愈。体质强，正气足者，治疗恰当，痫发后调理适当，可控制发作次数，但多难以根治；体质弱，正气不足，痰浊沉固者，多迁延日久，缠绵难愈，预后较差。故如病为阳痫者，治疗确当，痫止后再予丸药调理数月，可以控制发作；阴痫及久病正虚而邪实者，则疗效较差。阳痫初发或病程在半年以内者，尤应重视休止期的治疗和精神、饮食的调理，如能防止痫病的频繁发作，一般预后较好。如虽病阳痫，但因调治不当，或经常遇有情志不遂、饮食不节等诱因的触动，可致频繁发作，进而正虚邪盛转变为阴痫。另外，若频繁反复发作者，少数年幼患者智力发育受到影响，可出现智力减退，甚至成为痴呆，或因昏仆跌伤而致后遗症，也可因发痫时痰涎壅盛，痰阻气道，而成窒息危候，若不能及时抢救，致阴阳离决而亡。

七、预防和护理

痫病预防有二：一是对已知的致病因素和诱发因素的预防，以及采取增强体质的有关措施。最重要的是保持精神愉快，情绪乐观，避免精神刺激，怡养性情。生活宜规律，起居有节。适当参加文娱活动和体育锻炼，不可过劳，保证充足的睡眠。对病程长、体质差的患者，适当加强营养也很重要。二是加强休止期的治疗，防止痫病频繁发作，延长发作的间歇时间，也是预防的重要方面。痫病患者不宜参加驾驶及高空作业等，不宜骑自行车，以免发生意外。孕妇应加强保健，避免胎元受损。

本病的护理工作非常重要。对病情观察要认真仔细，重视神志的变化、持续的时间和证候表现以及舌象、脉象、饮食、睡眠和二便的情况，为辨证论治提供可靠的资料。对频繁发作者，要加用床挡等保护装置，以免发作时从床上跌下。有义齿者应取下。痫病发作时，应用裹纱布的压舌板放于上下磨牙间，以免咬伤舌头。神志失常者，应加强护理，以免发生意外。对痫病日久又频繁发作的重症患者，于发作时特别应注意保持呼吸道的通畅，以免发生窒息死亡。饮食宜清淡，多吃青菜，或选用山药、薏苡仁、赤豆、绿豆、小米煮粥，可收健脾化湿的功效。忌过冷过热食物刺激，少食肥甘之品，减少痰湿滋生。

八、现代研究

痫病，即西医学癫痫，患病率在国内外调查约为 0.5%，一般人群的年发病率为（50～70）/10万，是神经科疾病中仅次于中风的第 2 大常见疾病，我国约有 600 万以上的癫痫患者，且每年新发患者在 65 万～75 万人。加强中医药对其防治研究十分必要。

对于本病的病名，20 世纪 90 年代前一直沿用"癫痫"病名，与西医学病名相同，至 90 年代后逐渐统一为"痫证"，现多痫证与痫病同用。

对于本病的证候学研究，1991 年 11 月由北京中医学院东直门医院草拟方案，于 1992 年 7 月由国家中医药管理局全国脑病急症协作组讨论制定了《痫病诊断与疗效评定标准》，对痫病的病名诊断、病类诊断、证类诊断标准及分期标准、疗效评定标准，将痫病分为风火上炎、风动痰阻、瘀血内停、心脾两虚、肾元不足 5 个证型；目前现行的《中医病证诊断疗效标准》则将痫病分为痰火扰神、血虚风动、风痰闭窍、瘀阻脑络、心脾两虚及肝肾阴虚 6 个证型，目前中医药对痫病的临床研究多以上 2 个辨证诊断标准相互参照此为指导，对痫病的规范化研究起到了一定的作用。但近十年来对于痫病的中医药研究目前尚无突破性的研究成果报道，文献以临床治验总结为多，有些文献结合了对药物治疗的机制研究，为进一步明确癫痫的中医药治疗机制进行了探索。

（一）脏腑辨证

1. 从肝论治 癫痫以抽动为特点，动者属风，责之于肝，故多从肝论治。有学者通过对 108 例癫痫患者在西药治疗基础上运用柴胡疏肝汤（柴胡、桂枝、生龙骨、生牡蛎、川芎、当地、白芍、半夏、黄芩、党参、钩藤、生姜、大枣、甘草）治疗后提出：癫痫的治疗以小柴胡汤疏肝为主，可起到多靶点治疗的目的，利用癫痫动物模型对其药物作用机制进行研究，证实其对脑的电生理及神经递质均有影响。

2. 从脾论治 以温中健脾治疗腹型癫痫。腹型癫痫，中医古名"内钓"。根据文献记载，其以中阳不足，脏腑虚寒为发病关键，认为腹型癫痫的病因与寒湿关系密切，寒滞中焦，脾失健运，痰自内生，阻遏气机，不通则痛，病乃作。其提出的由湿致病之论值得深入探讨。建中汤能温中补虚，和里缓急而止腹痛，有学者以建中汤为基础配合生铁落饮益气温里，治疗儿童腹型癫痫，通过对发作次数观察结果显示，有效率为 84.2%，脑电图改善与临床疗效基本一致。

（二）从风痰论治

中医学认为其发病主要是"风"、"痰"为患。风主动摇故抽搐，痰蒙清窍、瘀阻脑络而神昏。因此，定痫息风、豁痰开窍、活血化瘀法是治疗痫病的常法。目前，运用传统成方的有：五痫神应丸、白金丸、定痫丸、温胆汤、风引汤、磁朱丸、紫金锭等，但疗效不等。也有在传统方基础上化裁应用者，如以白金丸化裁组方定痫散（白矾、郁金、石菖蒲、僵蚕、朱砂等）治疗。

（三）从瘀论治

有学者认为痫病主要病机为瘀血生风，应从瘀治癫痫。提出痫病大脑"致痫灶"微循环和代谢障碍病理与中医局部微观"血瘀"证有相同之处。痫病顽疾反复发作，病程缠绵迁延不愈，与久病多瘀、久病入络及久病多虚致气血亏虚，运血无力，血行不畅则瘀滞脑部，脑部脉络，气血不能上荣脑髓，元神失养，神机失用则发痫病。瘀血不行为痫病发病的主要病机过程，采用化瘀之法可堵邪生之源，治其之本。

（四）单味中药及提取物

利用现代药理研究手段，从中药中提取有效成分治疗癫痫，是探索治疗本病的有效途径。有学者临床观察到曾经多种抗惊厥药物长期治疗而未获满意疗效者，在加用青阳参 2～9 个月后，癫痫发作的次数减少 80% 以上者达 65.63%（21/32），脑电图变化不论是局灶性异常或弥散性异常，均随病情好转而改善。另有学者对柴胡皂苷对癫痫大鼠脑电的影响研究显示，柴胡皂苷对癫痫大鼠脑电图及痫性发作有改善作用。

（五）中西医结合

有学者报道以拉莫三嗪合定痫丸（天麻、川贝母、姜半夏、茯苓、茯神、丹参、麦门冬、石菖蒲、胆南星、全蝎、僵蚕、琥珀、远志、陈皮、朱砂、甘草）治疗 118 例，总有效率 71.19%。采用丙戊酸钠或卡马西平合用调督抗痫胶囊（全蝎、白花蛇、紫河车、桑寄生、桂枝、制南星、荷叶、冰片、川芎）治疗癫痫，疗效优于单纯西药治疗。

（六）分型治疗

以往中医药治疗癫痫对部分性发作及癫痫持续状态报道较少，20 世纪 90 年代后逐渐增加。

1. 癫痫持续状态 在癫痫持续状态时先予针刺及中成药促醒，控制抽搐，后以中药煎剂治疗，辨证以阴阳为纲。阳衰者以苏合香丸水化灌服，参附注射液静推或静点。阴竭者以安宫牛黄丸水化灌服，静推参附注射液或清开灵注射液。抽搐重者可予紫雪丹水化灌服；并强调息风涤痰应贯彻癫痫治疗始终。体现中医急症处理的特点。

2. 头痛型癫痫 采用天麻钩藤饮（天麻、钩藤、石决明、黄芩、茯苓、石菖蒲、白芍、菊花、女贞子、胆南星）治疗小儿头痛癫痫 15 例，总有效率 93.5%。

3. 精神运动型癫痫　采用顺气豁痰法治疗小儿精神运动型癫痫，基本方：石菖蒲、青果、半夏、青礞石、胆南星、陈皮、枳壳、川芎、沉香、六曲。根据辨证分型加减，痰浊迷窍型用基本方；痰火壅盛型原方加黄芩、栀子、代赭石，痰浊动风型酌加僵蚕、钩藤、生铁落；正气偏虚型加太子参、茯苓。治 38 例，总有效率 76.3%。

4. 腹型癫痫　腹型癫痫发作的主要症状就是反复发作的无其他原因的腹痛，其主要病机是积痰内伏，阻滞经络，气机壅塞，血瘀阻络，治疗以五磨饮子合手拈散、芍药甘草汤为主，根据证型再加减。

（七）其他疗法

针灸疗法在痫病的治疗中也运用较广。采用以大椎为主穴，辅穴辨证配穴：头晕神疲及脑外伤者配百会、神庭、本神、三阴交、太冲；纳差痰盛胸脘痞闷者配丰隆、中脘、内关、膻中；儿童及久病体弱者配脾俞、肝俞、丰隆、足三里诸穴；正值大发作即时强刺激人中、涌泉、内关、百会，缓解后起针，总有效率为 81.5%。

另外穴位埋线在痫病治疗中报道较多，穴位埋线是经络理论和现代医学结合的产物，除了利用腧穴的功能外，还可通过羊肠线在穴位产生比针刺更为长久的刺激作用。有学者报道以头穴为主埋植药线治疗癫痫，治疗组 112 例，取百会、率谷为主穴，风痫型配风门、肝俞，食痫型配胃俞、足三里，痰痫型配脾俞、丰隆，血瘀型配膈俞、血海，先天型配肾俞、心俞；对照组 63 例，以鸠尾、癫痫（经外奇穴，大椎穴与尾骨端的中点处）。结果治疗组总有效率 93.7%，对照组总有效率 84.1%，经统计学处理，治疗组疗效优于对照组。

另外还有采用头针、化脓灸、割治、挑刺等方法治疗者。

总结以上，近年来中医药在癫痫的预防发作、提高疗效、减少抗癫痫药物的不良反应等方面取得了一定的进展，但中医药对本病的辨证分型和疗效评定标准尚不统一，治疗结果及对照标准缺乏公正客观，辨证施治的辨证标准存在差异，难以客观、科学地评价。今后应在中医理论指导下，规范痫病的辨证分型及评定标准。在发挥中医整体辨证论治优势的同时，结合现代医学研究方法深入探讨，推动癫痫临床研究的进步和提高，力求更有效地攻克这一顽疾。

九、小结

痫病是一种短暂性发作性脑病，中医对本病历代论述较多：其病机后世医家多强调积痰内伏，每由情志不遂或劳累等因诱发，以致气逆、风阳挟痰上扰，阻塞心窍而发病。痫病初发多为阳证、实证，当以息风涤痰定痫为主；痫病既久，多为阴证、虚证，当以益气、育阴、养血为主。本病发作期，总以定痫治标为先，而休止期以调补气血，强健脾胃，滋养肝肾为主。

（唐望海）

第四节　眩晕

眩晕是以目眩与头晕为主要表现的病证。目眩即眼花或眼前发黑，视物模糊；头晕即感觉自身或外界景物摇晃、旋转，站立不稳。两者常同时并见，故统称为"眩晕"。

眩晕最早见于《内经》，称为"眩冒"、"眩"。《内经》对本病病因病机的论述主要包括：外邪致病，如《灵枢·大惑论》说："故邪中于项，因逢其身之虚……入于脑则脑转。脑转则引目系急，目系急则目眩以转矣。"因虚致病，如《灵枢·海论》说："髓海不足，则脑转耳鸣，胫酸眩冒。"《灵枢·卫气》说"上虚则眩"。与肝有关，如《素问·至真要大论篇》云："诸风掉眩，皆属于肝。"与运气有关，如《素问·六元正纪大论篇》云："木郁之发……甚则耳鸣眩转。"

汉代张仲景对眩晕一病未有专论，仅有"眩"、"目眩"、"头眩"、"身为振振摇"、"振振欲擗地"等描述，散见于《伤寒论》和《金匮要略》中。其病因，或邪袭太阳，阳气郁而不得伸展；或邪郁少阳，上干空窍；或肠中有燥屎，浊气攻冲于上；或胃阳虚，清阳不升；或阳虚水泛，上犯清阳；或阴液已竭，阳亡于上；或痰饮停积胃中（心下），清阳不升等多个方面，并拟订出相应的治法方药。例如，小柴胡汤治少阳眩晕；刺大椎、肺俞、肝俞治太少并病之眩晕；大承气汤治阳明腑实之眩晕；真武汤治少阴阳虚水泛之眩晕；苓桂术甘汤、小半夏加茯苓汤、泽泻汤等治痰饮眩晕，等等，为后世论治眩晕奠定了基础。

隋、唐、宋代医家对眩晕的认识，基本上继承了《内经》的观点。如隋代巢元方《诸病源候论·风头眩候》说："风头眩者，由血气虚，风邪入脑，而引目系故也……逢身之虚则为风邪所伤，入脑则脑转而目系急，目系急故成眩也。"唐代王焘《外台秘要》及宋代《圣济总录》亦从风邪立论。唐代孙思邈的《备急千金要方》则提出风、热、痰致眩的论点。在治疗方面，诸家方书在仲景方药的基础上，又有发展，如《外台秘要》载有治风头眩方9首，治头风旋方7首；《圣济总录》载有治风头眩方24首。

金元时期，对眩晕从概念、病因病机到治法方药等各个方面都有所发展。金代成无己在《伤寒明理论》中提出了眩晕的概念，还指出了眩晕与昏迷的鉴别："伤寒头眩，何以明之？眊非毛而见其毛，眩非元（玄）而见其元（玄，黑色）。眊为眼花，眩为眼黑。眩也、运也、冒也，三者形俱相近。有谓之眩者，有谓之眩冒者；运为运转之运，世谓之头旋者是也矣；冒为蒙冒之冒，世谓之昏迷者是矣。"金代刘完素在《素问玄机原病式·五运主病》中给眩晕下的定义是："掉，摇也；眩，昏乱旋运也。"并主张眩晕的病因病机应从"火"立论："所谓风气甚而头目眩运者，由风木旺，必是金衰，不能制木，而木复生火，风火皆属阳，多为兼化；阳主乎动，两动相搏，则为之旋转。"张子和则从"痰"立论，提出吐法为主的治疗方法，他在《儒门事亲》中说："夫头风眩运……在上为之停饮，可用独圣散吐之，吐讫后，服清下辛凉之药。凡眩运多年不已，胸膈痰涎壅塞，气血颇实，吐之甚效。"李杲《兰室秘藏·头痛》所论恶心呕吐，不食，痰唾稠黏，眼黑头旋，目不能开，如在风云中，即是脾胃气虚、浊痰上逆之眩晕，主以半夏白术天麻汤。认为："足太阴痰厥头痛，非半夏不能疗；眼黑头眩，风虚内作，非天麻不能除。"元代朱丹溪更力倡"无痰不作眩"之说，如《丹溪心法·头眩》说："头眩，痰挟气虚并火，治痰为主，挟补气药及降火药。无痰则不作眩，痰因火动，又有湿痰者。"

明、清两代对眩晕的论述日臻完善。对眩晕病因病机的分析颇为详尽。如明代徐春甫的《古今医统大全·眩运门》以虚实分论，提出虚有气虚、血虚、阳虚之分；实有风、寒、暑、湿之别。并着重指出"四气乘虚"、"七情郁而生痰动火"、"淫欲过度，肾家不能纳气归元"、"吐血或崩漏，肝家不能收摄营气"是眩晕发病之常见原因。刘宗厚《玉机微义》、李梴《医学入门》等书，对《内经》"上盛下虚"而致眩晕之论，作了进一步的阐述，认为"下虚者乃气血也，上盛者乃痰涎风火也"。张景岳则特别强调因虚致眩，认为："无虚不能作眩"、"眩运一证，虚者居其八九，而兼火兼痰者，不过十中一二耳"（《景岳全书·眩运》）。陈修园则在风、痰、虚之外，再加上火，从而把眩晕的病因病机概括为"风"、"火"、"痰"、"虚"四字。此外，明代虞搏提出"血瘀致眩"的论点，值得重视。虞氏在《医学正传·眩运》中说："外有因呕血而眩冒者，胸中有死血迷闭心窍而然。"对跌仆外伤致眩晕已有所认识。

关于眩晕的治疗，此期许多著作，集前人经验之大成，顿为详尽。如《医学六要·头眩》即分湿痰、痰火、风痰、阴虚、阳虚、气虚、血虚、亡血、风热、风寒、死血等证候立方。《证治汇补》亦分湿痰、肝火、肾虚、血虚、脾虚、气郁、停饮、阴虚、阳虚。程国彭除总结了肝火、湿痰、气虚、肾水不足、命门火衰等眩晕的治疗大法外，并着重介绍了以重剂参、对、芪治疗虚证眩晕的经验。叶天士《临证指南医案·眩晕》华岫云按，认为眩晕乃"肝胆之风阳上冒"，其证有夹痰、夹火、中虚、下虚之别，治法亦有治胃、治肝之分。"火盛者先生用羚羊、山栀、连翘、天花粉、玄参、鲜生地、丹皮、桑叶以清泄上焦窍络之热，此先从胆治也；痰多者必理阳明，消痰如竹沥、姜汁、菖蒲、橘红、二陈汤之类；中虚则兼用人参，外台茯苓饮是也；下虚者必从肝治，补肾滋肝，育阴潜阳，镇摄之治是也"。

此外，元、明、清部分医家还认识到某些眩晕与头痛、头风、肝风、中风诸证之间有一定的内在联系，如朱丹溪云："眩运乃中风之渐。"张景岳亦谓："头眩有大小之异，总头眩也……至于中年之外，多见眩仆卒倒等证，亦人所常有之事。但忽忽忽止者，人皆谓之头运眼花；卒倒而不醒者，人必谓之中风中痰。"华岫云在《临证指南医案·眩晕门》按语中更明确地指出:"此证之原,本之肝风;当与肝风、中风、头风门合而参之。"这些论述也是值得注意的。

总之,继《内经》之后,经过历代医家的不断总结,使眩晕的证治内容更加丰富、充实。近代学者对前人的经验与理论进行了全面的整理,并在实践的基础上加以提高,在本病的辨证论治、理法方药等方面都有进一步的发展。

眩晕作为临床常见症状之一,可见于西医学的多种病症。如椎-基底动脉供血不足、颈椎病、梅尼埃病、高血压、低血压、阵发性心动过速、房室传导阻滞、贫血、前庭神经元炎、脑外伤后综合征等。临床以眩晕为主要表现的疾病,或某些疾病过程中出现眩晕症状者,均可参考本篇有关内容辨证论治。

一、病因病机

眩晕,以内伤为主,尤以肝阳上亢、气血虚损,以及痰浊中阻为常见。眩晕多系本虚标实,实为风、火、痰、瘀,虚则为气血阴阳之虚。其病变脏腑以肝、脾、肾为重点,三者之中,又以肝为主。

1. 肝阳上亢　肝为风木之脏,体阴而用阳,其性刚劲,主动主升,如《内经》所说:"诸风掉眩,皆属于肝。"阳盛体质之人,阴阳平衡失其常度,阴亏于下,阳亢于上,则见眩晕;或忧郁、恼怒太过,肝失条达,肝气郁结,气郁化火,肝阴耗伤,风阳易动,上扰头目,发为眩晕;或肾阴素亏不能养肝,阴不维阳,肝阳上亢,肝风内动,发为眩晕。正如《临证指南医案·眩晕门》华岫云按:"经云诸风掉眩,皆属于肝,头为六阳之首,耳目口鼻皆系清空之窍,所患眩晕者,非外来之邪,乃肝胆之风阳上冒耳。"

2. 肾精不足　脑为髓之海,髓海有余则轻劲多力,髓海不足则脑转耳鸣,胫酸眩冒。而肾为先天之本,主藏精生髓。若年老肾精亏虚;或因房事不节,阴精亏耗过甚;或先天不足;或劳役过度,伤骨损髓;或阴虚火旺,扰动精室,遗精频仍;或肾气亏虚,精关不固,滑泄无度,均使肾精不足而致眩晕。

3. 气血亏虚　脾胃为后天之本,气血生化之源,如忧思劳倦或饮食失节,损伤脾胃,或先天禀赋不足,或年老阳气虚衰,而致脾胃虚弱,不能运化水谷,生化气血;或久病不愈,耗伤气血;或失血之后,气随血耗。气虚则清阳不振,清气不升;血虚则肝失所养,虚风内动;皆能发生眩晕。如《景岳全书·眩晕》所说:"原病之由有气虚者,乃清气不能上升,或汗多亡阳而致,当升阳补气;有血虚者,乃因亡血过多,阳无所附而然,当益阴补血,此皆不足之证也。"

4. 痰浊中阻　饮食不节、肥甘厚味太过损伤脾胃,或忧思、劳倦伤脾,以致脾阳不振,健运失职,水湿内停,积聚成痰;或肺气不足,宣降失司,水津不得通调输布,留聚而生痰;或肾虚不能化气行水,水泛而为痰;或肝气郁结,气郁湿滞而生痰。痰阻经络,清阳不升,清空之窍失其所养,则头目眩晕。若痰浊中阻更兼内生之风火作祟,则痰夹风火,眩晕更甚;若痰湿中阻,更兼内寒,则有眩晕昏仆之虑。

5. 瘀血内阻　跌仆坠损,头脑外伤,瘀血停留,阻滞经脉,而致气血不能荣于头目;或瘀停胸中,迷闭心窍,心神飘摇不定;或妇人产时感寒,恶露不下,血瘀气逆,并走于上,迫乱心神,干扰清空,皆可发为眩晕。如《医学正传·眩运》说:"外有因坠损而眩运者,胸中有死血迷闭心窍而然。"

总之,眩晕反复发作,病程较长,多为本虚标实,并常见虚实之间相互转化。如发病初期,病程较短时多表现为实证,即痰浊中阻、瘀血内阻,或阴阳失调之肝阳上亢,若日久不愈,可转化为气血亏虚、肾精不足之虚证;也有气血亏虚、肾精不足所致眩晕者,反复发作,气血津液运行不畅,痰浊、瘀血内生,而转化为虚实夹杂证。痰浊中阻者,由于痰郁化火,煽动肝阳,则可转化为肝阳上亢或风挟痰浊上扰;由于痰浊内蕴,阻遏气血运行,日久可致痰瘀互结。

二、诊断

(一)发病特点

眩晕可见于任何年龄,但多见于40岁以上的中老年人。起病较急,常反复发作,或渐进加重。可以是某些病证的主要临床表现或起始症状。

（二）临床表现

本证以目眩、头晕为主要临床表现，患者眼花或眼前发黑，视外界景物旋转动摇不定，或自觉头身动摇，如坐舟车，同时或兼见恶心、呕吐、汗出、耳鸣、耳聋、怠懈、肢体震颤等症状。

三、鉴别诊断

1. 厥证 厥证以突然昏倒，不省人事，或伴有四肢逆冷，一般常在短时内苏醒，醒后无偏瘫、失语、口舌歪斜等后遗症。眩晕发作严重者，有欲仆或晕旋仆倒的现象与厥证相似，但神志清醒。

2. 中风 中风以猝然昏仆，不省人事，伴有口舌歪斜，半身不遂，言语謇涩为主症，或不经昏仆而仅以喎僻不遂为特征。而眩晕仅以头晕、目眩为主要症状，不伴有神昏和半身不遂等症。但有部分中风患者以眩晕为起始症状或主要症状，需密切观察病情变化，结合病史及其他症状与单纯的眩晕进行鉴别。

3. 痫病 痫病以突然仆倒，昏不知人，口吐涎沫，两目上视，四肢抽搐，或口中如作猪羊叫声，移时苏醒，醒后一如常人为特点。而眩晕无昏不知人，四肢抽搐等症状。痫病昏仆与眩晕之甚者似，且其发作前常有眩晕、乏力、胸闷等先兆，痫病发作日久之人，常有神疲乏力，眩晕时作等症状出现，故亦应与眩晕进行鉴别。

四、辨证论治

1. 辨证要点 如下所述。

（1）辨虚实：眩晕辨虚实，首先要注意舌象和脉象，再结合病史和伴随症状。如气血虚者多见舌质淡嫩，脉细弱；肾精不足偏阴虚者，多见舌嫩红少苔，脉弦细数；偏阳虚者，多见舌质胖嫩淡暗，脉沉细、尺弱；痰湿重者，多见舌苔厚滑或浊腻，脉滑；内有瘀血者，可见舌质紫黯或舌有瘀斑瘀点，唇黯，脉涩。起病突然，病程短者多属实证；反复发作，缠绵不愈，或劳则诱发者多属虚证，或虚实夹杂证。

（2）辨标本缓急：眩晕多属本虚标实之证，肝肾阴亏，气血不足，为病之本；痰、瘀、风、火为病之标。痰、瘀、风、火，其临床特征不同。如风性主动，火性上炎，痰性黏滞，瘀性留著等等，都需加以辨识。其中尤以肝风、肝火为病最急，风升火动，两阳相搏，上干清空，症见眩晕，面赤，烦躁，口苦，脉弦数有力，舌红，苔黄等，亟应注意，以免缓不济急，酿成严重后果。

2. 证候 如下所述。

（1）肝阳上亢：眩晕，耳鸣，头胀痛，易怒，失眠多梦，脉弦。或兼面红，目赤，口苦，便秘尿赤，舌红苔黄，脉弦数或兼腰膝酸软，健忘，遗精，舌红少苔，脉弦细数；或眩晕欲仆，泛泛欲呕，头痛如掣，肢麻震颤，语言不利，步履不正。

病机分析：肝阳上亢，上冒巅顶，故眩晕、耳鸣、头痛且胀，脉见弦象；肝阳升发太过，故易怒；阳扰心神，故失眠多梦；若肝火偏盛，循经上炎，则兼见面红，目赤，口苦，脉弦且数；火热灼津，故便秘尿赤，舌红苔黄；若属肝肾阴亏，水不涵木，肝阳上亢者，则兼见腰膝酸软，健忘遗精，舌红少苔，脉弦细数。若肝阳亢极化风，则可出现眩晕欲仆，泛泛欲呕，头痛如掣，肢麻震颤，语言不利，步履不正等风动之象。此乃中风之先兆，宜加防范。

（2）气血亏虚：眩晕，动则加剧，劳累即发，神疲懒言，气短声低，面白少华，或萎黄，或面有垢色，心悸失眠，纳减体倦，舌色淡，质胖嫩，边有齿印，苔薄白，脉细或虚大；或兼食后腹胀，大便溏薄，或兼畏寒肢冷，唇甲淡白；或兼诸失血证。

病机分析：气血不足，脑失所养，故头晕目眩，活动劳累后眩晕加剧，或劳累即发；气血不足，故神疲懒言，面白少华或萎黄；脾肺气虚，故气短声低；营血不足，心神失养，故心悸失眠；气虚脾失健运，故纳减体倦。舌色淡，质胖嫩，边有齿印，苔薄白，脉细或虚大，均是气虚血少之象。若偏于脾虚气陷，则兼见食后腹胀，大便稀溏。若脾阳虚衰，气血生化不足，则兼见畏寒肢冷，唇甲淡白。

（3）肾精不足：眩晕，精神萎靡，腰膝酸软，或遗精，滑泄，耳鸣，发落，齿摇，舌瘦嫩或嫩红，少苔或无苔，脉弦细或弱或细数。或兼见头痛颧红，咽干，形瘦，五心烦热，舌嫩红，苔少或光剥，脉细数；或兼见面色㿠白或黧黑，形寒肢冷，舌淡嫩，苔白或根部有浊苔，脉弱尺甚。

病机分析：肾精不足，无以生髓，脑髓失充，故眩晕，精神萎靡；肾主骨，腰为肾之府，齿为骨之余，精虚骨骼失养，故腰膝酸软，牙齿动摇；肾虚封藏固摄失职，故遗精滑泄；肾开窍于耳，肾精虚少，故时时耳鸣；肾其华在发，肾精亏虚故发易脱落。肾精不足，阴不维阳，虚热内生，故颧红，咽干，形瘦，五心烦热，舌嫩红、苔少或光剥、脉细数。精虚无以化气，肾气不足，日久真阳亦衰，故面色㿠白或黧黑，形寒肢冷，舌淡嫩，苔白或根部有浊苔，脉弱尺甚。

（4）痰浊内蕴：眩晕，倦怠或头重如蒙，胸闷或时吐痰涎，少食多寐，舌胖，苔浊腻或白厚而润，脉滑或弦滑，或兼结代。或兼见心下逆满，心悸怔忡，或兼头目胀痛，心烦而悸，口苦尿赤，舌苔黄腻，脉弦滑而数，或兼头痛耳鸣，面赤易怒，胁痛，脉弦滑。

病机分析：痰浊中阻，上蒙清窍，故眩晕；痰为湿聚，湿性重浊，阻遏清阳，故倦怠，头重如蒙；痰浊中阻，气机不利，故胸闷；胃气上逆，故时吐痰涎；脾阳为痰浊阻遏而不振，故少食多寐；舌胖、苔浊腻或白厚而润，脉滑、或弦滑、或兼结代，均为痰浊内蕴之征。若为阳虚不化水，寒饮内停，上逆凌心，则兼见心下逆满，心悸怔忡。若痰浊久郁化火，痰火上扰则头目胀痛，口苦；痰火扰心，故心烦而悸；痰火劫津，故尿赤；苔黄腻，脉弦滑而数，均为痰火内蕴之象。若痰浊夹肝阳上扰，则兼头痛耳鸣，面赤易怒，胁痛，脉弦滑。

（5）瘀血阻络：眩晕，头痛，或兼见健忘，失眠，心悸，精神不振，面或唇色紫黯。舌有紫斑或瘀点，脉弦涩或细涩。

病机分析：瘀血阻络，气血不得正常流布，脑失所养，故眩晕时作；头痛，面唇紫黯，舌有紫斑瘀点，脉弦涩或细涩均为瘀血内阻之征。瘀血不去，新血不生，心神失养，故可兼见健忘、失眠、心悸、精神不振。

五、治疗

（一）治疗原则

1. 标本兼顾　眩晕多属本虚标实之证，一般在眩晕发作时以治标为主，眩晕减轻或缓解后，常须标本兼顾，如日久不愈，则当针对本虚辨治。

2. 治病求本　眩晕的治疗应注意治疗原发病，如因跌仆外伤，鼻衄，妇女血崩、漏下等失血而致的眩晕，应重点治疗失血；脾胃不健，中气虚弱者，应重在治疗脾胃。一般原发病得愈，眩晕亦随之而愈。辨证论治中应注意审证求因，治病求本。

（二）治法方药

1. 肝阳上亢　平肝潜阳，清火息风。

方药：天麻钩藤饮加减。本方以天麻、钩藤平肝风治风晕为主药，配以石决明潜阳，牛膝、益母草下行，使偏亢之阳气复为平衡；加黄芩、栀子以清肝火；再加杜仲、桑寄生养肝肾；夜交藤、茯神以养心神、固根本。若肝火偏盛，可加龙胆草、丹皮以清肝泄热；或改用龙胆泻肝汤加石决明、钩藤等以清泻肝火。若兼腑热便秘者，可加大黄、芒硝以通腑泄热。若肝阳亢极化风，宜加羚羊角（或羚羊角骨）、牡蛎、代赭石之属以镇肝息风，或用羚羊角汤加减（羚羊角、钩藤、石决明、龟板、夏枯草、生地、黄芩、牛膝、白芍、丹皮）以防中风变证的出现。若肝阳亢而偏阴虚者，加滋养肝肾之药，如牡蛎、龟板、鳖甲、何首乌、生地、淡菜之属。若肝肾阴亏严重者，应参考肾精不足证结合上述化裁治之。

2. 气血亏虚　补益气血，健运脾胃。

方药：八珍汤、十全大补汤、人参养营汤等加减。若偏于脾虚气陷者，用补中益气汤；若为脾阳虚衰，可用理中汤加何首乌、当归、川芎、肉桂等以温运中阳。若以心悸、失眠、健忘为主要表现者，则以归脾汤为首选。血虚甚者，用当归补血汤，本方以黄芪五倍于当归，在补气的基础上补血，亦可加入枸杞子、山药之属，兼顾脾肾。

若眩晕由失血引起者，应针对失血原因而治之。如属气不摄血者，可用四君子汤加黄芪、阿胶、白及、三七之属；若暴失血而突然晕倒者，可急用针灸法促其复苏，内服方可用六味回阳饮，重用人参，以取益气回阳固脱之意。

3. 肾精不足　补益肾精，充养脑髓。

方药：河车大造丸加减。本方以党参、茯苓、熟地、天门冬、麦门冬大补气血而益真元，紫河车、龟板、杜仲、牛膝以补肾益精血；黄柏以清妄动之相火。可选加菟丝子、山茱萸、鹿角胶、女贞子、莲子等以增强填精补髓之力。若眩晕较甚者，可选加龙骨、牡蛎、鳖甲、磁石、珍珠母之类以潜浮阳。若遗精频频者，可选加莲须、芡实、桑螵蛸、沙苑子、覆盆子等以固肾涩精。

偏于阴虚者，宜补肾滋阴清热，可用左归丸加知母、黄柏、丹参。方中熟地、山茱萸、菟丝子、牛膝、龟板补益肾阴；鹿角胶填精补髓；加丹参、知母、黄柏以清内生之虚热。偏于阳虚者，宜补肾助阳，可用右归丸。方中熟地、山茱萸、菟丝子、杜仲为补肾主药；山药、枸杞子、当归补肝脾以助肾；附子、肉桂、鹿角胶益火助阳。可酌加巴戟天、淫羊藿、仙茅、肉苁蓉等以增强温补肾阳之力。在症状改善后，可辨证选用六味地黄丸或《金匮》肾气丸，较长时间服用，以固其根本。

4. 痰浊内蕴　燥湿祛痰，健脾和胃。

方药：半夏白术天麻汤加减。方中半夏燥湿化痰，白术健脾去湿，天麻息风止头眩为主药；茯苓、甘草、生姜、大枣俱是健脾和胃之药，再加橘红以理气化痰，使脾胃健运，痰湿不留，眩晕乃止。若眩晕较甚，呕吐频作者，可加代赭石、旋覆花、胆南星之类以除痰降逆，或改用旋覆代赭汤；若舌苔厚腻水湿盛重者，可合五苓散；若脘闷不食，加白蔻仁、砂仁化湿醒胃；若兼耳鸣重听，加青葱、石菖蒲通阳开窍；若脾虚生痰者可用六君子汤加黄芪、竹茹、胆南星、白芥子之属；若为寒饮内停者，可用苓桂术甘汤加干姜、附子、白芥子之属以温阳化寒饮，或用黑锡丹。若为痰郁化火，宜用温胆汤加黄连、黄芩、天竺黄等以化痰泄热或合滚痰丸以降火逐痰。若动怒郁勃，痰、火、风交炽者，用二陈汤下当归龙荟丸，并可随症酌加天麻、钩藤、石决明等息风之药。若兼肝阳上扰者，可参用上述肝阳上亢之法治之。

5. 瘀血阻络　祛瘀生新，活血通络。

方药：血府逐瘀汤加减。方中当归、生地、桃仁、红花、赤芍、川芎等为活血消瘀主药；枳壳、柴胡、桔梗、牛膝以行气通络，疏理气机。若兼气虚，身倦乏力，少气自汗，宜加黄芪，且应重用(30～60克以上)，以补气行血。若兼寒凝，畏寒肢冷，可加附子、桂枝以温经活血。若兼骨蒸劳热，肌肤甲错，可加丹皮、黄柏、知母，重用生地，去柴胡、枳壳、桔梗，以清热养阴，祛瘀生新。若为产后血瘀血晕，可用清魂散，加当归、延胡索、血竭、没药、童便，本方以人参、甘草益气活血；泽兰、川芎活血祛瘀；荆芥理血祛风，合当归、延胡索、血竭、没药、童便等活血去瘀药，全方具有益气活血，祛瘀止晕的作用。

（三）其他治法

1. 单方验方　如下所述。

（1）五月艾生用45克，黑豆30克，煲鸡蛋服食；或川芎10克，鸡蛋1只，煲水服食；或桑葚子15克，黑豆12克水煎服。治血虚眩晕。

（2）羊头1个（包括羊脑），黄芪15克，水煮服食，或胡桃肉3个，鲜荷蒂1枚捣烂，水煎服；或桑寄生120克水煎服。治肾精不足眩晕。

（3）生地30克，钩藤30克，益母草60克，小蓟30克，白茅根30克，夏枯草60克，山楂30克，红花9克，地龙30克，决明子30克，浓煎成160毫升，每次服40毫升，每日服2次。治瘀血眩晕。

（4）生明矾、绿豆粉各等分研末，用饭和丸如梧桐子大，每日早晚各服5丸，常服；或明矾7粒（如米粒大），晨起空腹开水送下。治痰饮眩晕。

（5）假辣椒根（罗芙木根）30～90克，或生芭蕉根60～120克，或臭梧桐叶30克，或棕树嫩叶

15克，或向日葵叶30克（鲜60克），或地骨皮30克，或丹皮45克，或芥菜花30~60克，或杉树枝30克，或鲜车前草90克，或鲜小蓟根30克，或鲜马兜铃30克，任选一种，水煎服，每日1剂。治肝阳眩晕。

（6）芹菜根10株，红枣10枚，水煎服，每日1剂，连服2星期；或新鲜柳树叶每日250克，浓煎成100毫升，分2次服，6日为一个疗程；紫金龙粉每次服1克，开水冲服；或草决明30克，海带50克，水煎服；或野菊花15克，钩藤6克，益母草15克，桑枝15克，苍耳草15克，水煎服；或猪笼草60克，糯稻根15克，土牛膝15克，钩藤15克，水煎服；或茺蔚子30克，玉兰花12克，榕树寄生15克，山楂子、叶各15克，水煎服；或夏枯草、万年青根各15克，水煎服；或小蓟草30克，车前草30克，稀莶草15克，水煎服；或香瓜藤、黄瓜藤、西瓜藤各15克，水煎服；或桑寄生、苦丁茶、钩藤、荷叶、菊花各6克，开水泡代茶。上述均每日1剂，治肝阳眩晕。

2. 针灸　艾灸百会穴，可治各种虚证眩晕急性发作；针刺太冲穴，泻法，可治肝阳眩晕急性发作。气血亏虚眩晕，可选脾俞、肾俞、关元、足三里等穴，取补法或灸之；肝阳上亢者，可选风池、行间、侠溪等穴，取泻法；兼肝肾阴亏者，加刺肝俞、肾俞用补法，痰浊中阻者，可选内关、丰隆、解溪等穴，用泻法。

六、转归及预后

眩晕的转归，既包括病证虚实之间的变化，又涉及变证的出现。眩晕反复发作，日久不愈，常出现虚实转化。如气血亏虚者，日久可致气血津液运行不畅，痰瘀内生，而成虚实夹杂证；肝阳上亢者，木克脾土，脾失健运，痰湿内生，而转化为痰浊中阻证。

眩晕的预后，一般来说，与病情轻重和病程长短有关。若病情较轻，治疗护理得当，则预后多属良好。反之，若病久不愈，发作频繁，发作时间长，症状重笃，则难于获得根治。尤其是肝阳上亢者，阳愈亢而阴愈亏，阴亏则更不能涵木潜阳，阳化风动，血随气逆，夹痰夹火，横窜经隧，蒙蔽清窍，即成中风危证，预后不良。如突发眩晕，伴有呕吐或视一为二、站立不稳者，当及时治疗，防止中风的发生。少数内伤眩晕患者，还可因肝血、肾精耗竭，耳目失其荣养，而发为耳聋或失明之病证。

七、预防与护理

增强人体正气，避免和消除能导致眩晕发病的各种内、外致病因素。例如，坚持适当的体育锻炼，其中太极拳、八段锦及其他医疗气功等对预防和治疗眩晕均有良好的作用；保持心情舒畅、乐观，防止七情内伤；注意劳逸结合，避免体力和脑力的过度劳累；节制房事，切忌纵欲过度；饮食尽可能定时定量，忌暴饮暴食及过食肥甘厚味，或过咸伤肾之品；尽可能戒除烟酒。这些都是预防眩晕发病及发作的重要措施。注意产后的护理与卫生，对防止产后血晕的发生有重要意义。避免突然、剧烈的主动或被动的头部运动，可减少某些眩晕证的发生。

眩晕发病后要及时治疗，注意适当休息，症状严重者一定要卧床休息及有人陪伴或住院治疗，以免发生意外，并应特别注意生活及饮食上的调理。这些措施对患者早日康复是极为必要的。

八、现代研究

眩晕是临床中的常见症状，其病因复杂，与多种疾病有关，既是一些疾病的主要临床表现，也是某些疾病的首发或前驱症状之一。因此，眩晕的病因诊断比较困难，常需要一些辅助检查以明确病因。中医辨证论治对于减轻眩晕发作程度，控制眩晕发作次数具有一定疗效，但不同病因引发的眩晕，其中医药治疗效果存在较大差异，临床中往往需要从病证结合的层面对疗效进行评价。

近些年，在中医、中西医结合治疗眩晕方面的研究报道不断增加，其研究内容主要围绕眩晕的中医辨证论治规律探讨、中药复方的临床疗效观察以及从病证结合角度对中西医结合疗法进行疗效评价等。主要涉及椎－基底动脉供血不足、颈椎病、高血压、梅尼埃病、前庭神经元炎等所致的眩晕。

（一）椎－基底动脉供血不足性眩晕

椎－基底动脉供血不足（Vertebral－Basilar Insufficiency，VBI）是中、老年人的常见病。这一病名已广泛用于临床诊断，但它的发病机制和诊断存在不少尚待解决的问题，目前尚缺乏统一的诊断标准。本病以发作性眩晕、恶心呕吐、共济失调等为主要临床表现。如反复发作，可导致脑卒中的发生。因此，积极治疗本类眩晕对于脑卒中的防治十分重要。

近些年，关于中医药治疗椎－基底动脉供血不足性眩晕的报道逐渐增多，主要从肝风、痰浊、瘀血以及气虚进行临床辨治，常用的治疗方法有平肝潜阳、息风化痰、活血化瘀、益气活血、健脾补肾等。其临床研究类型多是针对中药复方的随机对照研究，或以中药复方治疗，或在西药治疗的基础上迭加中药治疗。有学者报道观察养血清脑颗粒治疗椎－基底动脉供血不足性眩晕的疗效。将符合诊断的 66 例患者随机分为治疗组和对照组，治疗组应用养血清脑颗粒，对照组用盐酸氟桂利嗪口服治疗。结果：治疗组有效率优于对照组，差异具有统计学意义（P＜0.01）。两组治疗前后 TCD 各项指标比较均有显著性差异（P＜0.01），治疗组优于对照组，认为养血清脑颗粒可以有效改善椎－基底动脉供血不足性眩晕。另有学者报道采用葛根素注射液治疗椎－基底动脉供血不足性眩晕 36 例，并与川芎嗪注射液治疗的 22 例进行随机对照观察，发现在改善患者眩晕症状方面葛根素疗效较明显。对西比灵和葛根素联合应用与单用氟桂利嗪治疗椎－基底动脉供血不足性眩晕进行临床随机对照研究，治疗组 34 例，对照组 30 例，两组疗程均为 2 星期，结果表明联合应用较单用氟桂利嗪效果更好（P＜0.01）。

椎－基底动脉供血不足的发生原因和临床表现均比较复杂，可产生多种多样的症状和体征，很容易和椎－基底动脉系统短暂性脑缺血发作（TIA）混淆。单纯的眩晕或头晕症状难以做出椎－基底动脉供血不足的诊断，需要排除其他病因，并结合相应的神经系统症状体征。近年关于中医药治疗椎－基底动脉供血不足性眩晕的文献报道，多缺乏严格的临床诊断与纳入标准和严格的随机对照设计，因而影响对其治疗效果的评价。

（二）颈源性眩晕

颈源性眩晕是指椎动脉颅外段受颈部病变的影响导致血流障碍引起的以眩晕为主的临床综合征。其临床特点是眩晕多发生在颈部转动时。中医药治疗颈性眩晕的临床研究报道，涉及辨证论治口服中药、针灸、推拿等多种治疗手段。对颈性眩晕的病机认识，则是肝肾亏虚，脾失健运为本，风、寒、痰、瘀为标，治疗采用补肾生髓，化痰逐瘀，药物结合其他疗法的综合治疗常获得较好的疗效。有学者根据临床经验将其分为精髓不足型、肝肾阴虚型、痰湿中阻型、气虚血滞型及寒凝督脉型。认为虚者，精髓不足、肝肾阴虚、心脾气虚为病之本；实者，风、寒、痰、湿为病之标。另有学者根据眩晕的中医辨证特点，将本病分为清气不升型、痰浊壅盛型、肝阳上亢型。还有学者则分为痰浊中阻型、肝阳上亢型、气血两虚型、肾精亏虚型。临床上本虚标实为多，中医治疗以不同的辨证概念加以分析归纳，采取不同的治疗方法，使机体重新恢复到平衡状态。

从目前文献报道看，颈源性眩晕采用中药、针灸、推拿等综合治疗的方法疗效较好，可改善症状，减少发作。但缺乏统一的诊断标准和疗效评价标准，因此，难以得到具有符合循证医学要求的研究证据。同时，因对复杂干预的疗效评价方法的不完善，导致临床确有疗效的方案难以被认可，这均是需要进一步深入研究的课题。

（三）其他病症所致的眩晕

目前，虽然关于中医药治疗眩晕的临床观察报告屡见报道，但由于导致眩晕的病症较多，影响预后的因素比较复杂，同时，缺乏统一的中西医诊断标准和严格的临床试验设计以及质量控制措施，因而导致各文献报道的研究结果存在着不同程度的偏倚。如何体现中医药治疗眩晕的优势，以及进一步明确中医药在各种病症所致眩晕的最佳干预环节或适应证候，仍需要进行更加严格的临床研究设计，并建立能够客观准确地评价中医药疗效的临床评价标准。

九、小结

眩晕是临床常见病证之一，临床需仔细询问病史，观察有无其他症状出现，以助判断病情轻重，选择治疗方法。一般眩晕发作时，宜及时采取治疗措施以控制病情，多从肝风、痰浊、瘀血论治；眩晕缓解后，则以扶正固本为主，予以益气升阳、滋补肝肾等。眩晕反复发作，或逐渐加重，或发作时伴有视一为二、站立不稳、肢体麻木等症状时，需密切观察病情变化，及时救治，防止发生中风。

（林晓波）

第五节　颤证

颤证亦称颤振、颤震、振掉，是指以头部或肢体摇动、颤抖为主要表现的病证。轻者仅有头摇，或限于手足、肢体的轻微颤动，尚能坚持工作和自理生活；重者头部震摇大动，甚至扭转痉挛，全身颤动不已，或筋肉僵硬，颈项强直，四肢拘急，卧床不起。

颤证在《内经》称为"振掉"。《素问·至真要大论篇》谓："诸风掉眩，皆属于肝。"《素问·脉要精微论篇》谓："骨者，髓之府，不能久立，行则振掉。"即指颤振。指出颤证多属内风，病在肝肾。此论一直为后世所宗。

明代以来，对颤证的病因病机及临床发病规律阐释更趋深入，明代王肯堂《证治准绳·杂病》分析："颤，摇也；振，动也。筋脉约束不住而莫能任持，风之象也。"同时指出颤证"壮年鲜有，中年以后乃有之，老年尤多。夫老年阴血不足，少水不能治壮火，极为难治，前哲略不治之"。明代楼英《医学纲目·颤振》亦说："颤，摇。振，动也。风火相乘，动摇之象。"而颤振的病因"多由风热相合"、"亦有风挟湿痰者"。明代孙一奎《赤水玄珠·颤振》认为颤证的基本病机是"木火上盛，肾阴不充，下虚上实，实为痰火，虚为肾亏"，属本虚标实，虚实夹杂之候。提出治疗本证应"清上补下"，以扶正祛邪，标本同治为原则。

清代张璐《张氏医通·卷六》指出，本病主要是风、火、痰为患，更阐述了颤证与瘛疭的区别："颤证与瘛疭相类，瘛疭则手足牵引而或伸或屈；颤振则震动而不屈也，也有头摇手不动者。盖木盛则生风生火，上冲于头，故头为颤振；若散于四末，则手足动而头不动也。"并按脾胃虚弱、心气虚热、心虚挟痰、肾虚、实热积滞等13个证候提出论治方药，并通过脉象判断预后，从而使颤证的理法方药，趋于充实。清代高鼓峰《医宗己任编》强调气血亏虚是颤振的重要原因："大抵气血俱虚，不能荣养筋脉，故为之振摇，而不能主持也。"治疗"须大补气血，人参养荣汤或加味人参养荣汤；若身摇不得眠者，十味温胆汤倍加人参，或加味温胆汤"。高氏等以大补气血治疗本病虚证，至今仍为临床治疗颤证的重要方法。

西医学所称的某些椎体外系疾病所致的不随意运动，如帕金森病、舞蹈病、手足徐动症等，均可参照本篇辨证论治。

一、病因病机

颤证以头部或肢体摇动、颤抖为主要表现，其病位在脑髓、筋脉。病因以内因为主，或由年老体衰，髓海不足，或由情志不遂，引动内风，或由劳欲过度，损及脾肾，或饮食不节，助湿生痰。

1. 肝肾阴亏　颤证多见于年迈体弱及久病之人，肾精亏虚，肝血渐耗，髓海不足，以致神机失养。水不涵木，虚风内动，脑髓筋脉失养，则头项肢体颤动振掉。

2. 气虚血少　劳倦过度，思虑内伤，则心脾两虚。心血虚神机失养，脾气虚生化乏源，以致气血不足，不能荣于四末，则筋脉肌肉𫌀动，渐成颤振之疾。

3. 肝阳化风　肝性刚强，喜柔恶燥，肝阴不足，肝阳化风，或五志过极，木火太盛，或肝气郁结，气逆于上，以致经脉不利，则肢体筋脉震颤。

4. 痰瘀交阻　素体肥胖或过食肥甘，或嗜酒无度，致使痰浊内生。痰浊随气升降，内而脏腑，外而筋骨，且与风火瘀相兼，可致风痰阻络，痰火扰神，痰瘀互结，阻遏气血通达，则脑络、筋脉失荣，而见头摇、身动、肢颤。而瘀血阻络，又为贯穿于疾病全过程的重要因素。

总之，本病的基本病机为肝肾不足，脾运失健，致使脑髓筋脉失养，虚风内动。而瘀、痰、风、火为主要病理因素。病性以虚为本，以实为标，临床又以虚实夹杂为多见。

二、诊断

（一）发病特点

颤证多发于中老年人，男性多于女性。起病隐袭，渐进发展加重，不能自行缓解。

（二）临床表现

本病以头及四肢颤动、震摇为特征性临床表现。轻者头摇肢颤可以自制；重者头部、肢体震摇大动，持续不已，不能自制，继之肌强直，肢体不灵，行动迟缓，行走呈"慌张步态"，表情淡漠，呆滞，而呈"面具脸"。

三、鉴别诊断

1. 瘛疭　瘛疭多为急性热病或某些慢性病的急性发作，其症见手足屈伸牵引，常伴发热、神昏、两目窜视，头、手颤动。《张氏医通》谓："瘛者，筋脉拘急也；疭者，筋脉弛纵也，俗谓之抽。"《证治准绳》谓："颤，摇也；振，动也。筋脉约束不住，而莫能任持风之象也。"颤证以头部、肢体摇动、颤抖为特征，一般无发热、神昏、手足抽搐牵引及其他特殊神悲改变表现，多为慢性渐进病程。

2. 中风　中风以突然昏倒、不省人事，或不经昏仆而以半身不遂、口舌歪斜为主要表现。颤证以头及四肢颤动、震摇为主，而无半身不遂、口舌歪斜等见症。《医学纲目》谓："战摇振动，轻利而不痿弱，必止中风身軃曳，牵动重迟者，微有不同。"

四、辨证

（一）辨证要点

1. 辨轻重　颤震幅度较小，可以自制，脉小弱缓慢者为轻症；颤震幅度较大，生活不能自理，脉虚大急疾者为重症。

2. 审标本　以病象而言，头摇肢颤为标，脑髓及肝脾肾虚损为本；以病因病机而言，气血亏虚，髓海不足为病之本，瘀痰风火为病之标。

3. 察虚实　颤证为本虚标实，虚实夹杂的病证。机体脏器虚损的见症属虚，瘀痰风火的见证属实。

（二）证候

1. 肝肾不足　四肢、头部及口唇、舌体等全身性颤动不止，伴见头晕耳鸣，少寐多梦，腰膝酸软，肢体麻木，形体消瘦，急躁易怒，日久举止迟钝，呆傻健忘，生活不能自理。舌体瘦小，舌质暗红苔少，脉细弦，或沉细弦。

病机分析：本型多见于中老年人，也可见于先天禀赋不足而幼年发病者。肝肾精血不足，筋脉失养则颤动不止，肢体麻木；阴虚阳亢，肝阳化风则头晕耳鸣；虚阳上扰，神不安舍则少寐多梦；举止迟钝，呆傻健忘为肾虚髓海不充所致。舌体瘦小，舌质暗红少苔，脉细弦均为肝肾阴精不足之象。

2. 气血两虚　肢体及头部颤震日久，程度较重，或见口唇、舌体颤动，行走呈"慌张步态"，表情淡漠而呆滞，伴面色无华，心悸气短，头晕眼花，倦怠懒言，自汗乏力。舌体胖嫩，边有齿痕，舌色暗淡，脉细弱。

病机分析：气血两虚，筋脉失于濡养，血虚风动故头部及手足颤动，行走慌张；气虚则倦怠懒言，自汗乏力，表情淡漠；血虚则面色无华，心悸头晕。舌胖嫩，脉细弱为气血不足之象。

3. 痰热动风　颤震或轻或重，尚可自制。常胸脘痞闷，头晕口干，咯痰色黄。舌苔黄腻，脉弦滑数。

病机分析：痰热内蕴，阳盛动风，而筋脉失于约束，以致颤震发作。胸脘痞闷，头晕口干，咯痰色黄，苔黄腻，脉滑数，皆为痰热动风表现。

4. 痰瘀交阻　素体肥胖，肢体颤抖不止，或手指呈"搓丸状"颤动，致使生活不便，不能工作，伴有胸闷，头晕，肢麻，口唇色暗。舌紫苔厚腻，脉沉伏涩滞。

病机分析：肥胖痰浊内蕴，病久入络，气滞血瘀，致使筋脉因痰瘀阻滞而失养，故见肢体颤抖麻木；痰瘀内阻，气滞不行，清阳不升，故头晕胸闷。痰瘀阻络，则口唇色暗，舌紫苔腻，脉沉伏涩滞。

五、治疗

（一）治疗原则

1. 补益扶正填髓　肝肾不足，脾虚精亏，髓海空虚而颤者，治宜滋养肝肾，健脾益气养血，以冀脏腑脑髓得充，筋脉血络得滋而内风得宁。

2. 祛除风火痰瘀　风动痰滞，瘀血阻络为病之标，息风，清热，涤痰，化瘀，清除病理因素，则脑络、筋脉气血通达。

（二）治法方药

1. 肝肾不足　滋补肝肾，育阴息风。

方药：大补阴丸合滋生青阳汤化裁。药用龟板、生熟地、何首乌、山茱萸、玄参、白芍、枸杞子、菟丝子、黄精，滋补肝肾，石决明、灵磁石潜纳浮阳；丹皮、知母、黄柏滋阴降火；天麻、菊花、桑叶清肝；可配合钩藤、白蒺藜、生牡蛎、全蝎、蜈蚣等以加强平肝息风之力。年迈体弱，病程较长者可选用大定风珠。

2. 气血两亏　益气养血，息风活络。

方药：八珍汤和天麻钩藤饮加减。药用人参、茯苓、白术补气；当归、白芍、熟地、何首乌养血；天麻、钩藤、生石决明、全蝎、蜈蚣平肝息风；杜仲、桑寄生、川断益肾；益母草、川牛膝、桃仁、丹参活血通络。心血虚少，心悸怔忡者，配伍龙齿、川芎、琥珀，重镇安神。

3. 痰热动风　豁痰清热，息风解痉。

方药：羚羊角汤合导痰汤化裁。方以羚羊角、珍珠母、竹茹、天竺黄清化痰热；夏枯草、丹皮凉肝清热；半夏、橘红、茯苓、胆南星、枳实、石菖蒲、远志豁痰行气开窍；可配伍天麻、钩藤、生石决明、川牛膝以加强平肝息风，潜阳降逆之力。

4. 痰瘀交阻　涤痰化瘀，通络息风。

方药：以血府逐瘀汤合涤痰汤加减。方中以当归、川芎、赤芍、桃仁、红花活血；柴胡、桔梗、枳壳行气；牛膝引血下行；半夏、陈皮、茯苓健脾燥湿化痰；胆南星、竹茹、石菖蒲化痰开窍。若痰湿较重，胸闷昏眩，呕吐痰涎，肢麻震颤，手不持物，甚则四肢不知痛痒，舌苔厚腻，脉沉滑或沉濡者，酌加僵蚕、地龙、皂角刺，以燥湿豁痰，开郁通窍。

（三）其他治法

1. 单方验方　如下所述。

（1）定振丸（《临证备要》）：生地，熟地，当归，白芍，川芎，黄芪，防风，细辛，天麻，秦艽，全蝎，荆芥，白术，威灵仙。适用于老年体虚，阴血不足，脉络瘀滞之颤证。

（2）化痰透脑丸：制胆星 25 克，天竺黄 100 克，煨皂角 5 克，麝香 4 克，琥珀 50 克，郁金 50 克，半夏 50 克，蛇胆陈皮 50 克，远志 100 克，珍珠 10 克，沉香 50 克，石花菜 100 克，海胆 50 克，共为细末，蜜为丸（重约 6 克），每服 1 丸，日三服，白开水送下。

2. 针灸　主穴：百会，曲池，合谷，足三里，阳陵泉，三阴交。隔日针刺 1 次，健侧与患侧交替进行，以调和气血，祛风通络。

六、转归及预后

颤证多为中老年原发之疾，亦可继发于温热病、痹证、中毒、颅脑外伤及脑瘤等病变。其预后与原始病因和病情轻重密切相关。原发性病因所致颤证，病程绵长，早期病情较轻者若运用综合治疗方法，加之生活调摄得当，一般能改善症状，延缓病情发展，提高生活质量。颤证若继发于某些疾病基础之上，其预后多取决于该病本身的治疗状况。本病多呈进行性加重，患者可由部分起居不能自理，直至生活能力完全丧失。若病变最终累及多脏，则预后不良。

七、预防与护理

颤证的预防，主要在于早期明确诊断，积极治疗，干预危险因素。同时应注意进行病因预防。

颤证的护理包括精神和生活调摄。保持情绪稳定，防止情志过极。饮食宜清淡，起居要有规律，生活环境应保持安静舒适。

颤振较重，不能自制者，要注意肢体保护，以防自伤；生活不能自理者，应由专人护理，晚期卧床者要预防褥疮发生。

八、现代研究

近年来，各地运用颤证的辨证论治方法治疗老年震颤麻痹综合征（帕金森病）显示出一定疗效，具有延缓病情发展，提高生活质量的相对优势。

关于病因病机，帕金森病的病机较为复杂，相关研究认为，肝肾不足，脑髓、筋脉失养是本病发病的基本病机，肝肾亏虚，内风暗动，痰瘀交阻是病情发展变化的重要环节。有学者认为本病的形成，虽与脑有关，但以肾为本，以脾为根，以肝为标。本病多由年老体弱，肾精渐亏，或因外伤、外感毒邪等因素，直接伤及肝、肾、脑髓所致。因此，颤证的病性属本虚标实。本虚为气血亏虚，肝肾不足；标实为内风、瘀血、痰热。病位在肝，病久涉及脾肾，瘀血阻络常贯穿于疾病的全过程。

关于治疗，有报道运用中医药治疗一组震颤麻痹综合征，多为以往不同程度地接受过苯海索、金刚烷胺等治疗效果不满意，或服用左旋多巴及脱羧酶抑制剂等虽有效果，但终因不良反应大而被迫停药者，予以辨证治疗，一般不用西药。治疗结果：有效率为86.6%，基本痊愈加显著好转者占38.2%。常用药物益气为黄芪、党参、黄精；健脾为茯苓、薏苡仁、山药；养血为兰归、白芍、木瓜；育阴为生熟地、玄参、何首乌；息风为钩藤、白蒺藜、天麻、羚羊粉、珍珠母、生石决、紫石英、全蝎、僵蚕；活血为丹参、赤芍、鸡血藤；清化痰热为全瓜蒌、胆南星、竹沥；另外，可酌加温阳药肉桂、淫羊藿。另有学者报道用滋阴息风汤治疗原发性震颤麻痹，其结果32例中明显进步5例，进步17例，稍有进步10例。方由生熟地、山茱萸、何首乌、当归、赤芍、蜈蚣、珍珠母、生牡蛎、钩藤、僵蚕、党参组成。有学者自拟息风汤治疗帕金森氏综合征58例，其结果痊愈47例，有效9例，无效2例，总有效率为96.5%。息风汤由天麻、全蝎、钩藤、洋金花、蜈蚣组成。阴虚加龟板、生地、山茱萸，气血不足加党参、白术、当归、熟地黄，痰热加胆南星、枳实、竹茹等。

关于针刺治疗，有学者报道针刺治疗震颤麻痹，取穴顶颞前斜线，消颤穴（经验穴，于心经少海穴下1.5寸）、外关、合谷、阳陵泉、太冲，气血不足型加足三里，肝肾阴虚型加三阴交、复溜，痰热动风型加阴陵泉、丰隆，共治疗41例，总有效率为80.49%，优于西药对照组55.56%（P<0.05）；同时动物实验表明，针刺可使震颤麻痹大鼠中脑黑质和肾上腺髓质内 TH 活性增加。另有学者以头部电针透穴疗法治疗帕金森病，取前神聪透悬厘、前顶透悬颅、脑户透风府、玉枕透天柱、脑空透风池，头部电针透穴治疗，疗效达75%，优于美多巴对照组66.25%（P<0.05）。

九、小结

颤证以四肢或头部动摇，颤抖为主要临床表现，多发于老年男性。本病的病机，肝肾亏损、气血不足为其本；风、火、痰、瘀为其标。临床诊断须辨轻重，审标本，察虚实。滋养肝肾，补益气血，清化痰热，活血化瘀，息风通络为治疗本病的基本方法。

（林晓波）

第六节　健忘

健忘又称"善忘"、"多忘"、"喜忘"，是指记忆减退，遇事易忘的一种病症。健忘多因心脾虚损、髓海不足、心肾不交、痰瘀痹阻等，使心神失养，脑力衰弱所致。

一、病因病机

本病之病因，较为复杂。或因房事不节，肾精暗耗；或因思虑过度，劳伤心脾；或因案牍劳形，耗伤心血；或因禀赋不足，髓海欠充；或痰饮瘀血，痹阻心窍；或年老体弱，神志虚衰；或伤寒大病，耗伤气血等，均可引起健忘的发生。兹将病因病机简述如下：

1. 心脾两亏　心主神志，脾志为思，若思虑过度，劳心伤神，致心脾两亏，心失所养，心神不宁，而成健忘。

2. 心肾不交　大病久病，身体亏虚或房劳过度，阴精暗耗，肾阴亏虚，不能上承于心；心火独亢，无以下交于肾，心肾不交则健忘。

3. 髓海空虚　肾藏精、生髓，上通于脑。脑为元神之府、精髓之海。年迈之人，五脏俱衰，精气亏虚，不能上充于脑，髓海空虚，神明失聪，则健忘。

4. 痰迷心窍　饮食不节，过食肥甘或思虑忧戚，损伤脾胃，脾失健运，痰浊内生；或情志不畅，肝郁化火，炼液为痰；痰浊上犯，心窍被蒙，失于聪敏，则致健忘。

5. 气滞血瘀　情志失调，肝失疏泄，气机不畅，则气滞血瘀；或痰浊阻滞，血行不畅，则痰瘀互结；脑络痹阻，神失所养，浊蔽不明，使人健忘。

总之，健忘病位在脑，在脏属心，与肝、脾、肾关系密切。病属本虚标实，以虚为多。本虚为气血不足，心脾两虚，肾精亏损，髓海不足，心肾不交；标实包括气滞、火郁、痰阻、血瘀。日久病多虚实夹杂，痰瘀互结，数脏同病。

二、诊断与鉴别诊断

（一）诊断

1. 发病特点　各年龄人群均可发病，但以中老年人多见。一般起病隐袭，病程较长。也有继发于热病重病、精神心理疾病之后者。

健忘之发生，临床有以此为主症者，亦有为兼症者，诊断时可视健忘的程度和与他症的关系加以分别。

2. 临床表现　记忆减退，遇事善忘或事过转瞬即忘，重者言谈中不知首尾，即《类证治裁·健忘论治》所谓："陡然忘之，尽力思索不来也。"常伴有心悸、少寐、头晕、反应迟钝等症。

（二）鉴别诊断

1. 痴呆　痴呆与健忘均有记忆障碍，且多见于中老年人，但两者有根本区别。痴呆记忆障碍表现为前事遗忘，不知不晓，并伴随有精神呆滞，沉默少语，语无伦次，时空混淆，计算不能，举动不经等认知障碍与人格改变。而健忘是知其事而善忘，未达到遗忘的程度。有少部分健忘患者久治不愈，可以发展为痴呆。

2. 郁证　郁证以情志抑郁为主证，虽有多忘，但属兼证，主要表现为神志恍惚，情绪不宁，悲忧欲哭，胁肋胀痛，善太息或咽中如有异物梗阻等。而健忘以遇事善忘为主，无情志抑郁之证。郁证以中青年女性多见，健忘多发于中老年人，且男女均可发病。

三、辨证论治

（一）辨证要点

1. 详审病因　引起健忘之原因甚多，当仔细分辨。如年老而健忘者，多缘五脏俱损，精气亏虚；

劳心过度而健忘者，缘心脾血虚之故；禀赋虚弱、神志不充者，缘先天不足，肾虚髓空；忧思太过、操劳过度者，以后天受损，脾虚精血不足居多。

2. 明辨虚实　健忘之证，虚者十居八九，但亦有邪实者。其虚多责之心、脾、肾之不足，其实则有痰气凝结与瘀血内停之不同。虚者可见体倦乏力、心悸少寐、纳呆语怯、腰酸耳鸣等症状，舌质淡或边有齿痕，脉多沉细无力或尺弱。其实者多有语言迟缓或神思欠敏等症状，舌苔白厚腻或舌质暗，脉多滑数或弦大。

（二）治疗原则

健忘，因虚而致者多，故治疗以补其不足为主要原则。补法之运用，或补益心脾，或交通心肾，或补肾填精，因证而异。若为气郁、痰阻、血瘀等证，当理气开郁、化痰泄浊、活血化瘀，同时兼顾扶正固本。

（三）分证论治

1. 心脾两亏　记忆减退，遇事善忘，精神倦怠，气短乏力，声低语怯，心悸少寐，纳呆便溏，面色少华。舌质淡，舌苔薄白或白腻，脉细弱无力。

病机：心藏神，脾主思，心脾两亏，则神志失藏，故记忆减退，遇事善忘；脾虚则气血生化不足，气虚则倦怠乏力，气短，神疲；心血虚则心悸，少寐；脾失健运，痰湿内生，则纳呆便溏，舌苔白腻；舌质淡，舌苔白，脉细弱无力，均为心脾两亏之征象。

治法：补益心脾。

方药：归脾汤。方中人参、黄芪、白术、甘草益气健脾；当归、龙眼肉养血和营；茯神、远志、酸枣仁养心安神益智；木香调气，使诸药补而不滞。诸药合用，则气血得补，心神得养，健忘可愈。可合用孔圣枕中丹。兼脘闷纳呆者，加砂仁、厚朴；兼不寐重者，加夜交藤、合欢皮、龙齿。

2. 心肾不交　遇事善忘，心烦失眠，头晕耳鸣，腰膝酸软或盗汗遗精，五心烦热。舌质红，苔薄白或少苔，脉细数。

病机：大病久病或房事不节，伤精耗气，精气亏虚，则脑髓失充，而肾阴亏于下，不能上承于心，心火亢于上，不能下交于肾，水火不济，心肾不交，均致神明失聪，遇事善忘；阴亏于下，阳亢于上，则头晕耳鸣；阴虚火旺，虚火内扰，心神不安，精关不固，则五心烦热，心悸失眠，盗汗遗精；肾为腰之府，肾虚故腰膝酸软。舌质红，苔少，脉细数，均为阴虚火旺之征。

治法：交通心肾。

方药：心肾两交汤化裁。方中熟地、山茱萸补肾益精；人参、当归益气养血；麦门冬、酸枣仁养阴安神；白芥子祛痰以宁心；黄连、肉桂上清心火，下温肾阳，交通心肾。如此，俾心肾交泰，水火既济，精足则神昌，健忘自可向愈。此外，朱雀丸、生慧汤等亦可酌情选用。

3. 髓海空虚　遇事善忘，精神恍惚，形体衰惫，气短乏力，腰酸腿软，发枯齿摇，纳少尿频。舌质淡，舌苔薄白，脉细弱无力。

病机：肾主藏精生髓，上通于脑。年老体衰，五脏俱亏，肾精亏虚，脑海不充，神明失聪，则遇事善忘，精神恍惚；肾主骨，其华在发，腰为肾之府，齿为骨之余，肾虚则腰酸腿软，发枯齿摇；肾与膀胱相表里，肾虚气化失司，州都失职，则尿频；精气亏虚则形体衰惫，气短乏力；脾失健运，则纳呆。舌质淡，舌苔白，脉细弱无力为精气虚弱之征。

治法：填精补髓。

方药：扶老丸。方中有人参、黄芪、白术、茯苓益气补脾；熟地、山茱萸、当归、玄参、麦门冬滋阴补肾；柏子仁、生酸枣仁、龙齿养心安神；石菖蒲、白芥子涤痰开窍。本方补后天以养气血，滋肝肾以益精髓，养荣健脑，宁心益智。若病重虚甚者，可合用龟鹿二仙膏，以加强补肾填精之功；伴心悸失眠者，可用寿星丸；偏于气阴亏虚，可用加减固本丸；阴阳两虚，可用神交汤。

4. 痰迷心窍 遇事善忘，头晕目眩，咯吐痰涎，胸闷体胖，纳呆呕恶，反应迟钝，语言不利。舌质淡，苔白腻，脉滑。

病机：脾失健运，聚湿生痰，痰浊上犯，痹阻脑络，蒙闭心窍，则致健忘，反应迟钝，语言不利；痰浊内阻，清窍不利，则头晕目眩，咯吐痰涎，胸闷；痰阻中焦，运化失司，胃气上逆，则纳呆呕恶；肥人多痰，故本证多见于体胖之人；舌质淡，苔白腻，脉滑，为痰饮之征象。

治法：涤痰通窍。

方药：导痰汤加石菖蒲、远志、白芥子。方中半夏、陈皮、茯苓、甘草燥湿健脾化痰；枳实行气化痰；胆南星化痰开窍。加用石菖蒲、远志、白芥子，以增涤痰开窍、宁心益智之功。若属热痰或痰郁化热，加竹沥、郁金、黄连；伴气虚，加党参、白术、黄芪；痰瘀互结，加丹参、川芎、红花、桃仁或合用血府逐瘀汤。

5. 气滞血瘀 记忆减退，遇事善忘，表情淡漠，情绪低落，胸胁胀闷，失眠头晕，唇甲青紫。舌质淡紫或有瘀斑、瘀点、舌苔白，脉弦或涩。

病机：七情失调，肝失疏泄，气滞血瘀，脑脉痹阻，则记忆减退，遇事善忘，即所谓"瘀在上则忘也"；肝气郁结，则表情淡漠，情绪低落，胸胁胀闷；气滞血瘀，心神失养，清窍不利，则失眠头晕；瘀血内阻，则唇甲青紫；舌质淡紫或有瘀斑、瘀点，舌苔白，脉弦或涩，为气滞血瘀之征。

治法：行气开郁，活血通络。

方药：气郁为主用逍遥散，血瘀为主用血府逐瘀汤。逍遥散中柴胡、薄荷疏肝行气醒脑；白芍、当归养血活血柔肝；白术、茯苓、甘草益气祛痰宁心。血府逐瘀汤中当归、生地、赤芍、川芎养血活血；桃仁、红花、牛膝活血化瘀；柴胡、桔梗、枳壳行气开郁；甘草调和诸药，调中和胃，顾护正气。两方气血并治，各有侧重，当因证选用。若肝郁气滞，心肾不交，可用通郁汤。下焦蓄血而健忘者，可用抵当汤下之。

四、其他

1. 单方验方 远志、石菖蒲等分煎汤，代茶饮。

2. 中成药 开心丸（《圣济总录·心脏门》）：远志、石菖蒲、白茯苓、人参四味，按4∶3∶3∶2的比例配方，为末，炼蜜制丸如梧桐子大。每服三十丸，米饮下，日再服，渐加至五十丸。

3. 针灸 如下所述。

（1）取穴百会、中脘、足三里。用艾条温灸百会30分钟，中脘针后加灸，足三里针刺补法，留针30分钟，每日治疗1次。

（2）耳针取穴心、肾、脑干、皮质下、内分泌反应点，采取耳穴压丸法。方法是：将药丸（王不留行、莱菔子）粘在0.8cm² 的医用胶布上，找准穴位压痛点贴上，每次每穴连续按压10下，每日按压3~5次，隔星期换压另一侧耳郭。按压时以局部出现酸、麻、胀、痛感为度。

4. 推拿 头部按摩：用十指指腹均匀搓揉整个头部的发根，从前到后、从左到右，次序不限，务必全部揉到。其重点揉搓穴位是百会、四神聪、率谷。反复3次。

（林晓波）

第七节 痴呆

一、概述

痴呆是多由髓减脑消或痰瘀痹阻脑络，神机失用而引起在无意识障碍状态下，以呆傻愚笨、智能低下、善忘等为主要临床表现的一种脑功能减退性疾病。轻者可见神情淡漠，寡言少语，反应迟钝，善忘等；重者为终日不语，或闭门独居，或口中喃喃，言词颠倒，或举动不经，忽笑忽哭，或不欲食，数日不知饥饿等。

西医学诊断的老年性痴呆、脑血管性痴呆及混合性痴呆、代谢性脑病、中毒性脑病等，可参考本篇进行辨证论治。

（一）病因病理

痴呆有因老年精气亏虚，渐成呆傻，亦有因情志失调、外伤、中毒等引起者。虚者多因气血不足，肾精亏耗，导致髓减脑消，脑髓失养；实者常见痰浊蒙窍、瘀阻脑络、心肝火旺，终致神机失用而致痴呆。临床多见虚实夹杂证。

1. 脑髓空虚　脑为元神之府，神机之源，一身之主，而肾主骨生髓通于脑。老年肝肾亏损或久病血气虚弱，肾精日亏，则脑髓空虚，心无所虑，精明失聪，神无所依而使灵机记忆衰退，出现迷惑愚钝，反应迟钝，发为痴呆。此类痴呆发病较晚，进展缓慢。

2. 气血亏虚　《素问·灵兰秘典论》曰："心者，君主之官，神明出焉。"《灵枢·天年》曰："六十岁心气始衰，苦忧悲。"年迈久病损伤于中，或情志不遂木郁克土，或思虑过度劳伤心脾，或饮食不节损伤脾胃，皆可致脾胃运化失司，气血生化乏源。心之气血不足，不能上荣于脑，神明失养则神情涣散，呆滞善忘。

3. 痰浊蒙窍　《石室秘录》云："痰气最盛，呆气最深。"久食肥甘厚味，肥胖痰湿内盛；或七情所伤，肝气久郁克伐脾土；或痫、狂久病积劳，均可使脾失健运，痰湿上扰清窍，脑髓失聪而致痴呆。

4. 瘀阻脑络　七情久伤，肝气郁滞，气滞则血瘀；或中风、脑部外伤后瘀血内阻，均可瘀阻脑络，脑髓失养，神机失用，发为痴呆。

5. 心肝火旺　年老精衰，髓海渐空，复因烦恼过度，情志相激，水不涵木，肝郁化火，肝火上炎；或水不济火，心肾不交，心火独亢，扰乱神明，发为痴呆。

总之，痴呆病位在脑，与肾、心、肝、脾四脏功能失调相关，尤以肾虚关系密切。其基本病机为髓减脑消，痰瘀痹阻，火扰神明，神机失用。其症候特征以肾精、气血亏虚为本，以痰瘀痹阻脑络邪实为标。其病性不外乎虚、痰、瘀、火。虚，指肾精、气血亏虚，髓减脑消；痰，指痰浊中阻，蒙蔽清窍；瘀，指瘀血阻痹，脑脉不通；火，指心肝火旺，扰乱神明。痰、瘀、火之间相互影响，相互转化，如痰浊、血瘀相兼而致痰瘀互结；肝郁、痰浊、血瘀均可化热，而形成肝火、痰热、瘀热，上扰清窍；若进一步发展耗伤肝肾之阴，水不涵木，阴不制阳，则肝阳上亢，化火生风，风阳上扰清窍，使痴呆加重。虚实之间也常相互转化，如实证的痰浊、瘀血日久，损伤心脾，则气血不足，或伤及肝肾，则阴精不足，均使脑髓失养，实证由此转化为虚证；虚证病久，气血亏乏，脏腑功能受累，气血运行失畅，或积湿为痰，或留滞为瘀，又可因虚致实，虚实兼夹而成难治之候。

（二）鉴别诊断

1. 郁病　郁病是以情志抑郁不畅，胸闷太息，悲伤欲哭或胸胁、胸背、脘胁胀痛，痛无定处，或咽中如有异物不适为特征的疾病；主要因情志不舒、气机郁滞所致，多见于中青年女性，也可见于老年人，尤其是中风过后常并发郁病，郁病无智能障碍症状。而痴呆可见于任何年龄，虽亦可由情志因素引起，但其以呆傻愚笨为主，常伴有生活能力下降或人格障碍，症状典型者不难鉴别。部分郁病患者常因不愿与外界沟通而被误认为痴呆，取得患者信赖并与之沟通后，两者亦能鉴别。

2. 癫证　癫证是以沉默寡言、情感淡漠、语无伦次、静而多喜为特征的精神失常疾病，俗称"文痴"，可因气、血、痰邪或三者互结为患，以成年人多见。痴呆则属智能活动障碍，是以神情呆滞、愚笨迟钝为主要表现的脑功能障碍性疾病。另一方面，痴呆的部分症状可自制，治疗后有不同程度的恢复；重证痴呆患者与癫证在临床症候上有许多相似之处，临床难以区分，CT、MRI 检查有助于鉴别。

3. 健忘　健忘是指记忆力差，遇事善忘的一种病证，其神志如常，晓其事却易忘，但告知可晓，多见于中老年患者；由于外伤、药物所致健忘，一般经治疗后可以恢复。而痴呆老少皆可发病，以神情呆滞或神志恍惚，不知前事或问事不知、告知不晓为主要表现，虽有善忘但仅为兼伴症，其与健忘之"善忘前事"有根本区别。健忘可以是痴呆的早期临床表现，这时可不予鉴别，健忘病久也可转为痴呆，CT、MRI 检查有助于两者的鉴别。

二、辨证治疗

（一）辨证要点

（1）痴呆是一种脑功能减退性疾病，临床以呆傻愚笨、智能低下、善忘等为主要表现。本病记忆力障碍是首发症状，先表现为近记忆力减退，进而表现为远记忆力减退。

（2）起病隐匿，发展缓慢，渐进加重，病程一般较长。患者可有中风、头晕、外伤等病史。

本病乃本虚标实之证，临床上以虚实夹杂者多见。本虚者不外乎精髓、气血；标实者不外乎痰浊、瘀血、火邪。无论为虚为实，都能导致脏腑功能失调以及髓减脑消。因而辨证当以虚实或脏腑失调为纲领，分清虚实，辨明主次。

辨虚实：本病病因虽各有不同，但终不出虚实两大类。虚者，以神气不足、面色失荣、形体枯瘦、言行迟弱为特征，并结合舌脉、兼次症，分辨气血、肾精亏虚；实者，智能减退、反应迟钝，兼见痰浊、瘀血、风火等表现。由于病程较长，症情顽固，还需注意虚实夹杂的病机属性。

辨脏腑：本病病位主要在脑，但与心、肝、脾、肾相关。若年老体衰、头晕目眩、记忆认知能力减退、神情呆滞、齿枯发焦、腰膝酸软、步履艰难，为病在脑与肾；若兼见双目无神，筋惕肉瞤，毛甲无华，为病在脑与肝肾；若兼见食少纳呆，气短懒言，口涎外溢，四肢不温，五更泻泄，为病在脑与脾肾；若兼见失眠多梦，五心烦热，为病在脑与心肾。

（二）治疗原则

虚者补之，实者泻之。补虚益损，解郁散结是其治疗大法。脾肾不足，髓海空虚之证，宜培补先天、后天，以冀脑髓得充，化源得滋；对于气郁血瘀痰滞者，气郁应开，血瘀应散，痰滞应清，以冀气充血活，窍开神醒。

（三）分证论治

1. 髓海不足　如下所述。

（1）主症：耳鸣耳聋，记忆模糊，失认失算，精神呆滞。发枯齿脱，腰脊酸痛，骨痿无力，步履艰难，举动不灵，反应迟钝，静默寡言。舌瘦色淡或色红，少苔或无苔，多裂纹；脉沉细弱。

（2）症候分析：肾主骨生髓，年高体衰，肾精渐亏，脑髓失充，灵机失运，故见精神呆滞，举动不灵，反应迟钝，记忆模糊，失认失算等痴呆诸症。肾开窍于耳，其华在发，肾精不足，故耳鸣耳聋，发枯易脱。腰为肾府，肾主骨，精亏髓少，骨骼失养，故见腰脊酸痛，骨痿无力、步履艰难；齿为骨之余，故齿牙动摇，甚则早脱。舌瘦色淡或色红，苔少或无苔，多裂纹，脉沉细弱为精亏之象。

（3）治法：补肾益髓，填精养神。

（4）处方：七福饮。方中重用熟地滋阴补肾，营养先天之本；合当归养血补肝；人参、白术、炙甘草益气健脾，强壮后天之本；远志、杏仁、宣窍化痰。本方填补脑髓之力尚嫌不足，应选加鹿角胶、龟甲胶、阿胶、紫河车、猪骨髓等血肉有情之品，还可以本方加减制蜜丸或膏剂以图缓治，或可用参茸地黄丸或河车大造丸补肾益精。若肝肾阴虚，年老智能减退，腰膝酸软，头晕耳鸣者，可去人参、白术、紫河车、鹿角胶，加怀牛膝、生地、枸杞子、女贞子、制首乌；若兼言行不一，心烦溲赤，舌质红，少苔，脉细而弦数，是肾精不足，水不制火而心火妄亢，可用六味地黄丸加丹参、莲子心、菖蒲等清心宣窍；也有舌质红而苔黄腻者，是内蕴痰热，干扰心窍，可加用清心滚痰丸去痰热郁结，泻痰热化净，再投滋补之品；若肾阳亏虚，证见面白无华，形寒肢冷，口中流涎，舌淡者，加热附片、巴戟天、益智仁、淫羊藿、肉苁蓉等。

2. 气血亏虚　如下所述。

（1）主症：呆滞善忘，倦怠嗜卧，神思恍惚，失认失算。少气懒言，口齿含糊，词不达意，心悸失眠，多梦易惊，神疲乏力，面唇无华，爪甲苍白，纳呆食少，大便溏薄。舌质淡胖边有齿痕；脉细弱。

（2）症候分析：心主神明，心之气血亏虚，神明失养，故见呆滞善忘，神思恍惚，失认失算等痴呆症状。心血不足，心神失养，故心悸失眠、多梦易惊；血虚不荣肌肤爪甲，故面唇无华、爪甲苍白。气虚则少气懒言，神疲乏力，倦怠嗜卧；脾气不足，胃气亦弱，故纳呆食少；脾气亏虚，水湿不化，故大便溏薄。气血亏虚，脉道失充，故脉细弱。

（3）治法：益气养血，安神宁志。

（4）方药：归脾汤。方中以人参、黄芪、白术、炙甘草补脾益气；当归养肝血而生心血；茯神、枣仁、龙眼肉养心安神；远志交通心肾而定志宁心；木香理气醒脾，以防益气补血之药滋腻滞气。纳呆食少，加谷芽、麦芽、鸡内金、山楂等消食；纳呆伴头重如裹，时吐痰涎，头晕时作，舌苔腻，加陈皮、半夏、生薏苡仁、白豆蔻健脾化湿和胃；纳呆伴舌红少苔，加天花粉、玉竹、麦冬、生麦芽养阴生津；失眠多梦，加夜交藤、合欢皮；若舌质偏暗，舌下有青筋者，加入川芎、丹参等以养血活血；若伴情绪不宁，易忧善愁者，可加郁金、合欢皮、绿萼梅、佛手等理气解郁之品。

3. 痰浊蒙窍　如下所述。

（1）主症：终日无语，表情呆钝，智力衰退，口多涎沫。头重如裹，纳呆呕恶，脘腹胀痛，痞满不适，哭笑无常，喃喃自语，呆若木鸡。舌质淡胖有齿痕，苔白腻；脉滑。

（2）症候分析：痰浊壅盛，上蒙清窍，脑髓失聪，神机失运，而致表情呆钝、智力衰退、呆若木鸡等症。痰浊中阻，中焦气机不畅，脾胃受纳运化失司，故脘腹胀痛、痞满不适、纳呆呕恶。痰阻气机，清阳失展，故头重如裹。口多涎沫，舌质淡胖有齿痕，苔腻，脉滑均为痰涎壅盛之象。

（3）治法：健脾化浊，豁痰开窍。

（4）方药：洗心汤。方中党参、甘草培补中气；半夏、陈皮健脾化痰；附子助阳化痰；茯神、枣仁宁心安神，神曲和胃。若纳呆呕恶，脘腹胀痛，痞满不适以脾虚明显者，重用党参、茯苓，可配伍黄芪、白术、山药、麦芽、砂仁等健脾益气之品；若头重如裹，哭笑无常，喃喃自语，口多涎沫以痰湿重者，重用陈皮、半夏，可配伍制南星、莱菔子、佩兰、白豆蔻、全瓜蒌、贝母等理气豁痰之品；痰浊化热，上扰清窍，舌质红，苔黄腻，脉滑数者，将制南星改用胆南星，并加瓜蒌、栀子、黄芩、天竺黄、竹沥；若伴有肝郁化火，灼伤肝血心阴，证见心烦躁动，言语颠倒，歌笑不休，甚至反喜污秽，或喜食炭灰，宜用转呆丹加味，本方在洗心汤基础上，加用当归、白芍柔肝养血，丹参、麦冬、天花粉滋养心胃阴液，用柴胡合白芍疏肝解郁，用柏子仁合茯苓、枣仁加强养心安神之力；属风痰瘀阻，证见眩晕或头痛，失眠或嗜睡，或肢体麻木阵作，肢体无力或肢体僵直，脉弦滑，可用半夏白术天麻汤；脾肾阳虚者，用金匮肾气丸加干姜、黄芪、白豆蔻等。

4. 瘀血内阻　如下所述。

（1）主症：言语不利，善忘，易惊恐，或思维异常，行为古怪。表情迟钝，肌肤甲错，面色黧黑，甚者唇甲紫暗，双目暗晦，口干不欲饮。舌质暗，或有瘀点瘀斑；脉细涩。

（2）症候分析：瘀阻脑络，脑髓失养，神机失用，故见表情迟钝，言语不利，善忘，思维异常，行为古怪等痴呆症状。瘀血内阻，气血运行不利，肌肤失养，故肌肤甲错，面色黧黑，甚者唇甲紫暗。口干不欲饮，舌质暗或有瘀点瘀斑，脉细涩均为瘀血之象。

（3）治法：活血化瘀，通络开窍。

（4）方药：通窍活血汤。方中麝香芳香开窍，活血散结通络；桃仁、红花、赤芍、川芎活血化瘀；葱白、生姜合菖蒲、郁金以通阳宣窍。如瘀血日久，血虚明显者，重用熟地、当归，再配伍鸡血藤、阿胶、鳖甲、蒸首乌、紫河车等以滋阴养血；气血不足，加党参、黄芪、熟地、当归益气补血；气虚血瘀为主者，宜补阳还五汤加减；若见肝郁气滞，加柴胡、枳实、香附疏肝理气以行血；久病血瘀化热，致肝胃火逆，证见头痛、呕恶等，应加钩藤、菊花、夏枯草、栀子、竹茹等清肝和胃之品；若痰瘀交阻伴头身困重，口流涎沫，纳呆呕恶，舌紫暗有瘀斑，苔腻，脉滑，可酌加胆南星、半夏、莱菔子、瓜蒌以豁痰开窍；病久入络者，宜加蜈蚣、僵蚕、全蝎、水蛭、地龙等虫类药以疏通经络，同时加用天麻、葛根；兼见肾虚者，可加益智仁、补骨脂、山药。

5. 心肝火旺　如下所述。

（1）主症：急躁易怒，善忘，判断错误，言行颠倒。眩晕头痛，面红目赤，心烦不寐，多疑善虑，心悸不安，咽干口燥，口臭口疮，尿赤便干。舌质红，苔黄；脉弦数。

（2）症候分析：脑髓空虚，复因心肝火旺，上扰神明，故见善忘，判断错误，言行颠倒，多疑善虑等痴呆之象。心肝火旺，上犯巅顶，故头晕头痛；气血随火上冲，则面红目赤。肝主疏泄，肝性失柔，情志失疏，故急躁易怒。心肾不交则心烦不寐、心悸不安。口臭口疮、口干舌燥、尿赤便干为火甚伤津之象，舌质红、苔黄，脉弦数均为心肝火旺之候。

（3）治法：清热泻火，安神定志。

（4）方药：黄连解毒汤。方中黄连可泻心火；黄芩、栀子清肝火；黄柏清下焦之火。加用生地清热滋阴，菖蒲、远志、合欢皮养心安神，柴胡疏肝。本方大苦大寒，中病即止，不可久服，脾肾虚寒者慎用。若心火偏旺者用牛黄清心丸；大便干结者加大黄、火麻仁。

三、病案选录

张××，男54岁，教员。住长沙市坡子街。

病名：痴呆。

病因：长期思虑，用脑过度，暗耗精血，致未老先衰，后天失于充养，髓海空虚，心神失养，发为呆病。

症候：患者头晕眼花，乏力，记忆力渐减，精神疲倦，嗜睡，性情急躁，且行动逐渐缓慢，表情呆板，寡言少语，齿落发脱。近半年来，时而傻笑，或胡言乱语，喃喃不休，吐字不清，行动迟缓，不欲食而不知饥，二便不能自理。舌质暗淡，脉细弱。

诊断：某医院诊断为"早老性痴呆"。脉证合参，此为未老先衰，髓海空虚，神失所养之候。肾藏精，精生髓，脑为髓海；脾为后天之本，气血生化之源，故脾肾亏虚，则精血不足，髓海空虚，脑神失其充养而见痴呆。

治法：健脾补肾，填精益髓，佐以活血通窍。

处方：熟地黄15g，枸杞子12g，菟丝子10g，鹿角霜10g，巴戟天10g，北黄芪15g，秦当归10g，紫丹参10g，漂白术10g，川芎片7g，山茱肉10g，五味子10g。

方用熟地、枸杞子、山茱肉补肾填精益髓。

效果：服15剂，病情略有改善。唯不欲食而不知饥，二便失禁尤为突出，上方去川芎、五味，加谷芽30g，益智仁12g，后再加人参、云苓等健脾之品，守方加减为百余剂，诸症基本消失。

（张明昊）

第六章

心系病证

第一节　惊悸、怔忡

一、定义

惊悸、怔忡是指患者自觉心中急剧跳动，惊慌不安，不能自主，或脉见参伍不调的一种病证。主要由于阳气不足，阴津亏损，心失所养；或痰饮内停，瘀血阻滞，心脉不畅所致。惊悸、怔忡虽属同类，但两者亦有区别：惊悸常因情绪激动、惊恐、劳累而诱发，时作时辍，不发时一如常人，其证较轻；怔忡则终日觉心中悸动不安，稍劳尤甚，全身情况较、差，病情较重。惊悸日久不愈，可发展为怔忡。

二、历史沿革

《内经》无惊悸、怔忡的病证名称，但有关于惊悸、怔忡临床证候及脉象的论述。如《素问·平人气象论篇》说："胃之大络，名曰虚里，贯鬲络肺，出于左乳下，其动应衣，脉宗气也。盛喘数绝者，则病在中；结而横，有积矣；绝不至曰死。乳之下，其动应衣，宗气泄也。"《素问·痹论篇》说："心痹者，脉不通，烦则心下鼓。"证之临床，若虚里的跳动，外可应衣，以及心痹时"心下鼓"，均属宗气外泄的征象，病者多自觉心悸怔忡。《灵枢·经脉》谈到心包络之病甚，则出现"心中憺憺大动"的症状。另一方面，惊悸怔忡患者，其脉搏亦常有相应的变化，或脉来疾数，或脉来缓慢，或脉律不齐，多有改变。《素问·平人气象论篇》中提到："人一呼脉一动，一吸脉一动，曰少气……人一呼脉四动以上曰死……乍疏乍数曰死。"《素问·三部九候论篇》说："参伍不调者病。"《灵枢·根结》说："持其脉口，数其至也，五十动而不一代者，五脏皆受气；四十动一代者，一脏无气；三十动一代者，二脏无气……不满十动一代者，五脏无气。"显然，这些关于脉搏过慢、过快、不齐等记载，与惊悸、怔忡的脉象变化是颇为吻合的，尤其是其中的脉律不齐，多属于惊悸怔忡范畴。

汉代张仲景在《金匮要略》中，正式以惊悸为病名，立"惊悸吐衄下血胸满瘀血病脉证治"篇，惊悸连称，并有"动即为惊，弱则为悸"的记载，认为前者是因惊而脉动，后者是因虚而心悸。同时，书中还提到"心下悸"、"水在肾，心下悸"等，大抵指因水停心下所致，因此多用半夏麻黄丸、小半夏加茯苓汤等治疗。又在《伤寒论·辨太阳病脉证治》里说："伤寒脉结代，心动悸，炙甘草汤主之。"炙甘草汤沿用至今，是治疗心悸的重要方剂之一。

唐代孙思邈《备急千金要方·心藏脉论》提出因虚致悸的观点："阳气外击，阴气内伤，伤则寒，寒则虚，虚则惊，掣心悸，定心汤主之。"

宋代严用和《济生方·惊悸怔忡健忘门》率先提出怔忡病名，并分别对惊悸、怔忡的病因病机、病情演变、治法方药等，作了比较详细的论述，认为惊悸为"心虚胆怯之所致也"、"或因事有所大惊，或闻虚响，或见异相，登高陟险，惊忤心神，气与涎郁，遂使惊悸。惊悸不已，变生诸证，或短气悸乏，体倦自汗，四肢水肿，饮食无味，心虚烦闷，坐卧不安"，治宜"宁其心以壮胆气"，选用温胆汤、远志丸作为治疗方剂。认为怔忡因心血不足所致，亦有因感受外邪及饮邪停聚而致者，"夫怔忡者，此心血不足也。又有冒风寒暑湿，闭塞诸经，令人怔忡。五饮停蓄，堙塞中脘，亦令人怔忡"，治疗"当随其证，施以治法"。

唐宋以来，历代医家论述渐丰，相继有所发挥。金代刘完素在《素问玄机原病式·火类》中，记述了怔忡的临床表现，明确指出："心胸躁动，谓之怔忡。"成无己亦指出："悸者，心忪是也，筑筑惕惕然动，怔怔忪忪，不能自安者是矣。"（《伤寒明理论·悸》）并提出了心悸发生的原因不外"气虚"、"停饮"二端。元代朱丹溪又提出了血虚致病的理论，认为惊悸与怔忡均由血虚所致，并强调了痰的致病作用。《丹溪心法·惊悸怔忡》中提出心悸当责之虚与痰，说："惊悸者血虚，惊悸有时，以朱砂安神丸"、"怔忡者血虚，怔忡无时，血少者多；有思虑便动，属虚；时作时止者，痰因火动"、"肥人属痰，寻常者多是痰。"

明清时期，对心悸的认识，百家争鸣，各有发挥，论述更为精要。如明代虞搏《医学正传·怔忡惊悸健忘证》认为惊悸、怔忡与肝胆有关，并对惊悸、怔忡两者的区别作了具体叙述："怔忡者，心中惕惕然动摇，而不得安静，无时而作者是也；惊悸者，蓦然而跳跃惊动，而有欲厥之状，有时而作者是也。"李梴《医学入门·惊悸怔忡健忘》指出："怔忡因惊悸久而成。"王肯堂《证治准绳·杂病·悸》承接《丹溪心法》"悸者怔忡之谓"的说法，明确提出："悸即怔忡，而今人分为两条，谬矣。"在引起心悸的原因方面，则认为"有汗吐下后正气内虚而悸者，有邪气交击而悸者，有荣卫涸流脉结代者，则又甚焉"。张景岳对惊悸、怔忡的病因病机和证治论述较全面，他在《景岳全书·怔忡惊恐》中，认为惊有因病而惊和因惊而病二证，因病而惊当察客邪，以兼治其标；因惊而病，宜"安养心神，滋培肝胆，当以专扶元气为主"。并提出："主气强者不易惊，而易惊者必肝胆之不足者也。"认为怔忡由劳损所致，且"虚微动亦微，虚甚动亦甚"。在治疗及护理上则主张："速宜节欲节劳，切戒酒色"、"速宜养气养精，滋培根本。"

至叶天士，对惊悸的认识更臻完善，认为病因主要有内伤七情，操持劳损，痰饮或水湿上阻，清阳失旷；或本脏阳气自虚，痰浊乘侮，水湿内盛，上凌于心；或宿哮痰火，暑热时邪，内扰心神。在治疗上，除了沿用前代医家常法外，对温病后期阴虚液耗所致惊悸，在复脉汤基础上，去姜、桂、参等温补，加白芍以养营阴，或用酸枣仁汤、黄连阿胶汤等甘柔养心阴，反对妄用辛散走泄。对心悸重证，或交通心肾，或填补精血，或培中以宁心。清代王清任对瘀血导致的心悸作了补充，《医林改错·血府逐瘀汤所治症目》说："心跳心忙，用归脾安神等方不效，用此方百发百中。"唐容川《血证论·怔忡》亦说："凡思虑过度及失血家去血过多者，乃有此虚证，否则多挟痰瘀，宜细辨之。"

三、范围

据本病的临床证候表现，西医学之各种原因引起的心律失常，如心动过速、心动过缓、过早搏动、心房颤动与扑动、房室传导阻滞、束支传导阻滞、病态窦房结综合征、预激综合征、心力衰竭、心肌炎、心包炎以及一部分神经症等，有本病表现者，可参考本篇辨证治疗，其他多种病证，如痹证、胸痹、咳喘、水肿、眩晕、热病等伴见心悸者，也可参考本篇辨证论治，并与有关篇章联系处理。

四、病因病机

惊悸怔忡的病因较为复杂，既有体质因素、饮食劳倦或情志所伤，亦有因感受外邪或药物中毒所致，其中体质素虚是发病的根本。病机包括虚实两方面，虚为气血阴阳亏虚，引起心神失养；实则痰浊、瘀血、水饮，而致心神不宁。

1. 心虚胆怯　心主神志，为精神意识活动之中枢，故《灵枢·邪客》云："心者，五脏六腑之大主也，精神之所舍也。"胆性刚直，有决断的功能。心气不虚，胆气不怯，则决断思虑，得其所矣。凡各种原因导致心虚胆怯之人，一旦遇事有所大惊，如忽闻巨响，突见异物，或登高陟险即心惊神摇，不能自主，惊悸不已，渐次加剧，稍遇惊恐，即作心悸，而成本病。故《济生方》指出："夫惊悸者，心虚胆怯之所致也。"

2. 心血不足　心主血，血赖心气的推动才能运行周身，荣养脏腑四肢百骸，故《素问·五脏生成篇》云："诸血者，皆属于心。"而心脏亦因有血液的奉养方能维持正常的生理活动。若禀赋不足，脏腑虚损；或病后失于调养；或思虑过度，伤及心脾；或触事不意，真血亏耗；或脾胃虚衰，气血生化乏源；或失血过多等，均可导致心血亏虚，使心失所养而发为惊悸、怔忡。《丹溪心法·惊悸怔忡》说："人之所主者心，心之所养者血，心血一虚，神气不守，此惊悸之所肇端也。"

3. 肝肾阴虚　肝藏血，主疏泄。肝阴亏虚导致心悸主要有 2 种情况：一是肝阴不足，肝血亏耗，使心血亦虚，心失所养而发为心悸。如《石室秘录》说："心悸非心动也，乃肝血虚不能养心也。"二是肝阴不足，则肝阳上亢，肝火内炽，上扰心神而致心悸。"肝为心母，操用神机，肝木与心火相煽动，肝阳浮越不僭，彻夜不寐，心悸怔忡，有不能支持之候"（引自《清代名医医案精华·凌晓五医案》）。

肝肾同源，肝阴不足亦可导致肾阴不足，肾水亏损亦可影响肝阴的亏耗。所以《石室秘录》谓："怔忡之证，扰扰不宁，心神恍惚，惊悸不已，此肝肾之虚而心气之弱也。"对于惊悸怔忡之发生与肝、肾的关系作了扼要说明。

4. 心阳不振　心主阳气，心脏赖此阳气维持其生理功能，鼓动血液的运行，以资助脾胃的运化及肾脏的温煦等。若心阳不振，心气不足则无以保持血脉的正常活动，亦致心失所养而作悸。心之阳气不足，一则致心失所养，心神失摄而为心悸，即心本身功能低下；再则是心阳不足，气化失利，水液不得下行，停于心下，上逆亦可为悸。另外，心气不足，血行不畅，心脉受阻，亦可致惊悸怔忡。因此，心气不足而致的惊悸怔忡，常虚实夹杂为患。

5. 痰饮内停　关于痰饮内停而致本病者，历代医家均十分重视。如《金匮要略》即提及水饮停聚的心悸，《丹溪心法》、《血证论》等亦谈到痰浊所致的心悸。《血证论·怔忡》说："心中有痰者，痰入心中，阻其心气，是以心跳不安。"至于痰饮停聚的原因，大致有以下几个方面。心血不足，如《证治汇补·惊悸怔忡》说："心血一虚，神气失守，神去则舍空，舍空则郁而停痰，痰居心位，此惊悸之所以肇端也"；脾肾阳虚，肾阳不足，开阖失司，膀胱气化不利，脾失健运，转输失权，则湿浊内停，脾肾阳虚，不能蒸化水液，而停聚成饮，寒饮上迫，心阳被抑，则致心悸；火热内郁，煎熬津液而成痰浊。如《医宗必读·悸》认为，心悸"证状不齐，总不外于心伤而火动，火郁而生涎也"。可见临床上痰饮内停致生本病者，多是虚实兼见，病机较为复杂。

6. 心血瘀阻　心主血脉，若因心气不足，心阳不振，阳气不能鼓动血液运行；或因寒邪侵袭，寒性凝聚，而使血液运行不畅甚至瘀阻；或因痹证发展，"脉痹不已，复感于邪，内舍于心"（《素问·痹论篇》）而成心痹，均会导致心脉瘀阻，而引起心悸怔忡。

7. 邪毒犯心　感受风寒湿邪，合而为痹，痹证日久，复感外邪，内舍于心，痹阻心脉，心血运行受阻，发为心悸；或风寒湿热之邪，由血脉内侵于心，耗伤心气心阴，亦可引起心悸；或温病、疫毒等毒邪犯心，灼伤营阴，耗伤气血，心神失养，亦可见心悸。

惊悸怔忡的病位主要在心，由于心神失养或不宁，引起心神动摇，悸动不安。但其发病与脾、肾、肺、肝四脏功能有关。

其病机变化主要有虚实两方面，以虚证居多，也可因虚致实，虚实夹杂。虚者为气、血、阴、阳亏损，使心失所养，而致心悸，实者多由痰火扰心，水饮上凌或心血瘀阻，气血运行不畅而引起。虚实之间可以互相转化。实证日久，正气亏耗，可分别兼见气、血、阴、阳之亏损，而虚证则又往往兼见实象。如阴虚可致火旺或夹痰热，阳虚易夹水饮、痰湿，气血不足易伴见气血瘀滞。痰火互结每易伤阴，瘀血可兼痰浊。此外，老年人怔忡多病程日久，往往进一步可以发展为气虚及阳，或阴虚及阳而出现心（肾）阳衰，甚则心阳欲脱，更甚者心阳暴脱而成厥、脱之变。

五、诊断与鉴别诊断

（一）诊断

1. 发病特点　本病病位在心，病机性质主要有虚实两方面。发作常由情志刺激、惊恐、紧张、劳倦过度、饮酒饱食等因素而诱发。多见于中老年患者。

2. **临床表现** 自觉心慌不安，心跳剧烈，神情紧张，不能自主，心搏或快速，或缓慢，或心跳过重，或忽跳忽止，呈阵发性或持续不止。伴有胸闷不适，易激动，心烦，少寐多汗，颤抖，乏力，头晕等。中老年发作频繁者，可伴有心胸疼痛，甚至喘促，肢冷汗出，或见晕厥。脉象可见数、疾、促、结、代、沉、迟等变化。心电图、监测血压及 X 线胸部摄片等检查有助于明确诊断。

（二）鉴别诊断

1. **胸痹心痛** 除见心慌不安，脉结或代外，必以心痛为主症，多呈心前区或胸骨后刺痛、闷痛，常因劳累、感寒、饱餐或情绪波动而诱发，多呈短暂发作。但甚者心痛剧烈不止，唇甲紫绀或手足青冷至节，呼吸急促，大汗淋漓，直至晕厥，病情危笃。胸痹心痛常可与心悸合并出现。

2. **奔豚** 奔豚发作之时，亦觉心胸躁动不安，《难经·五十六难》："发于小腹，上至心下，若豚状或上或下无时。"称之为肾积。《金匮要略·奔豚气病脉证治》："奔豚病从小腹起，上冲咽喉，发作欲死，复还止，皆从惊恐得之。"其鉴别要点在于：惊悸怔忡系心中剧烈跳动，发自于心；奔豚乃上下冲逆，发自小腹。

3. **卑慄** 卑慄与怔忡相类，其症"痞塞不饮食，心中常有所怯，爱处暗室，或倚门后，见人则惊避，似失志状"（《证治要诀·怔忡》）。其病因在于"心血不足"。怔忡亦胸中不适，心中常有所怯。惊悸、怔忡与卑慄鉴别要点在于：卑慄之胸中不适由于痞塞，而惊悸、怔忡缘于心跳，有时坐卧不安，并不避人。而卑慄一般无促、结、代、疾、迟等脉象出现。

六、辨证论治

（一）辨证

1. **辨证要点** 如下所述。

（1）分清虚实：惊悸、怔忡证候特点多为虚实相兼，虚者系指脏腑气血阴阳亏虚，实者多指痰饮、瘀血、火邪之类。痰饮、瘀血等虽为病理产物或病理现象，但在一定情况下，可形成惊悸、怔忡的直接病因，如水停心下、痰火扰心、瘀阻心脉等。因此辨证时，不仅要注意正虚一面，亦应重视邪实一面，并分清虚实之程度。正虚程度与脏腑虚损情况有关，即一脏虚损者轻，多脏虚损者重。在邪实方面，一般来说，单见一种夹杂者轻，多种合并夹杂者重。

（2）辨明惊悸、怔忡：大凡惊悸发病，多与情志因素有关，可由骤遇惊恐，忧思恼怒，悲哀过极或过度紧张而诱发，多为阵发性，实证居多，但也存在正虚因素。病来虽速，病情较轻，可自行缓解，不发时如常人。怔忡多由久病体虚、心脏受损所致，无精神因素亦可发生，常持续心悸，心中惕惕，不能自控，活动后加重。病来虽渐，病情较重，每属虚证，或虚中夹实，不发时亦可见脏腑虚损症状。惊悸日久不愈，亦可形成怔忡。

（3）结合辨病辨证：对惊悸、怔忡的临床辨证应结合引起惊悸、怔忡原发疾病的诊断，以提高辨证准确性，如功能性心律失常所引起的心悸，常表现为心率快速型心悸，多属心虚胆怯，心神动摇；冠心病心悸，多为阳虚血瘀，或由痰瘀交阻而致；病毒性心肌炎引起的心悸，初起多为风温干犯肺卫，继之热毒逆犯于心，随后呈气阴两虚，瘀阻络脉证；风心病引起的心悸，多由风湿热邪杂至，合而为痹，痹阻心脉所致；病态窦房结综合征多由心阳不振，心搏无力所致；慢性肺源性心脏病所引起的心悸，则虚实兼夹为患，多心肾阳虚为本，水饮内停为标。

（4）详辨脉象变化：脉搏的节律异常为本病的特征性征象，故尚需辨脉象，如脉率快速型心悸，可有一息六至之数脉，一息七至之疾脉，一息八至之极脉，一息九至之脱脉，一息十至以上之浮合脉。脉率过缓型心悸，可见一息四至之缓脉，一息三至之迟脉，一息二至之损脉，一息一至之败脉，两息一至之夺精脉。脉律不整型心悸，脉象可见有数时一止，止无定数之促脉；缓时一止，止无定数之结脉；脉来更代，几至一止之代脉，或见脉象乍疏乍数，忽强忽弱。临床应结合病史、症状，推断脉症从舍。一般认为，阳盛则促，数为阳热，若脉虽数、促而沉细、微细，伴有面浮肢肿，动则气短，形寒肢冷，舌质淡者，为虚寒之象。阴盛则结，迟而无力为虚寒，脉象迟、结、代者，一般多属虚寒，其中结脉表示气血凝滞，代脉常表示元气虚衰、脏气衰微。凡久病体虚而脉象弦滑搏指者为逆，病情重笃而脉象散乱模糊者为病危之象。

2. 证候 如下所述。

[心虚胆怯]

（1）症状：心悸，善惊易恐，坐卧不安，多梦易醒，食少纳呆，恶闻声响。舌象多正常，脉细略数或弦细。

（2）病机分析：心虚则神摇不安，胆怯则善惊易恐，故心悸多梦而易醒；心虚胆怯，脾胃失于健运，故食少纳呆；胆虚则易惊而气乱，故恶闻声响；惊则脉细小数，心肝血虚则脉细略数或弦细。

[心脾两虚]

（1）症状：心悸气短，头晕目眩，面色不华，神疲乏力，纳呆腹胀。舌质淡，脉细弱。

（2）病机分析：心主血脉，脾为气血生化之源，心脾两虚则气血生化不足，血虚不能养心，则致心悸气短；血虚不能上荣于头面，故头晕目眩，面色不华；心脾两虚，气血俱亏，故神疲乏力；脾虚失于健运，故纳呆腹胀；舌为心苗，心主血脉，心血不足，故舌质淡，脉细弱。

[心阴亏虚]

（1）症状：心悸易惊，心烦失眠，口干，五心烦热，盗汗。舌红少津，脉细数。

（2）病机分析：心阴亏虚，心失所养，故心悸易惊；心阴亏虚，心火内生，故致心烦，不寐，五心烦热；虚火逼迫津液外泄则致盗汗；虚火耗津以致口干；舌红少津，脉细数，为阴虚有热之象。

[肝肾阴虚]

（1）症状：心悸失眠，五心烦热，眩晕耳鸣，急躁易怒，腰痛遗精。舌红少津，脉细数。

（2）病机分析：肾阴不足，肝阴亏损，故心悸、五心烦热；肝阳上亢故眩晕；肾水不足则耳鸣；肝火内炽，故易怒，引动心火则烦躁；阴虚火旺则舌红少津，细数之脉亦为肝肾阴虚之征。

[心阳不振]

（1）症状：心悸不安，动则尤甚，形寒肢冷，胸闷气短，面色㿠白，自汗，畏寒喜温，或伴心痛。舌质淡，苔白，脉虚弱，或沉细无力。

（2）病机分析：久病体虚，损伤心阳，心失温养，则心悸不安；不能温煦肢体，故面色㿠白，肢冷畏寒；胸中阳气虚衰，宗气运转无力，故胸闷气短；阳气不足，卫外不固，故自汗出；阳虚则寒盛，寒凝心脉，心脉痹阻，故心痛时作；阳气虚衰，无力推动血行，故脉象虚弱无力。

[水饮凌心]

（1）症状：心悸，胸脘痞满，渴不欲饮，小便短少或下肢水肿，形寒肢冷，眩晕，恶心呕吐，泛涎。舌淡苔滑，脉弦滑或沉细而滑。

（2）病机分析：阳虚不能化水，水邪内停，上凌于心，饮阻气机，故见心悸，胸脘痞满，渴不欲饮，小便短少或下肢水肿；饮邪内停，阳气不布，则见形寒肢冷；饮邪内停，阻遏清阳，则见眩晕；胃失和降，饮邪上逆，则恶心呕吐，泛涎。舌淡苔滑，脉弦滑或沉细而滑皆为阳虚饮停之象。

[痰浊阻滞]

（1）症状：心悸短气，心胸痞闷胀满，痰多，食少腹胀，或有恶心。舌苔白腻或滑腻，脉弦滑。

（2）病机分析：痰浊阻滞心气为本证的主要病机。正如《血证论·怔忡》所说："心中有痰者，痰入心中，阻其心气，是以心跳不安。"故见心悸短气之症；由于痰浊阻滞，上焦之气机不得宣畅，故见心胸痞闷胀满；中焦气机不畅，则致食少腹胀；胃失和降则见恶心；痰多，苔腻，脉弦滑，均为内有痰浊之象。

[心血瘀阻]

（1）症状：心悸怔忡，短气喘息，胸闷不舒，心痛时作，或形寒肢冷。舌质暗或有瘀点、瘀斑，脉虚或结代。

（2）病机分析：或由心阳不振，或因阴虚血灼，或因痹证发展，均可导致血脉瘀阻，而使心失所养，引起心悸；血瘀气滞，心络挛急，不通则心痛，胸闷；气血不畅，则短气喘息；血脉不通，阳不外达故形寒肢冷；舌质暗，脉虚亦为血瘀之象；心脉瘀阻，气血运行失和，故脉律不匀，而成结代之象。

［邪毒犯心］

（1）症状：心悸，胸闷，气短，左胸隐痛。发热，恶寒，咳嗽，神疲乏力，口干渴。舌质红，少津，苔薄黄。脉细数，或结代。

（2）病机分析：外感风热，侵犯肺卫，故咳嗽，发热恶寒。表证未及发散，邪毒犯心，损及阴血，耗伤气阴，心神失养，故见心悸，胸闷；阴液耗损，口舌失润，故口干渴，舌少滓；气短，神疲乏力乃气虚表现。舌质红，苔薄黄为感受风热之象，脉细数或结代为气阴受损之征。

（二）治疗

1. 治疗原则　如下所述。

（1）补虚为基本治则：由于本证的病变部位主要在心，证候特点是虚实相兼，以虚为主，故补虚是治疗本病的基本治则。

（2）兼以祛邪：当视脏腑亏虚情况的不同，或者补益气血之不足，或者调理阴阳之盛衰，以求阴平阳秘，脏腑功能恢复正常，气血运行调畅。本病的邪实，以痰饮内停及瘀血阻络最为常见，故化痰涤饮、活血化瘀也为治疗本病的常用治则。又因惊悸、怔忡以心中悸动不安为主要临床症状，故常在补虚及祛邪的基础上，酌情配伍养心安神或镇心安神的方药。

总之，益气养血、滋阴温阳、化痰涤饮、活血化瘀及养心安神，为治疗惊悸怔忡的主要治则。

2. 治法方药　如下所述。

［心虚胆怯］

（1）治法：益气养心，镇惊安神。

（2）方药：平补镇心丹加减。方用人参、五味子、山药、茯苓益气健脾；天门冬、生地、熟地滋养心阴；肉桂配合前述药物，有鼓舞气血生长之效；远志、茯苓、酸枣仁养心安神；龙齿、朱砂镇惊安神；车前子可去。全方共奏益气养心，镇惊安神之功。

心虚胆怯而挟痰者，当用十味温胆汤为治。因为此类患者易受惊恐，故除药物治疗之外，亦当慎于起居，保持环境安静，方能使药物效用巩固。

此外，龙齿镇心丹、琥珀养心丹、宁志丸等方剂，也具有益气养心、镇心安神的功效，临床可酌情选用。

［心脾两虚］

（1）治法：健脾养心，补益气血。

（2）方药：归脾汤加减。方中用人参、黄芪、白术、炙甘草益气健脾，以资气血生化之源；当归、龙眼肉补养心血；酸枣仁、茯神、远志养心安神；木香理气醒脾，使补而不滞。

心血亏虚，心气不足，而见心动悸、脉结代者，可用炙甘草汤益气养血，滋阴复脉。方中用人参、炙甘草、大枣益气健脾；地黄、阿胶、麦门冬、麻仁滋阴养血；桂枝、生姜行阳气；加酒煎药，取其通利经脉，以增强养血复脉的作用。

心脾两虚，气血不足所致的心悸怔忡，亦可以选用十四友汤、益寿汤或七福饮等具有益气养血、养心安神功效的方剂进行治疗。

［心阴亏虚］

（1）治法：滋养阴血，宁心安神。

（2）方药：天王补心丹或朱砂安神丸。前方用天门冬、麦门冬、玄参、生地滋养心阴；当归、丹参补养心血；人参、茯苓补心气；酸枣仁、柏子仁、五味子、远志养心安神；朱砂镇心安神。后方用生地、当归滋阴养血；黄连清心泻热；朱砂镇心安神；甘草调和诸药。二方同为滋阴养血，宁心安神之剂，但前方偏于补益，清心作用较弱，以心气不足、阴虚有热者为宜；后者则重在清热，滋阴作用不强，对阴虚不甚而心火内动者较为适合。

除以上二方外，对心阴亏虚的患者，尚可采用安神补心丹或四物安神汤治疗。

［肝肾阴虚］

（1）治法：滋养肝肾，养心安神。

（2）方药：一贯煎合酸枣仁汤加减。一贯煎中，以沙参、麦门冬、当归、生地、枸杞子等滋养肝肾；川楝子疏肝理气。酸枣仁汤以酸枣仁养心安神；茯苓、甘草培土缓肝；川芎调血养肝；知母清热除烦。一贯煎侧重滋养肝肾，酸枣仁汤侧重养血安神，两方联合使用，可获滋补肝肾，补血宁心之功。若便秘可加瓜蒌仁，并重用生地；阴虚潮热，手足心热者，可加地骨皮、白薇；口渴者加石斛、玉竹。肝肾阴虚，虚火内炽，以致心肝火旺，而见心烦、急躁易怒、舌质红者，可加黄连、栀子清心泻火。

本证用一贯煎合朱砂安神丸治疗，亦可收到较好效果。此外，尚可用宁静汤加减化裁治疗。

［心阳不振］

（1）治法：温补心阳。

（2）方药：桂枝甘草龙骨牡蛎汤。方中桂枝、炙甘草温补心阳；生龙骨、生牡蛎安神定悸。心阳不足，形寒肢冷者，加黄芪、人参、附子；大汗出者，重用人参、黄芪，加煅龙骨、煅牡蛎，或加山茱萸，或用独参汤煎服；兼见水饮内停者，选加葶苈子、五加皮、大腹皮、车前子、泽泻、猪苓；夹有瘀血者，加丹参、赤芍、桃仁、红花等；兼见阴伤者，加麦门冬、玉竹、五味子；若心阳不振，以心动过缓为著者，酌加炙麻黄、补骨脂、附子，重用桂枝；如大汗淋漓，面青唇紫，肢冷脉微，喘憋不能平卧，为亡阳征象，当急予独参汤或参附汤，送服黑锡丹，或参附注射液静推或静滴，以回阳救逆。

［水饮凌心］

（1）治法：振奋心阳，化气行水。

（2）方药：苓桂术甘汤加味。本方主要功用是通阳行水，是"病痰饮者，当以温药和之"的代表方。方中茯苓，淡渗利水；桂枝、甘草，通阳化气；白术，健脾祛湿。兼见恶心呕吐，加半夏、陈皮、生姜；阳虚水泛，下肢水肿，加泽泻、猪苓、车前子、防己、葶苈子、大腹皮；兼见肺气不宣，肺有水湿者，表现咳喘，加杏仁、前胡、桔梗以宣肺，葶苈子、五加皮、防己以泻肺利水；兼见瘀血者，加当归、川芎、刘寄奴、泽兰叶、益母草；若肾阳虚衰，不能制水，水气凌心，症见心悸，喘咳，不能平卧，尿少水肿，可用真武汤。

［痰浊阻滞］

（1）治法：理气化痰，宁心安神。

（2）方药：导痰汤加减。方中以半夏、陈皮理气化痰；茯苓健脾渗湿；甘草和中补土；枳实、制天南星行气除痰。可加酸枣仁、柏子仁、远志养心安神。痰浊蕴久化热，痰热内扰而见心悸失眠，胸闷烦躁，口干苦，舌苔黄腻，脉象滑数者，则宜清热豁痰，宁心安神，可用黄连温胆汤加味。属于气虚夹痰所致的心悸，治宜益气豁痰，养心安神，可用定志丸加半夏、橘红。

［心血瘀阻］

（1）治法：活血化瘀

（2）方药：血府逐瘀汤加减。方中桃仁、红花、川芎、赤芍、牛膝活血祛瘀；当归、生地养血活血，使瘀去而正不伤；柴胡、枳壳、桔梗疏肝理气，使气行血亦行。

心悸怔忡虽以正虚为主，但瘀血阻滞心络为常见的病变。在运用本方时，可根据患者虚实兼夹的不同情况加减化裁。兼气虚者，可去柴胡、枳壳、桔梗，加黄芪、党参、黄精补气益气；兼血虚者，加熟地、枸杞子、制何首乌补血养血；兼阴虚者，去柴胡、枳壳、桔梗、川芎，加麦门冬、玉竹、女贞子、旱莲草等养阴生津；兼阳虚者，去柴胡、桔梗，酌加附子、肉桂、淫羊藿、巴戟天等温经助阳。

［邪毒犯心］

（1）治法：清热解毒，益气养阴。

（2）方药：银翘散合生脉散加减。方中重用金银花、连翘辛凉透表，清热解毒；配薄荷、牛蒡子疏风散热；芦根、淡竹叶清热生津；桔梗宣肺止咳；人参益气生津；麦门冬益气养生津；五味子生津止咳，共具清热解毒，益气养阴之功，治疗邪毒犯心所致气阴两虚，心神失养之证。热毒甚者，加大青叶、板蓝根；若夹血瘀，症见胸痛不移，舌质紫暗有瘀点、瘀斑者，加丹皮、丹参、益母草、赤芍、红花；若夹湿热，症见纳呆，苔黄腻者，加茵陈、苦参、藿香、佩兰；若兼气滞，症见胸闷、喜叹息者，可酌加绿萼梅、佛手、香橼等理气而不伤阴之品；口干渴，加生地、玄参；若邪毒已去，气阴两虚为主者，用生脉散加味。

当然，临床所见证候不止以上几种，且疾病进程中亦多有变化，故临证必须详审。遇有证候变化，治疗亦应随之而变化，切不可徒执一法一方。

对于惊悸怔忡的治疗，要抓住病变主要在心及重在调节2个环节。因其病主要在心，故常于方中酌用养心安神之品。凡活动后惊悸、怔忡加重者，宜加远志、酸枣仁、柏子仁，以助宁心之功。凡活动后惊悸怔忡减轻者，多为心脉不通，当加郁金、丹参、川芎之属，以增通脉之力。另一方面，本病发生亦与其他脏腑功能失调或虚损有关，因此，治疗又不可单单治心，而应全面考虑，分清主次；若原发在他脏，则应着重治疗他脏，以除病源。

本病晚期，气血双亏，阴阳俱损，临床表现常以心肾两衰为主，治疗中更应谨守益气与温阳育阴兼用之大法，以防阳脱阴竭之虞。

3. 其他治法　如下所述。

（1）单方验方

1）苦参20克，水煎服。适用于心悸而脉数或促的患者。

2）苦参合剂：苦参、益母草各20克，炙甘草15克，水煎服。适用于心悸而脉数或促者。

3）朱砂0.3克，琥珀0.6克，每日2次，吞服，适用于各种心动过速。

（2）中成药

1）珍合灵：每片含珍珠粉0.1克，灵芝0.3克，每次2～4片，每日3次。

2）宁心宝胶囊：由虫草头孢菌粉组成，每次2粒，每日3次。

3）稳心颗粒：由黄精、人参、三七、琥珀、甘松组成，每次9克，每日3次。

4）益心通脉颗粒：由黄芪、人参、丹参、川芎、郁金、北沙参、甘草组成，每次10克，每日3次。

5）灵宝护心丹：由红参、麝香、冰片、三七、丹参、蟾酥、牛黄、苏合香、琥珀组成，每次3～4丸，每日3～4次。

（3）药物外治：生天南星3克，川乌3克。共为细末，用黄蜡熔化摊于手心、足心。每日1次，晚敷晨取，10次为一个疗程。适用于心悸患者。

（4）针灸

1）体针：主穴选郄门、神门、心俞、巨阙。随证配穴：心胆气虚配胆俞，心脾两伤配脾俞，心肾不交配肾俞、太溪，心阳不振配膻中、气海，心脉痹阻配血海、内关。

2）耳针：选交感、神门、心、耳背心。毫针刺，每日1次，每次留针30分钟，10次为一个疗程。或用揿针埋藏或王不留行贴压，每3～5日更换1次。

3）穴位注射：选心俞、脾俞、肾俞、肝俞、内关、神门、足三里、三阴交。药用复方当归注射液，或复方丹参注射液，或维生素B_{12}，每次选2～3穴，每穴注射0.5～1毫升，隔日注射1次。

七、转归及预后

心悸仅为偶发、短暂阵发者，一般易治，或不药而解；反复发作或长时间持续发作者，较为难治，但其预后主要取决于本虚标实的程度，邪实轻重，脏损多少，治疗当否及脉象变化等情况。如患者气血阴阳虚损程度较轻，未兼瘀血、痰饮，病损脏腑单一，治疗及时得当，脉象变化不显著，病证多能痊愈。反之，脉象过数、过迟、频繁结代或乍疏乍数者，治疗颇为棘手，预后较差，甚至出现喘促、水肿、胸痹心痛、厥脱等变证、坏证，若不及时抢救，预后极差，甚至猝死。心悸初起，病情较轻，此时如辨证准确，治疗及时，且患者能遵医嘱，疾病尚能缓解，甚至恢复。若病情深重，特别是老年人，肝肾本已损亏，阴阳气血亦不足，如病久累及肝肾，致真气亏损愈重，或者再虚中夹实，则病情复杂，治疗较难。

八、预防与护理

治疗引起心律失常的基础疾病，如积极治疗冠心病、肺心病；对于高血压患者应控制好血压；有风湿热者则宜抗风湿；有高脂血症者应注意饮食清淡，并予以降脂药；积极预防感冒，防治心肌炎；严禁吸烟。

患者应保持精神乐观，情绪稳定，坚定信心，坚持治疗。对心虚胆怯及痰火扰心、阴虚火旺等引起的心悸，应避免惊恐及忧思恼怒等精神刺激。

轻症可从事适当体力活动，以不觉劳累，不加重症状为度，避免剧烈活动。对水饮凌心、心血瘀阻等重症心悸，应嘱其卧床休息，保持生活规律。

应饮食有节，进食营养丰富而易消化吸收的食物，忌过饥、过饱、烟酒、浓茶，易低脂、低盐饮食。心气阳虚者忌过食生冷，心气阴虚者忌辛辣炙焯，痰浊、瘀血者忌过食肥甘，水饮凌心者宜少食盐。

药物治疗十分重要，治疗过程中应坚持服药，症状缓解后，亦当遵医嘱服药巩固一段时间。

九、现代研究

（一）辨证治疗

严氏将本病的病因归纳为邪、情、痰、瘀、虚五个字。病机归纳为：痰饮、瘀血内停；或心阴亏虚、心气不足、气阴两伤；或阴阳失调；或心阳不振、心肾阳虚等。临床上主要采用益气养心法、温通心阳法、滋阴宁心法、养心定志法、化痰泻热法、活血通脉法、疏肝理气法等治疗。

王氏指出本病病因病机在于气阴不足为本，痰瘀互阻为标，治疗时须辨证与辨病相结合，审度虚实偏重或虚实并重，益气养阴治其本，化痰逐瘀治其标。强调无论"补"或"通"，都应以"通"为重点。益气养阴为主的基本方为：炙黄芪 30 克，生地、太子参各 12 克，麦门冬、玉竹、郁金、降香各 10 克，丹参 15 克，五味子 6 克。痰瘀并治的基本方为：瓜蒌、薤白、法半夏、陈皮、淡竹茹、石菖蒲、郁金、降香各 10 克，茯苓、丹参各 15 克。

袁氏认为，本病为本虚标实之证，气血阴阳不足为本，血瘀、痰浊、水饮等为标，以虚证为多，常虚实兼夹，治疗上采用益气养阴、温肾助阳、理气化瘀、健脾利湿、化痰清热、镇心安神为法，常用保元生脉饮（人参、黄芪、肉桂、麦门冬、五味子、炙甘草）、黄连温胆汤、血府逐瘀汤之类加减。

周氏等观察规范化中医辨证治疗本病的临床疗效。将 150 例本病患者随机单盲分成观察组 100 例、对照组 50 例，观察组采用规范化中医辨证治疗，对照组采用常规西药治疗。结果在症状改善方面，规范化中医辨证治疗比常规西药治疗疗效要好。

（二）分型治疗

1. 快速性心律失常　王氏等观察参麦注射液加稳心颗粒治疗急性病毒性心肌炎伴快速性心律失常的疗效。结果：治疗组应用参麦注射液加稳心颗粒后抗快速性心律失常的总有效率明显优于对照组。

宋氏等用复律煎剂治疗快速性心律失常患者，用心律平作对照。结果：治疗组总有效率优于对照组。

邢氏等观察养心定悸冲剂治疗快速性心律失常的临床疗效。结果：治疗组疗效要比对照组疗效好。

2. 缓慢性心律失常　治疗较困难，尤其是病窦综合征是一种较严重的顽固难治性心律失常。近年来中医治疗报道较多，且收到良好效果。

屈氏等治疗了 86 例缓慢性心律失常患者，将本病分为气阴两虚、气滞血瘀、痰湿阻遏 3 种证型，运用温阳通脉、益气化瘀、理气化痰等方法治疗，疗效满意。

冯氏等认为本病为心肾阳虚而导致阴寒凝滞，瘀血阻于心脉，属本虚标实之证，治疗当用温阳益气活血化瘀之法，以振奋心肾之阳气，使血脉流通，扶正复脉，经用此法治疗 46 例本病患者，临床症状改善明显。

刘氏等应用温通心阳、养血活血法治疗40例缓慢性心律失常患者，并设立阿托品对照组31例，结果治疗组在临床症状改善和动态心电图检查结果两方面均明显优于对照组。

杜氏用调律冲剂（由淫羊藿、黄芪、参三七、黄精、山楂、茶叶、炙甘草组成，具有温补心肾、化瘀复脉之功）治疗病态窦房结综合征取得较好疗效，且优于心宝丸对照组。

3. 早搏　钱氏验证了复方苦参颗粒剂（苦参、黄芪、党参、麦门冬、柏子仁、炙甘草）治疗室性早搏的疗效，与对照组心律平相比较，结果两组总有效率无明显差异。

樊氏用脉安颗粒（由人参、丹参、徐长卿、郁金、苦参组成）在临床上与普罗帕酮对照观察治疗各类早搏66例，结果两组总有效率相当，而对患者临床症状的改善方面明显优于对照组。

李氏等观察宁心汤（黄芪、炒白术、薏苡仁、谷芽、麦芽、茯苓等）治疗过早搏动患者206例。结果：治疗组总有效率优于对照组。

十、小结

惊悸、怔忡的病因主要是体质素虚（久病或先天所致的气血阴阳亏虚或脏腑功能失调）、情志内伤，以及外邪侵袭。此三者互相影响，互为因果．有主有从，其中体质素虚是发病的根本。本病的病位在心，但亦常与其他脏腑有密切关系。其病机变化不外虚、实两端。虚为气、血、阴、阳的亏虚，以致心气不足或心失所养；实则多为痰饮内停或血脉瘀阻，以致心脉不畅，心神不宁。虚实两者常互相夹杂，虚证之中，常兼痰浊、水饮或血瘀为患；实证之中，则多有脏腑虚衰的表现。

本病在临床上，应与胸痹心痛、奔豚、卑慄相鉴别。对于本病的辨证，应着重辨明惊悸与怔忡之不同，虚实夹杂的情况，脏腑亏损的程度，以及脉象的变化。

益气养血、滋阴温阳、涤痰化饮、活血化瘀为治疗惊悸怔忡的主要治则。心气不足治宜补益心气；心阴亏虚治宜滋养阴血、宁心安神；心脾两虚治宜健脾养心、补益气血；肝肾阴虚治宜滋养肝肾、养心安神；脾肾阳虚治宜温补脾肾、利水宁心；心虚胆怯治宜益气养心、镇惊安神；痰浊阻滞治宜理气化痰、宁心安神；血脉瘀阻治宜活血化瘀。因本病以心中悸动不安为主要临床特点，所以对各种证型的惊悸怔忡，都经常配伍养心安神的药物，有时尚需采用重镇安神之品，但重镇安神药一般不宜久用。

近几年来，应用中医药治疗缓慢性心律失常及快速性心律失常取得一定疗效，研究工作有一定的进展。

附方

（1）苓桂术甘汤（《金匮要略》）：茯苓　桂枝　白术　甘草。

（2）天王补心丹（《摄生秘剖》）：人参　玄参　丹参　茯苓　五味子　远志　桔梗　当归　天门冬　麦门冬　柏子仁　酸枣仁　生地。

（3）朱砂安神丸（《医学发明》）：朱砂　黄连　生地　当归　甘草。

（4）安神补心丹（《沈氏尊生》）：当归　生地　茯神　黄芩　川芎　白芍　白术　酸枣仁　远志　麦门冬　玄参　甘草。

（5）四物安神汤（《万病回春》）：生地　当归　白芍　熟地　麦门冬　酸枣仁　黄连　茯神　竹茹　栀子　朱砂　乌梅。

（6）归脾汤（《济生方》）：白术　茯神　黄芪　龙眼肉　酸枣仁　人参　木香　甘草　当归　远志。

（7）炙甘草汤（《伤寒论》）：炙甘草　大枣　阿胶　生姜　人参　生地　桂枝　麦门冬　麻仁。

（8）十四友汤（《和剂局方》）：人参　黄芪　茯神　肉桂　当归　酸枣仁　地黄　远志　桃仁　阿胶　紫石英　龙齿　朱砂。

（9）益寿汤（《世医得效方》）：人参　黄芪　远志　茯神　酸枣仁　柏子仁　木香　白芍　当归　甘草　大枣　紫石英。

（10）七福饮（《景岳全书》）：人参　白术　远志　甘草　当归　酸枣仁　熟地。

（11）一贯煎（《柳州医话》）：沙参　麦门冬　当归　生地　枸杞子　川楝子。

（12）酸枣仁汤（《金匮要略》）：酸枣仁　甘草　知母　茯苓　川芎。

（13）宁静汤（《石室秘录》）：熟地　玄参　麦门冬　白芍　酸枣仁　人参　白术　白芥子。

（14）真武汤（《伤寒论》）：茯苓　芍药　白术　生姜　附子。

（15）平补镇心丹（《和剂局方》）：龙齿　朱砂　人参　山药　肉桂　五味子　天门冬　生地　熟地　远志　茯神　酸枣仁　茯苓　车前子。

（16）十味温胆汤（《医学入门》）：甘草　人参　陈皮　茯苓　熟地　半夏　酸枣仁　远志　枳实　五味子。

（17）龙齿镇心丹（《和剂局方》）：龙齿　远志　天门冬　熟地　山药　茯神　车前子　麦门冬　桂心　地骨皮　五味子。

（18）琥珀养心丹（《证治准绳》）：琥珀　龙齿　石菖蒲　远志　黑豆　甘草　茯神　酸枣仁　人参　当归　生地　朱砂　黄连　柏子仁　牛黄。

（19）宁志丸（《证治准绳》）：人参　茯神　茯苓　远志　柏子仁　酸枣仁　当归　琥珀　石菖蒲　朱砂　乳香。

（20）导痰汤（《济生方》）：半夏　橘红　茯苓　甘草　天南星　枳实。

（21）温胆汤（《备急千金要方》）：半夏　橘红　茯苓　甘草　竹茹　枳实　大枣。

（22）定志丸（《和剂局方》）：石菖蒲　远志　人参　茯神　朱砂。

（23）血府逐瘀汤（《医林改错》）：当归　生地　桃仁　红花　枳壳　赤芍　柴胡　甘草　桔梗　川芎　牛膝。

（24）银翘散（《温病条辨》）：金银花　连翘　桔梗　薄荷　竹叶　甘草　荆芥　淡豆豉　牛蒡子。

（25）生脉散（《备急千金要方》）：人参　麦门冬　五味子。

（26）桂枝甘草龙骨牡蛎汤（《伤寒论》）：桂枝　炙甘草　龙骨　煅牡蛎。

（27）独参汤（《景岳全书》）：人参。

（28）参附汤（《正体类要》）：人参　附子。

（张明昊）

第二节　胸痹心痛

　　胸痹者，乃胸间闭塞而痛也。其主证为胸憋，心痛。心痛多呈间歇性，其痛多向颈、臂或左上胸膺部延伸，常兼见心悸短气。严重病者出现四肢逆冷、汗出、脉微欲绝等"阳脱"危候。鉴于疼痛程度、兼挟症状和病程的新久，"胸痹"的病势较轻，感觉胸中气塞痞闷不舒，重者兼见胸痛和背痛。病势沉重者为"真心痛"。形成胸痹的原因大多为胸阳不足，阴乘阳位，气机不畅所致。即上焦阳虚，阴邪上逆，闭塞清旷之区，阳气不通之故。《医宗金鉴·胸痹心痛短气病脉证治》曰："凡阴实之邪，皆得以乘阳虚之胸，所以病胸痹心痛。"

　　胸痹最早见于《灵枢·本脏》："肺大则多饮，善病胸痹，喉痹逆气。"次见于《金匮要略·胸痹心痛短气病脉证治》："胸痹，不得卧，心痛彻背者……"古代文献对胸痹的记载《诸病源候论·胸痹候》甚为详尽，"胸痹之候，胸中幅幅如满，噎塞不利，羽羽如痒，喉里涩，唾燥；甚者，心里强痞急痛，肌肉苦痹，绞急如刺，不得俯仰，胸前皮皆痛，手不能犯，胸满短气，咳唾引痛，烦闷，自汗出，或彻背膂。其脉浮而微者是也。"唐孙思邈对胸痹的证候论述亦甚明了："胸痹之病，令人胸中坚满痹急痛……胸中幅幅而满短气咳，唾引痛，咽塞不利，羽羽如痒，喉中干燥，时咳欲呕吐，烦闷自汗出，或彻引背痛。"（《备急千金要方·胸痹第七》）

　　后世医家对胸痹的证候、脉象、治疗以及病理机转论述均有发展，如《类证治裁》曰："胸痹胸中阳微不运，久则阴乘阳位而为痹结也。其症胸满喘息，短气不利，痛引心背，由胸中阳气不舒，浊阴得以上逆，而阻其升降，甚则气结咳唾，胸痛彻背。夫诸阳受气予胸中，必胸次空旷，而后清气转运，布息展舒。胸痹之脉，阳微阴弦，阳微知在上焦，阴弦则为心痛。此《金匮》《千金》均以通阳主治也。"又如余无言叙述："所谓胸痹，统一胸部而言，且其痛，有放散性及牵掣性……有胁下逆抢心，诸逆心悬痛，心痛彻背，背痛彻心……"（《金匮要略新义》）

心痛者，古人有称为真心痛。《灵枢·厥病》曰："真心痛，手足青至节，心痛甚，旦发夕死，夕发旦死。"《素问·脏气法时论》称心痛为"胸中痛"；《金匮要略·胸痹心痛短气病脉证治》形容心痛为"心痛彻背，背痛彻心"。《脉经·心小肠部第二》记载心痛脉象："心脉……微急为心痛引背。"隋唐以后对心痛的论述有了发展，《诸病源候论·心痛病诸候》曰："心痛者，风冷邪气乘于心也。其痛发，有死者，有不死者，有久成疹者。心为诸脏主而藏神，其正经不可伤，伤之而痛，为真心痛，朝发夕死，夕发朝死。心有支别之络脉，其为风冷所乘，不伤于正经者，亦令心痛，则乍间乍甚，故成疹不死。又心为火，与诸阳汇合，而手少阴心之经也。若诸阳气虚，少阴之经，气逆，谓之阳虚阴厥，亦令心痛，其痛引喉是也。"这里确切地说明心痛的病因为"风冷邪气"侵及于心，"支别之络脉"而成疾，并将心痛分为"乍间乍甚"及"成疹不死"之轻症，"朝发夕死，夕发朝死"的重笃危象。

《备急千金要方·胸痹第七》对心痛之危候认识颇清楚，心痛"不治之，数日杀人"。此者，虽然指出了本病预后不良，但也指出尚有治疗机会。

后世医家对心痛的论述亦甚多，《丹台玉案》曰："卒然大痛无声，面青气冷，咬牙噤齿，手足冰冷者，乃真心痛也"。又如《世医得效方》说，心痛"不暇履治"，未得到医生治疗即死，明代李梴形容"一至即死"心痛来势之急。

古人曾将心痛和胃脘痛误认为一证，使后人认识含糊，很难辨识，至明代王肯堂对心痛和胃脘痛有了明确的认识。《证治准绳》曰："或问丹溪言，心痛即胃痛，然乎？曰：心与胃各一脏，其病形不同，因胃脘痛处在心下，故有当心而痛之名，岂胃脘痛即心痛者哉！历代方论，将二者混叙于一门，误自此始。"这里明确地指出心痛与胃脘痛为两种病，不应混淆。

综上所述，历代文献虽然有单言胸痹，或单言心痛，但胸痹、心痛二者的病变部位皆在心胸，而且常常为共同发生，又相互影响，故二者的病因、证候以及治疗有着密切联系，因此本文合而述之。

临床上，究其病因、病理和脏腑辨证相结合的原则，本病可分为 13 个证候类型：①外感风寒、内舍于心；②阳虚气滞、痰涎壅塞；③阳气不足，脉行不畅；④胸中气塞、饮邪挟痰；⑤郁怒伤肝，气结胸膺；⑥怒火伤肝、气瘀停胸；⑦阴寒厥冷、遏阻心阳；⑧气滞血瘀、脉络闭阻；⑨心阴不足、内热灼营；⑩心气不足、心阳虚损；⑪心肾阳虚，津伤蚀气；⑫阴阳两虚，气血不继；⑬心阳欲脱、肺心衰竭。论其治法就胸痹心痛而言，实证固当用攻法，但不可一味地攻邪，适当照顾正气；虚证固当用补法，亦不可专恃补益，适当运用"通法"，补中寓"通"，既可补而不滞，亦是通痹止痛之方法。

一、证候治疗

（一）外感风寒　内舍于心

1. 四诊摘要　胸痛胸闷，虚里处隐隐作痛，咳嗽痰多，形寒畏冷，头痛身疼，骨节烦痛，舌淡，肺浮紧。

2. 辨证分析　素体阳虚或心阳不振，摄生不慎外感六淫、风寒束表、内舍胸膺、阴占阳位、寒邪犯上、客凝胸中、胸阳不振、心脉痹阻或收缩或痉挛，故胸痛、胸闷、虚里处隐隐作痛；风寒束表，内合其肺，肺失肃降，故咳嗽痰多；肺主皮毛，故形寒畏冷；寒主收引，寒为阴邪，故头身关节烦疼，舌淡、脉浮紧乃外感风寒之征象。

3. 论治法则　助阳解表，宣痹通络。

4. 首选方剂　麻黄附子细辛汤《伤寒论》方解：体质素来心气不足或阳虚之体，或有胸痹心痛宿疾。一旦外感风寒，寒邪遏闭心阳，阳气不展，心脉痹阻，胸痹心痛辄发。方用附子温经助阳，离空高照，阴霾自散；麻黄辛温发汗解表，开无形肺气，细辛发汗化痰，祛风止痛。三药合用，内助阳宣痹，外解表通络，宿疾邪病同治。古方组合之妙，异病同治之法，实开后学另一法门。

5. 备用方剂　当归四逆汤《伤寒论》方解：本方仲景用来治疗手足厥寒，脉细欲绝之厥阴病，以养血祛寒为主，故冠以当归，病机乃血虚寒滞，营血内虚，阳气被阻，不能温于四末，不能温行脉中。此与外感风寒，内舍于心的胸痛心痛，有异病同治之理。方用桂枝、细辛温散寒邪，宣痹通络止痛；当归、白芍养血活血；白芍、甘草同用，可缓急止痛；通草可上通乳络，下达膀胱，入经通络，气机畅达，大枣养营和胃。诸药组成，共成助阳解表、宣痹通络之功。

6. 随症加减　咳嗽痰多者加葶苈子、紫苏子、头痛甚者加蔓荆子、白芷、川芎；关节烦疼，舌苔白腻者加威灵仙、苍术、薏苡仁；胸痛剧且四肢不温，冷汗出者，可含化苏合香丸，温开通窍止痛。

（二）阳虚气滞，痰涎壅塞

1. 四诊摘要　胸憋时痛，心痛彻背，胸脘痞满，胁下逆抢心，喘息短气不得卧，咳嗽，痰多而盛，神疲乏力，形寒肢冷，舌苔白或厚腻，舌质淡，脉弦滑或沉迟或紧数。

2. 辨证分析　本证由于风寒外束而致上焦阳气不足，阴邪上乘，寒饮停滞所引起。阴寒之邪入侵则凝滞，凝滞则气逆，气逆则胸痹心痛。《素问·举痛论》曰："经脉流行不止，环周不休，寒气入经而稽迟，泣而不行，客于脉外则血少，客于脉中则气不通，故卒然而痛。"又说："寒气客于脉外则脉寒，脉寒则缩蜷，缩蜷则脉细急……故卒然而痛。"总之，其病机：一为痰涎壅塞，气滞不通；一为中焦虚寒，大气不运。前者为实证，后者为虚证。实证者，除见胸痛之主证外，尚有胸满，胁下逆抢心之症，因气滞于胸，故胸满较甚，同时又影响于肝胃，肝胃气逆，所以胁下之气又上逆抢心；虚证者，神疲乏力，形寒畏冷，发语音低，脉沉迟，乃气虚之故也。《金匮要略方论本义·胸痹》曰："胸痹自是阳微阴盛矣，心中痞气，气结在胸，正胸痹之病状也，再连胁下之气俱逆而抢心，则痰饮水气，俱乘阴寒邪动而上逆，胸胃之阳全难支拒矣。"此即余无言所称之；"胸痹而兼心痞气，气结在胸"之谓也。（《金匮要略新义》）

胸背为阳，寸口亦为阳。今上焦阳气不足，故寸口脉沉而迟，胃脘以上寒邪停滞，故关上脉小紧数，紧数相加出现弦滑之象。上焦阳虚气滞，故出现呼吸短促而喘息，咳嗽、唾痰以及胸背疼痛等症。《金匮要略论注》曰："谓人之胸中如天，阳气用事，故清肃时行，呼吸往还，不愆常态，津液上下，润养无壅；痹则虚而不充，其息乃不匀而喘，唾乃随咳而生。胸为前，背为后，其中气痹则前后俱痛，上之气不能常下，则下之气能时上而短矣。寸口主阳，因虚伏出不鼓则沉而迟，关主阴，阴寒相搏则小紧数。"舌苔白或白腻或厚，舌质淡，均因痰湿之故。

3. 论治法则　通阳散结，豁痰下气。

4. 首选方剂　瓜蒌薤白半夏汤。方解：瓜蒌开胸中之痰结；薤白辛温通阳；白酒之轻扬，能引药上行；半夏逐饮降逆，行阳破阴。《金匮要略编注》曰："……瓜蒌苦寒，润肺消痰而下逆气，薤白辛温，通阳散邪，以白酒宣通营卫，使肺通调，则痹自开矣。"本方出于《金匮要略》"胸痹不得卧，心痛彻背者，瓜蒌薤白半夏汤主之"条，用于因胸阳不足，痰涎壅塞，病变在胸，喘息咳唾，心痛彻背者适合。

按：白酒为米酒之初熟者。《金匮要略语译》曰："白酒，有两说，曹颖甫即用高粱酒。《千金方》系白哉浆，《外台秘要》称白哉酒。哉，读'再'，程敬通解为酢浆，也就是米醋。"

5. 备用方剂　导痰汤。方解：半夏辛温性燥，功能燥湿化痰，消痞散结，橘红理气化痰，使气顺则痰降，气化则痰化，茯苓健脾利湿，甘草、生姜和中补脾，使脾健则湿化痰消，更加天南星、枳实、瓜蒌，使积聚之痰化，胸中正气得伸。《医方集解》曰：二陈汤"加胆星、枳实为导痰汤……导痰汤加木香、香附名顺气导痰汤，治痰结胸满，喘咳上逆。"

6. 随症加减　有热化之象者，如苔黄腻，舌质淡红时，瓜蒌薤白半夏汤去白酒加贝母、前胡、葶苈子；寒甚者去瓜蒌加附子、陈皮、杏仁、干姜；胸闷重者，酌加郁金、石菖蒲、檀香；胸痛剧者，酌选红花、延胡索、丹参，或加宽胸丸、冠心苏合丸等以辛温通阳，芳香化浊；痰阻络脉，咳痰不爽者，加远志、炙枇杷叶等。

胸痹、心痛其症除胸痛、心痛、喘息、咳唾、短气之外，尚有胸满，胁下逆抢心为实证，方用瓜蒌薤白白酒汤去白酒加厚朴、枳实、桂枝即枳实薤白桂枝汤，以通阳散结，降逆平冲，除主证之外尚有神疲乏力，形寒畏冷，发语低微，脉沉迟为虚证者，可用人参汤（即理中汤）补中助阳，阳气振奋，则阴寒自散。《医宗金鉴·胸痹心痛短气病脉证治》曰："心中，即心下也。胸痹病，心下痞气，闷而不通者虚也。若不在心下而气结在胸，胸满连胁下，气撞心者实也。实者用枳实薤白桂枝汤主之，倍用枳朴者，是以破气降逆为主也。虚者用人参汤主之（即理中汤），是以温中补气为主也。由此可知，痛有补法，塞因塞用之义也。"

（三）阳气不足，脉行不畅

1. 四诊摘要　心悸不安，胸闷气短，动则尤甚，伴见面色㿠白，形寒肢冷，胸冷背凉，舌胖质淡、苔白，脉结代或虚弱无力。

2. 辨证分析　久病体虚，慢性疾患迁延日久，宗气不足；或急病暴病耗气伤阳，阳气脱泄，心气衰竭、虚脱；或老年体衰、脏气不足、心气衰退；或素体先天不足、心气心阳虚衰。心阳心气皆有热能含义，能推动血液在脉管内运引，生生息息，循环无端。"运血者，即是气"，（唐容川语）心气心阳有推动温煦血脉的作用。而今心气心阳虚衰、阳热温煦功能不足，"阳虚者，阴必凑之"，阴寒之邪阻滞血脉，导致血脉运行不畅，或见痉挛，或见阻塞，由于心居胸中膈上两肺之间，故见心悸不安胸闷；"心主身之血脉"（《素问·痿论》），血脉营养全身，心气不足，故见短气、胸闷、动则尤甚；心气心阳不足、血脉空虚，故见面色㿠白，"血脱者，色白，夭然不泽"，（《灵枢·决气》）即指此而言。阴阳互根，今心阳心气不足，"阳虚者，寒动于中"，故见形寒肢冷，胸冷背凉；"心气通于舌"（《灵枢·脉度》），心气足，心阳盛则舌红柔润，今心气、心阳不足，故舌淡；温煦失职，血行涩滞，故脉见结、代，或虚弱无力。

3. 论治法则　益气复脉。

4. 首选方剂　炙甘草汤。方解：《伤寒论·辨太阳病脉病并治》曰："伤寒，脉结代，心动悸，炙甘草汤主之。甘草、生姜、人参、生地黄、桂枝、阿胶、麦门冬、麻仁、大枣，一名复脉汤。"方中炙甘草甘温益气，补心气，助心阳通经脉，利血气，治心悸不安，脉结代，是为君药；人参、大枣益气安胃，培补中州，"血化中焦"，资脉血之本源；生地黄、阿胶、麦冬、火麻仁补血滋阴，充养心阴，妙用桂枝、生姜辛温之品，振阳气，调营卫。合而用之，俾气血充足，阴阳调合，心阳得补，心阴得充，心之动悸，脉之结代者，自能恢复正常。本方在使用时，酒、水同煎是其特色。盖酒性辛热，可助行药势，温煦经脉，同时方中生地黄与酒同煎，临床证明养血复脉之力卓著。古人"地黄得酒良"之说，信不诬也。《肘后备急方》《备急千金要方》方书中，酒和地黄同用的方剂多具活血行血之功效。

5. 备用方剂　保阴煎《顾松园医镜》。方解：方用龟甲、鳖甲血肉有情之品，滋补肾阴；生地黄、熟地黄、天冬、麦冬、玉竹补血养阴；磁石、酸枣仁安神镇惊除烦；茯苓、山药健脾和胃，以资化源；龙眼肉养心治怔忡；更用牛膝、地骨皮，活血通络，制其温补之品燥热之弊。诸药同用，共奏养阴补血、宁心安神之功。

6. 随症加减　脉迟无力者，加熟附子片；形寒肢冷者加桂枝、干姜；心烦失眠者加黄连、肉桂（交泰丸）；易感冒者加黄芪、防风；脘腹饱胀，连及胸膺者加百合、乌药；肝郁气滞、胃脘疼痛者加良姜、广木香（女子用香附）；头晕耳鸣者加天麻、夏枯草。

（四）胸中气塞，饮邪挟痰

1. 四诊摘要　胸闷短气，头晕目眩，胸胁支满，咳逆吐涎，小便不利，舌苔薄白，舌质淡，脉沉细。

2. 辨证分析　本证因寒邪犯肺，胸中气塞，饮邪挟痰所致。本证为胸痹之轻症，所以只出现胸中气塞短气，尚未发展到胸痛。短气是由于水气阻滞所致，因肺主通调水道，水道不通，则阻碍其呼吸之路，故发生短气。《金匮要略补注》曰："胸痹既有虚实，又有轻重，故痹之重者，必彻背彻心者也，轻者不然，然而何以亦言痹，以其气塞而不舒，短而弗畅也。"《医宗金鉴·胸痹心痛短气病脉证治》曰："胸痹胸中急痛，胸痛之重者也，胸中气塞，胸痹之轻者也。胸为气海，一有其隙，若阳邪干之则化火，火性气开不病痹也。若阴邪干之则化水，水性气阖，故令胸中气塞短气，不足以息，而胸痹也。"

饮邪者，乃脾阳不运，以致水饮停聚。阳明经脉走胸，少阳经脉走胁，因经气既虚，水饮凝聚，影响经气输注，所以胸胁支满；头晕目眩，为饮邪上冒所致，咳逆吐涎为水饮上逆之故；小便不利，乃肾阳不能气化之故；舌苔脉象均为胸中气塞与饮邪之象。《金匮要略方论本义》曰："此痰饮之在胃，而痞塞阻碍及于胸胁，甚至支系亦苦满，而上下气行愈不能利，清阳之气不通，眩晕随之矣。此虽痰饮之邪未尝离胃，而病气所侵，已如斯矣。"

3. 论治法则　宣肺利水，疏利胃气。

4. 首选方剂　茯苓杏仁甘草汤、橘枳姜汤合方。方解：茯苓化水逐饮，杏仁利肺气，甘草和胃气，使中宫有权，肺气畅利，则水饮多消。《金匮要略补注》曰："……茯苓逐水，杏仁散结，用之当矣，又何于甘草，盖以短气则中土不足也，土为金之母也。"陈皮理气，枳实泄满，生姜温胃行水。曹颖甫曰："……湿痰阻气，以疏气为主，而橘皮、枳实以去痰。"（《金匮要略发微》）《神农本草经》曰："茯苓主胸胁逆气，杏仁主下气，甘草主寒热邪气，为治胸痹之轻剂。"

按：本证一属于饮，一属于气滞，这主要是以病机方面而言。而在临证中，二者不能截然分开。因此，二方合之而用，但临证也不应拘泥于此，可以分用，也可以与栝蒌薤白汤配伍运用。

5. 备用方剂　苓桂术甘汤。方解：方中茯苓健脾，渗湿利水为主药；桂枝通阳化气，温化水饮为辅药；白术健脾燥湿为佐药；甘草补脾益气，调和诸药为使药。四味合用，温运脾阳，可为治本之剂。《金匮要略》曰："病痰饮者，当以温药和之……短气有微饮，当从小便去之。"《删补名医方论》曰："茯苓淡渗逐饮出下窍，因利而去，故用以为君，桂枝通阳疏水走皮毛，从汗而解，故以为臣，白术燥湿，佐茯苓消痰以除支满，甘草补中，佐桂枝建土以制水邪也。"

6. 随症加减　呃逆者，酌加枳壳、竹茹、半夏；大便不实者，枳实易枳壳；有水肿者，酌加薏苡仁、冬瓜皮、大腹皮、防己以健脾利湿。

（五）郁怒伤肝，气结胸膺

1. 四诊摘要　急躁易怒，心胸满闷，虚里隐隐作痛，头目、少腹胀痛，口苦咽干，呕恶不食，舌边红，苔薄黄，脉弦数。

2. 辨证分析　肝主疏泄，性喜条达，由于精神刺激，郁怒伤肝，而使肝脏疏泄功能过亢，肝气横逆上冲气结胸中，故见心胸满闷；气郁不畅，虚里隐隐作痛；气机不升不降，头目、少腹皆胀痛；肝气横逆，犯胃克脾，胃不纳，脾不运，故呕恶不食，肝气化火，故见口苦咽干，舌边红，苔薄黄，脉弦数。

3. 论治法则　平肝理气，清热泻火。

4. 首选方剂　龙胆泻肝汤（《医宗金鉴》）。方解《金匮翼》："肝火盛而胁痛者，肝火实也，其人气急善怒。"郁怒伤肝，肝气横逆上冲，气结胸中不得疏泄，从而化火，疾患生焉。方用苦寒之龙胆草泻肝胆之火，柴胡疏肝开郁，和解退热，二者同用泄肝疏肝，平肝皆寓意其中；黄芩、栀子泻热除烦；木通、车前子、泽泻清利湿热；阳邪伤阴劫液，肝体阴而用阳，故用生地黄、当归柔肝养肝，刚脏济之以柔，甘草和中解毒，"益用甘味之药"，肝气得疏得平，肝火得清得泻，肝脏得柔得养，方证合拍，收平肝理气、清热泻火之功效。

5. 备用方剂　柴胡疏肝散《景岳全书》。方解：柴胡、炙甘草、枳壳、白芍乃仲景名方四逆散，能疏肝理气，调解心胸气机郁滞，胀闷不舒；柴胡配枳壳，一升一降，调畅气机；白芍伍甘草，疏缓心胸挛痛；香附理血中之气而循常道而行；川芎气中血药，活血兼理气，不失为备用方剂。

6. 随症加减　胸闷心痛甚者，加炒蒲黄、五灵脂、降香；热盛者加牡丹皮、栀子；胃痛泛酸者加黄连、吴茱萸；舌苔白厚腻者，加苍术、草豆蔻；便秘者加生大黄。

（六）怒火伤肝，气瘀停胸

1. 四诊摘要　急躁易怒，气逆胸闷，心胸憋闷刺痛，痛引肩背内侧，口唇指甲青紫，舌紫或有瘀点、瘀斑，脉细涩或见结代。

2. 辨证分析　喜怒不节，情志内伤，怒火伤肝，气逆于上，郁积胸中，气滞而致血瘀，胸阳不能宣通，怒气、痰浊、瘀血阻塞心络，故心胸憋闷刺痛；心肺同居上焦，肺失肃降，故见气逆胸闷；手少阴心经循肩背而行，故痛引肩背内侧；舌紫或有瘀斑，脉细涩，为气滞血瘀所致；脉或见结代，乃心阳不足且有气滞之征。

3. 论治法则　平肝降气，活血化瘀。

4. 首选方剂　通窍治血汤《医林改错》。方解：本证病机乃气滞血瘀，心阳痹阻，不能舒展，宜选用降气通络，活血化瘀，辛香化浊之药予之，通窍活血汤乃首选。方用川芎活血行气止痛，其辛香走散之力最强，张元素谓其"上行头目，下达血海"通达气血；赤芍活血，长于治疗血滞；桃仁破血行瘀；红花活血散瘀；红枣建中和胃，固其生化之源；老葱、鲜姜用其辛香之性味，行气化浊；尤妙用麝香走窜通闭，开窍镇痉，通络止痛，胸痹、心痛发作者，投之即止。用黄酒作煎，其辛温走窜之力，要有助于降气、活血。全方九味药有降气、止痛、活血、化瘀之功效。

5. 备用方剂　冠心苏合丸《中华人民共和国药典》。方解：苏合香理气宽胸；乳香活血祛瘀，疗血滞之痛；檀香降气，又可清阳明之热，还可化太阴之湿；冰片通窍，散火止痛；青木香理气滞，"塞者通之"最为所长。诸药合用，有理气宽胸，活血通络，宣痹止痛之功效，常法炼蜜为丸，有缓图之意也。

6. 随症加减　胸闷不舒者，加瓜蒌、薤白、桂枝；畏寒肢冷者，加附子、肉桂；短气乏力者，加人参、炙甘草；胸膺刺痛明显，舌有瘀斑者加丹参、三七；舌苔白腐者加石菖蒲、郁金。

（七）阴寒厥冷，遏阳心阳

1. 四诊摘要　胸痛胸闷，心痛彻背，背痛彻心，四肢厥冷，喜暖喜温，面色苍白，或紫黯灰滞，爪甲青紫，脉沉紧，或结代，舌质淡或青紫。

2. 辨证分析　本证因先天禀赋不足，或后天折丧太过，阳气大虚，阴寒之气上冲，即《素问·举痛论》所指之"寒气客于背俞之脉……其俞注于心，故相引痛。"所以心痛牵引及背，背痛牵引及心，相互牵掣，疼痛剧烈，发作有时，经久不瘥。《金匮要略心典》曰："心背彻痛，阴寒之气，遍满阳位，故前后牵引作痛"，沈氏云："邪感心包，气应外俞，则心痛彻背，邪袭背俞，气从内走，则背痛彻心。俞脏相通，内外之气相引，则心痛彻背；背痛彻心"。又因寒气厥逆，病位偏下，病程较长，以痛为主，故四肢厥冷，爪甲青紫，脉象沉紧等，其他如面色苍白、喜暖喜温等均为阴寒之象。

3. 论治法则　扶阳通痹，峻逐阴邪。

4. 首选方剂　赤石脂丸。方解：乌头、附子、川花椒、干姜均为大辛大热之品，用之驱寒止痛，并用赤石脂温涩调中，收敛阳气，使寒去而正不伤。《医宗金鉴》曰："既有附子之温，而复用乌头之迅，佐干姜行阳，大散其寒，佐蜀椒下气，大开其邪，恐过于大散大开，故复佐赤石脂人心，以固涩而收阳气也"；《成方切用·祛寒门》曰："此乃阴寒之气，厥逆而上干，横格于胸背经脉之间，牵连痛楚，乱其气血，扰其疆界……仲景用蜀椒、乌头，一派辛辣，以温散其阴邪，然恐胸背既乱之气难安，而即于温药队中，取用干姜之温，赤石脂之涩，以填塞厥气所横冲之新隧，俾胸之气自行于胸，背之气自行于背，各不相犯，其患乃除。"

5. 备用方剂　回阳饮。方解：方中人参大补元气，补气固脱；附子大辛大热，为祛寒之要药；配以炮姜辛苦大热，守而不走，散寒力大；佐以甘草和中益气，诸味合之，以达回阳复阴。《中医内科学杂病证治新义》曰："本方为固气温阳之剂，人参补气固脱为主，四逆汤之温里回阳为辅，故用于虚脱，四肢厥冷，脉搏沉伏微弱者，有兴奋强壮强心之作用。"此方适合于胸痹心痛阴寒厥逆之象者。

6. 随症加减　寒邪冷气入乘心络，或脏腑暴感风寒上乘于心，令人卒然心痛或引背脊，甚者终年不瘥者用《医学启源》桂附丸，即赤石脂丸加桂枝，"每服30丸，温水下，觉至痛处即止，若不止加至50丸，以止为度；若是朝服，至午后再进20丸，若久心痛，每服30丸至50丸"。

胸痛并有瘀血征象者，酌加活血定痛之味，如川芎、赤芍、降香、乳香、延胡索、荜茇；肤冷自汗甚者，加黄芪、龙骨、牡蛎等。

若胸痛时缓时急，时觉胸中痞闷，并兼有其他湿象者，乃属寒湿留着，宜用薏苡附子散，以温化寒湿。若胸痹心痛，寒中三阴无脉者，回阳救急汤加猪胆汁，以其苦人心而通脉；泄泻者加升麻、黄芪；呕吐加姜汁，吐涎沫加盐炒吴茱萸。

（八）气滞血瘀，脉络闭阻

1. 四诊摘要　胸闷心痛，短气，喘息，心烦善恐，口唇、爪甲青紫，皮肤黯滞，苔白或干，舌质青紫，舌尖边有瘀点，脉细涩结代。

2. 辨证分析　本证为胸痹日久所致气滞血瘀之象。胸阳闭阻，气血逆乱，血脉不通，血行不畅，心失所养，则心气不足，气衰血涩，故血脉运行不利，进而导致瘀血塞络。如《血证论》所述："气为血之帅，血随之而运行，血为气之守，气得之而静谧，结则血凝。"血凝"在于脉，则血凝而不流"（《素问·痹论》），气滞血瘀则不通，"不通则痛"，于是症见胸闷心痛，喘息，咳嗽，咯血，爪甲青紫，血瘀日久化热，烘热晡热，烦躁闷乱；当心气不匀，则出现结代脉；舌青紫、尖边瘀点为血瘀脉络之征。

3. 论治法则　行气活血，化瘀通络。

4. 首选方剂　血府逐瘀汤。方解：方中当归、川芎甘温辛散，养血通经活络；配生地黄之甘寒，和血养阴；合赤芍、红花、桃仁、牛膝活血祛瘀，通利血脉；柴胡以疏肝解郁；桔梗宣肺和气，以通百脉；枳壳理气，即"气为血帅，气行则血行"。总之，此方具有桃红四物汤与四逆散二方之综合作用，不仅能行血分之瘀滞，又善于解气分之郁结，活血而不耗血，祛瘀又能生新。此方适用于胸痹心痛之气滞血瘀重者。

5. 备用方剂　加味丹参饮。方解：丹参化瘀，檀香、砂仁调气，青皮行气；百合清心安神；乌药顺气止痛，川楝子理气止痛，郁金行气解郁、破瘀血。本方适用于气郁日久，瘀血停着胸痹心痛，气滞血瘀之轻者。

6. 随症加减　气郁化火，烦躁眩晕，口苦咽干者，酌加牡丹皮、桑叶、炒栀子、生石决明以清肝潜阳，若瘀血严重，疼痛剧者，但正气未衰，可酌加三棱、莪术、穿山甲（代）、土鳖虫破血消坚之味，或用蒲黄、五灵脂等份研细末冲服。《医学实在易·补遗并外备方》曰："……治心痛血滞作痛，蒲黄、五灵脂（等份），生研每服三钱，酒煎服。"若有呕者，酌加三七、花蕊石等化瘀止血药；舌苔黄腻，口苦者，先用温胆汤加藿香、佩兰、杏仁、薏苡仁，清热利湿，苔化再用活血化瘀方。

（九）心阴不足，内热灼营

1. 四诊摘要　胸闷心痛，心悸怔忡，虚烦不眠，躁扰不宁，五心烦热，潮热盗汗，呼吸气短，或急促困难，口干饮少，咳嗽少痰，偶有咯血，尿赤便结，头晕目眩，苔少或干或无苔或剥苔，舌质红绛或青紫，脉细数或结代。

2. 辨证分析　本证为忧虑过度，气郁化火，火灼阴津，心阴不足之证。即所谓阴虚则生内热。《体仁汇编》曰："心虚则热收于内，心虚烦热也。"内热灼营，症见心悸、怔忡，虚烦不眠，五心烦热，躁扰不宁，《丹溪心法》曰："怔忡者血虚，怔忡无时，血少者多。"阴虚必耗伤阴血，血不养心，故胸闷心痛；阴虚则阳浮，神明失濡，故头晕目眩，《东垣十书》曰："心君不宁，化而为火……津液不行"，故内热灼津，则咳嗽痰少，咯血，尿赤便结；心虚日久，则心肺俱病，肺气损伤，故呼吸困难，少气无力；脉舌之征均为心阴亏损之故。

3. 论治法则　滋阴除烦，养心宁神。

4. 首选方剂　天王补心丹。方解：生地黄、玄参滋阴清虚热除烦，使心不为虚火所扰，为主药；辅以丹参、当归补血养心；党参、茯苓益心气；柏子仁、远志安心神，使心血足而神自藏，佐以天冬、麦冬之甘寒滋阴液以清虚养心；五味子、酸枣仁之酸温以敛心气，桔梗载药上行；朱砂入心安神，共以滋阴养血，补心阴。《删补名医方论》曰："心者主火，而所以主者神也，火盛则神困。心藏神，补神者必补其心，补心者必消其火，而神始安。补心丹故用生地……取其下足少阴以滋水，主水盛可以伏火（制约火势，不使偏亢），此非补心阳，补心之神耳……清气无如柏子仁，补血无如酸枣仁……参苓之甘以补心气，五味之酸，以收心气，二冬之寒，以清气分之火，心气和而神自归矣。当归之甘，以补心血，丹参之寒以生心血，玄参之咸，以清血中之火，血足而神自藏矣。更加桔梗为舟楫，远志为向导，和诸药，人心而安神明……"本方适用于胸痹心痛之心阴血不足，又兼心神不宁者。

5. 备用方剂　百合固金汤。方解：百合、生地黄、熟地黄滋润肺肾之阴，肾阴足则能交通心肾为主药；麦冬助百合以润肺止嗽；玄参助生地黄、熟地黄以滋肾清热为辅药，当归、白芍养血和阴；贝母、桔梗清肺化痰为佐药；甘草协调诸药。以上诸味合而用之，阴液充足，使心阴得养。

6. 随症加减　心悸怔忡，睡眠不宁，酌加龙齿、夜交藤，以养心安神，口燥咽干，酌加石斛以养胃阴；阳亢内热甚者，酌加焦柏、黄芩以降相火；神情躁扰者，酌加朱砂、龙骨、琥珀，以镇静安神；舌红苔剥，脉细数，酌加肥玉竹、磁石等养阴潜阳；盗汗严重者，酌加生龙骨、地骨皮以退虚热。

（十）心气不足，心阳虚损

1. 四诊摘要　心痛憋闷，心悸短气，面色㿠白，言语轻微，精神萎靡，一身尽肿，四肢无力，形寒肢冷，自汗纳少，小便不利，舌苔薄自，舌质淡，脉沉无力，或细或结代。

2. 辨证分析　本证因劳累疲乏，耗损心气，从而造成心气虚，心阳虚。心阳不足，气血运行不畅，心脉阻滞，则心痛憋闷；心气不足，心气虚弱，因虚而悸，故心悸气短，脉细而弱，《伤寒明理论》曰："其气虚者，由阳气内弱，心下空虚，正气内动而为悸也"；气来不匀，则脉有结代；心阳虚，则气不足，故精神萎靡；心阳不足，卫外之气不固，则自汗；阳虚则外寒，故有形寒肢冷；阳虚水泛，膀胱气化不利，故一身尽肿，小便不利，舌苔薄白，舌质淡亦为心阳不足之象。吴昆曰："夫面色萎白，则望之而知气虚矣，言语轻微，则闻之而知其气虚矣，脉切之而知其气虚矣。"

3. 论治法则　补养心气，温煦心阳。

4. 首选方剂　保元汤。方解：人参益气，黄芪固表，甘草和中，桂枝助阳，其中人参得桂枝之引导，则益心气之功更显，桂枝得甘草之和平，则温心阳而调理气血，所谓气虚不愈，诸药无效者，惟有益脾补肾。本方用人参、黄芪、甘草补中益气，恢复胃气，心气方得以而升，再酌以肉桂温下焦元阳，两顾脾肾。脾为后天之本，运化水谷之精微，心得谷气，心血而足，肾为先天之本，肾阳充沛，温煦心阳和心气，从而达到补心气，温煦心阳之功。本方适用于胸痹心痛之气怯者。

5. 备用方剂　四君子汤加附子、肉桂。方解：四君子汤甘温益气，健脾养胃；附子、肉桂温经散寒，使脾阳健运，心阳亦升，心气充足，因而气返血生，即所谓"阳旺则能生阴血"（《脾胃论》）。本方用于胸痹心阳虚，心气不足者适合。

6. 随症加减　精神萎靡，阳虚气怯甚者，可重用人参、黄芪；心痛甚者或阵发性心痛，酌加上油肉桂、丹参、川芎；呼吸气促而喘者，酌加蛤蚧、五味子；心悸失眠重者，酌加龙骨、牡蛎、酸枣仁、茯神等；头面、四肢水肿者，酌加茯苓皮、冬瓜皮等利水之品。

（十一）心肾阴虚，津伤蚀气

1. 四诊摘要　心悸不宁，心烦易怒，短气，失眠艰寐，五心潮热，颧红口干，目眩，头晕耳鸣，盗汗口干，舌红少津，脉细数。

2. 辨证分析　究其病因，或为中焦脾胃虚弱，纳呆食少，或脾失健运，水谷精微不能濡养五脏六腑，皆可引起血的化源不足，心血、阴精、津液不足，造成心阴虚；或为大吐、大泻、大失血之后，导致心阴亏虚；或为热病后期，热邪伤阴，累及肾阴，故肾阴虚和心阴虚，每多同时互见，谓之心肾阴虚；或为七情内伤，"五志化火"，暗耗肾精阴血，导致心肾阴虚。是故心肾阴虚，水火未济，心火内动，犯扰神明，心神不定，故心悸不宁；心火亢盛，子病及母，肝火亢盛，故心烦易怒，失眠艰寐；肝火灼阴，肝体阴而用阳，"诸风掉眩，皆属于肝"，风阳上扰，故目眩、头昏；阴虚于下，阳亢于上，故颧红、口干，亢阳逼津外泄为盗汗；"阴虚者热生于内"，故见五心潮热，舌红少津，津伤蚀气，故见短气，细数脉，皆为阴虚之脉象也。

3. 论治法则　滋阴清火，养心安神。

4. 首选方剂　天王补心丹《摄生秘剖》。方解：本方组成药物多为养阴安神药，生地黄、天冬、麦冬、玄参养阴精，增津液；丹参、当归补血养心，旨在补益心肾之阴而治其本；人参、茯苓补益心气；远志、柏子仁、酸枣仁宁心安神；五味子酸收，耗散心神，非敛不救，点睛之药，独具巧思；桔梗乃舟楫之品，载药上行，直达神明之府，更用朱砂为衣，入心安神。诸药协用，有滋阴清火，养心安神的功效。

5. 备用方剂　七福饮《景岳全书》。方解：全方旨在益气养阴，宁心安神。人参、熟地黄相伍为两仪膏，益气、养阴、补血；当归、白术、炙甘草活血通络，健脾和胃，三药同伍、通心阳、利经脉、善治心悸不宁；酸枣仁、远志安神宁心。药仅七味，配伍得当。功效益气养阴，宁心安神。

6. 随症加减　心悸甚者，加入磁石、龙齿；腰酸遗精者，加入山茱萸、巴戟；挟有瘀热者，加入牡丹皮、泽兰；眩晕耳鸣者，加入天麻、钩藤；头痛者加入白芷、荷叶。

（十二）阴阳两虚，气血不继

1. 四诊摘要　胸闷心痛，夜卧憋醒，短气心悸，自汗，口干少津，头晕耳鸣，食少倦怠，腰酸肢软，恶风肢冷，或手足心热，夜尿频数，舌质红或黯，舌苔少或少津，脉弦细无力，或结代。

2. 辨证分析　本证因患胸痹已久，久病耗伤气血。气血两亏，血行不畅，心气不继，故见胸闷心痛，夜卧憋醒，心悸短气，舌质黯，脉来结代；阴血不足，则头晕耳鸣，手足心热；阳气虚衰，则食少倦怠，腰酸膝软，恶风肢冷，夜尿频数；苔薄少津，脉细弱。《长沙方歌括》曰："以患者正气大亏，无阳以宣其气，更无阴以养其心，此脉结代，心动悸之所由来也。"

3. 论治法则　益气补血，滋阴复脉。

4. 首选方剂　炙甘草汤。方解：炙甘草甘温，益气补中，化生气血，以复脉之本，为主药；党参、大枣补气益胃，以助气血生化之源；生地黄、阿胶、麦冬、火麻仁补心血，养心阴，以充养血脉；桂枝合炙甘草，以壮心阳，合生姜以通血脉，使血行旺盛，共为辅佐之味。诸药合用，心气复而心阳通，心血足而血脉充，从而达到益气养阴。《注解伤寒论》曰："补可以去弱，人参、甘草、大枣之甘，以补不足之气；桂枝、生姜之辛，以益正气……麻仁、阿胶、麦门冬、地黄之甘，润经益血，复脉通心也。"

5. 备用方剂　八珍汤。方解：党参甘温，补中益气；白术甘苦温，健脾助运；茯苓甘淡，合白术健脾渗湿，炙甘草甘温，益气补中，化生气血；熟地黄滋肾补血；当归补血养阴；白芍养血和阴；川芎活血行气。总之，四物治血虚，四君治气虚，更用生姜、大枣调和营卫，使气血互为生长，故本方适合于胸痹心痛之气血双亏者。

6. 随症加减　阴虚阳亢，头晕耳鸣，心烦易怒者，酌加钩藤、桑叶、牡丹皮、炒栀子；心神不宁，烦躁惊悸失眠者，酌加茯神、酸枣仁、远志、合欢皮、桑叶等，亦可加沉香、郁金、延胡索等以行气止痛；大便溏者去火麻仁加酸枣仁以养心宁心；心悸甚者，可酌加龙齿、朱砂，以镇心安神。

（十三）心阳欲脱，肺心衰竭

1. 四诊摘要　胸闷气憋，心痛频发，咳嗽喘息，吐血咯血，语言低微，冷汗淋漓，肢厥肤冷，重则神志昏蒙，沉睡不醒，或神昏谵语，舌质青紫或紫绛，苔少或黄燥，脉沉细虚数无力，或出现怪脉（鱼跃、雀啄、弹石……）。

2. 辨证分析　本证因病程日久，元气大亏，心脉瘀阻已极，心阳欲脱而致肺心衰竭之证。心气衰败，又肺气将竭，故气血瘀阻，症见胸闷气憋，心痛频发；气机不畅，则咳喘不宁，语言低微；阳气外散，阴不内守，则吐血、咯血；心阳耗尽，阳不达四末，则肢厥肤冷，汗为心之液，汗多则亡阳；真阳欲脱，真元外散，则神志昏蒙，沉睡不醒，或神昏谵语；舌脉之征，为血瘀络阻，真元告罄，阴阳绝离之象。余无言曰："……少阴之脉沉，尤不可一刻缓也。脉沉一证，不论在太阴、少阴，总属于阳虚，此即心脏衰弱之表现。"（《伤寒论新义》）

3. 论治法则　回阳救逆，益气固精。

4. 首选方剂　参附汤。方解：病势危笃，此时若不急用大温大补之味，不足回阳救脱，故方中以人参大补元气为主药，附子温壮真阳为辅佐药。二药合用，相得益彰，具有回阳固脱之功。方中药味较少，但药量宜重，以资药力迅速而功专。《删补名医方论》曰："补后天之气无如人参，补先天之气不如附子，此参附汤之所由立也……二药相须，用之得当，则能瞬息化气于乌有之乡，顷刻生阳于命门之内，方之最神捷者也。"本方适合于阳气暴脱，危在顷刻之胸痹心痛之急救，待至阳气来复，病情稳定之后，视病之转机，再行他法调理之。

5. 备用方剂　回阳救急汤。方解：本方附子大辛大热，温壮真阳，祛寒散邪为主药；人参大补元气为辅药；干姜温中散寒，协助附子加强回阳之力；肉桂温中散寒止痛；白术温健脾胃；茯苓渗湿；五味子生津敛汗；麝香芳香走窜，斩关直入，助参附姜桂以速奏殊功。诸味合之，功效回阳救逆，益气生脉。《成方切用·祛寒门》曰："寒中三阴，阴盛则阳微，故以附子姜桂辛热之药，祛其阴寒，而以六君温补之药，助其阳气，五味合人参，可以生脉，加麝香者，通其窍也。"本方适用于胸痹心痛阴寒内盛，阳气衰微而见四肢厥冷之主候。何秀山曰："此为回阳固脱，益气生脉之第一良方。"

6. 随症加减　喘急不得卧，为肾不纳气，酌加黑锡丹；脾阳亦虚者，加椒目、升麻、干姜。肺肾阴阳俱虚者，加五味子、蛤蚧尾；心神不宁并有瘀斑、唇绀、脉沉细涩，加丹参、朱砂、琥珀、沉香；呕吐涎沫或少腹痛，加盐炒吴茱萸；无脉者，加猪胆汁一匙呕吐不止者，加姜汁。

二、参考方

1. 细辛散（《备急千金要方》）　治胸痹达背痛。细辛3克，枳实9克，瓜蒌15～20克，生地黄9克，白术9克，桂心3克，茯苓9克，甘草3克，酒服。（方解：细辛辛温入心，散寒止痛，枳实行气消痞；瓜蒌宽胸散结；生地黄甘寒入心，滋阴凉血；白术、茯苓健脾益心气，桂心温中补阳，散寒止痛；甘草调和诸药，补中益气。诸味合之，温散胸中阴寒，使胸痹达背之痛缓解）。本方用于胸痹心痛彻背，背痛彻心者适合。

2. 前胡散（《备急千金要方》）　治胸中逆气，心痛彻背，少气不食。前胡、茯苓、白术、白芍桂心、当归、半夏、吴茱萸、麦冬、大枣、羊脂。（方解：前胡降气化痰，解胸中痞气；茯苓、白术健脾渗湿；白芍补血，益肝脾真阴，而收摄脾气之散乱；桂心温中补阳，散寒止痛；当归养血和血补阴；半夏降逆止呕，宽中消痞，下气散结；吴茱萸温中止痛，理气止呕；麦冬主心腹结气，伤中伤饱，胃络脉细；大枣补脾和胃，益气生津；羊脂补虚润燥。诸味合之温降胸中逆气，以止痛。）本方用于胸痹逆气，心痛彻背者适合。

3. 治中汤（《备急千金要方》）　治胸中满，噎塞。人参5～10克，白术9克，甘草3克，干姜3克，青陈皮各6克。（方解：人参补气益脾，白术健脾燥湿，甘草和中补土，干姜温中散寒，青陈皮理气散结化滞。《张氏医通》曰："胸中幅幅，如满噎塞，习习如痒，喉中涩燥，唾沫，橘皮枳实生姜汤不应，用治中汤。"）本方用于胸痹心痛中满气结者适合。

4. 下气汤（《备急千金要方》）　治胸腹闭满，上气喘息。杏仁9克，槟榔5～9克。（方解：杏仁润肺降气，槟榔利气，疗胸腹胀。）本方应用于胸痹腹满，上气喘息者适合。

5. 三甲养心汤（《中医心病证治》）　治胸痹心痛心阴不足者。（方解：牡蛎养阴收敛，固涩潜阳；龟甲、鳖甲滋阴潜阳，散结通脉；丹参活血祛瘀，养血凉血；麦冬养阴生津；寄生养血通络，益血脉，制首乌益精血；女贞子、百合、墨旱莲、玄参养阴生精，补气升阳；竹茹甘微寒，疗惊悸怔忡，心烦躁乱。）本方对胸痹心痛，阴虚内热灼营者适合。

6. 附陈杏姜汤（验方）　治胸痹心痛之痰浊阻络。（方解：附子辛热，散寒止痛，陈皮理气健脾，燥湿化痰；杏仁降气行痰；生姜温中散寒。）本方用于胸痹心痛痰湿阻络之证。

7. 冠心二号（验方）　治胸痹心痛之气滞血瘀者。（方解：川芎活血行气止痛，丹参活血祛瘀，赤芍活血行滞，红花活血祛瘀，降香行瘀止痛。本方为活血而不破血，行气而不破气。）适用于胸痹心痛气滞血瘀者。

8. 四逆汤（《伤寒论》）　治胸痹心痛之心阳欲脱者。

9. 救脱汤（《类证治裁》）　治胸痹心痛之心阳欲脱之证。（方解：附片大辛大热，温阳散寒，人参补元气，黄芪补气固表；熟地黄主补血气，补益真阴，五味子生津敛汗，麦冬养阴生津。方由参附汤、生脉散，加熟地黄、黄芪而成，回阳、益气、救脱。）适用于胸痹，心痛，心阳欲脱者。

10. 膈下逐瘀汤（《医林改错》）　治胸痹心痛气血瘀阻者。（方解：方中当归、川芎、赤芍养血活血，牡丹皮清热凉血，活血化瘀；桃仁、红花、五灵脂破血逐瘀，配香附、乌药、枳壳、延胡索行气止痛，且增强逐瘀之力，甘草调和诸药，）本方适用于胸痹心痛气滞血瘀者。

三、文献别录

《灵枢·厥病》篇："厥心痛，与背相控，善瘈，如从后触其心，伛偻者，肾心痛也。"

《素问·举痛论》："寒气客于五脏，厥逆上泄，阴气竭，阳气未入，故卒然痛，死不知人，气复返则生矣。"

《脉经》："短而数，心痛心烦，寸口沉，胸中痛引背。吴上沉，心痛，上吞酸。寸口伏，胸中有逆气。寸口滑，胸满逆。"

《圣济总录》："心痛诸候，皆由邪气客于手心主之脉。盖少阴心之经，五脏六腑君主之官也。将神所舍，诸阳所合。其脏坚固，邪气未易以伤。是以诸邪在心，多在包络者，心主之脉也。其候不一，有寒气卒客于脏腑，发卒痛者；有阳虚阴厥，痛引喉者；有心背相引，善瘈伛偻者；有腹胀归于心而心痛甚者；有急痛如针锥所刺者；有其色苍苍，终日不得太息者；有卧从心间痛，作愈甚者；有发作种聚，往来上下，痛有休止者。或因于饮食，或从于外风，中脏既虚，邪气客之，痞而不散。宜通而塞。故为痛也。君主真心不痛，苦痛即实气相搏，手足厥冷，非治药之所及，不可不辨也。"

《仁斋直指方》："夫心为五官之主，百骸之所以听命者也，心之正经，果为风冷邪气所于，果为气血痰水所犯，则其痛掣背胀胁，胸烦咽干，两目赤黄，手足具青至节。朝发而暮殂矣。然心之包络，与胃口相应，往往脾痛连心，或阳虚阴厥。亦令心下急痛。或他脏之邪，亦有客乘于心者，是则心之别脉受焉，如所谓九种心痛皆是也。"

《医学正传》："有真心痛者，大寒触犯心君，又曰污血冲心。医者宜区别诸证而治之，无有不理也。"

《丹台玉案》："平素原无心痛之疾，卒然大痛无声，面青气冷，咬牙嗜齿，手足如冰冷者，乃真心痛也。"

《证治准绳》："心痛者，手足厥逆而痛，身冷汗出，便溺清利或大便利而不渴，气微力弱，急以术附汤温之，寒厥暴痛，非久病也，朝发暮死，急当救之，是知久病无寒暴病非热也。"

《医门法律》："胸痹总因阳虚，故阴得乘之。"

《张氏医遥》："千金治胸痹达背痛，用细辛散。胸中逆气，心痛彻背，少气不食，用前胡汤。胸中幅幅如满，噎塞羽羽如痒，喉中涩燥唾沫，服橘皮枳实生姜汤。不应用治中汤，胸痹腹背闭满，上气喘息，用下气汤。胸背疼痛。用熨背散，足补金匮之未逮。"

《类证治裁》："胸痹胸中阳微不运，久则阴乘阳位而为痹结也。其症胸满喘息，短气不利，痛引心背。由胸中阳气不舒，浊阴得以上逆，而阻其升降，甚则气结咳唾，胸痛彻痛，夫诸阳受气于胸中，必胸次空旷，而后清气转运，布息展舒。胸痹之脉，阳微阴弦，阳微知在上焦，阴弦则为心痛，此金匮千金均以通阳主治也。"

《医醇賸义·真心痛》："真心痛者，水来克火，寒邪直犯君主，脘痛呕吐，身冷，手足青至节，甚则旦发夕死，茯苓四逆汤主之。"

《医醇賸义·厥心痛》："厥心痛者，中寒发厥而心痛也，虽在包络，然已是心之外府，故手足厥逆，身冷汗出，便溺清利，甚亦朝发夕死。"

《王庆其医案医话集·治真心痛经验》："听任继学先生介绍治疗真心痛经验：急性心肌梗死，病本在心，标在五脏；病因，情志、饮食、风寒；三气杂至，合而为病；病机，瘀、痰、热。治疗基本方：归尾（白酒洗）、川芎、金银花、土鳖虫。加减：手足厥冷加附子；疼痛加香樟梅皮粉（串雅内编·心痛门）；气滞加香附、郁金、檀香；寒滞加川椒、附子、干姜；妇人加仙茅、淫羊藿；补气阴加黄芪（上焦水炙、中焦蜜炙）、麦冬（30～40克，脾虚用炒），也可补阴中加肉桂或桂枝；气虚加党参或生晒参。心动过缓加麻黄、细辛、鹿角。急性期缓解后调理：命门火衰用右归饮，中气不足用补中益气汤；肝郁不舒用逍遥散。高血压用吴茱萸、青葙子泡脚；心痛用失笑散外敷心俞穴。食疗：千金鲤鱼汤、当归生姜羊肉汤等。转归：急性心梗3～7天是关键，大面积心梗者2小时服1次药，9天可下地，动静结合。"

（张明昊）

第七章

肺系病证

第一节 感冒

一、概述

感冒是由卫表不和引起，以鼻塞、流涕、喷嚏、咳嗽、头痛、恶寒、发热、全身不适等为主要临床表现的外感疾病。

感冒又有伤风、冒风、伤寒、冒寒、重伤风等名称。

"感冒"一词首见于北宋《仁斋直指方·诸风》，此后历代医家沿用此名。隋代《诸病源候论》所指的"时气病"之类，应包含有"时行感冒"。

《内经》认识到感冒主要是外感风邪所致，《素问·骨空论》："风从外入，令人振寒，汗出，头痛，身重，恶寒。"汉代《伤寒论》已经论述了寒邪所致感冒。《诸病源候论·风热候》指出："风热之气，先伤皮毛，乃人于肺也……其状使人恶风寒战，目欲脱，涕唾出……有青黄脓涕"，已经认识到风热病邪可引起感冒并较准确地描述其临床症候。清代不少医家已认识到本病与感受时行疫毒有关，《类证治裁·伤风》就有"时行感冒"之名。

汉代张仲景《伤寒论》所列桂枝汤、麻黄汤为感冒风寒轻重两类证候的治疗作了示范。

金元时期《丹溪心法·伤风》明确指出本病病位在肺，治疗"宜辛温或辛凉之剂散之"。明代《万病回春·伤寒附伤风》说："四时感冒风寒者宜解表也。"

清代《证治汇补·伤风》等对虚人感冒有了进一步认识，提出扶正祛邪的治疗原则。

二、病因病机

病机关键：卫表不和。

1. 外感风邪，时行疫毒　风邪或时行疫毒，从皮毛或口鼻侵犯人体，使卫表不和而发病。风邪虽为六淫之首，但在不同季节，往往随时气而入侵。临床上以冬、春两季发病率较高，故以夹寒、夹热为多见。疫毒指一种为害甚烈的异气，或称疫疠之气，是具有较强传染性的邪气，即指时行疫毒之邪。人感时行疫毒而病感冒则为时行感冒。由此可见，外感风邪是感冒的主要原因，但风邪多合时气或时行疫毒伤人为病。

2. 正气虚弱，卫表不和　人体感冒，除因邪气盛外，总是与人体的正气失调有关。由于正气素虚，或素有肺系疾病，不能调节肺卫而感受外邪。即使体质素健，若因生活起居不慎，如疲劳、饥饿而机体功能下降，或因汗出裹衣，或餐凉露宿、冒风沐雨，或气候变化时未及时加减衣服等，正气失调，腠理不密，邪气得以乘虚而入。

总之，风性轻扬，即"伤于风者，上先受之"。肺为脏腑之华盖，其位最高，开窍于鼻，职司呼吸，外主皮毛，其性娇气，不耐邪侵，故外邪从口鼻、皮毛入侵，肺卫首当其冲。感冒病位在肺卫，主要在卫表，其基本病机是外邪影响肺卫功能失调，导致卫表不和，肺失宣肃，尤以卫表不和为主要方面。

三、诊断与鉴别

（一）诊断

1. 病史　四季皆有，以冬春季为多见，气候突然变化，有伤风受凉、淋雨冒风的经过，或时行感冒正流行之际；起病较急，病程较短，病程 3~7 天，普通感冒一般不传变。

2. 证候　典型的肺卫症状，初起鼻咽部痒而不适，鼻塞，流涕，喷嚏，语声重浊或声嘶，恶风，恶寒，头痛等。继而发热，咳嗽，咽痛，肢节酸重不适等。部分患者病及脾胃，而兼有胸闷，恶心、呕吐，食欲减退，大便稀溏等症。时行感冒呈流行性发病，多人同时发病，迅速蔓延。可有咽部充血，扁桃体肿大。

3. 理化检查　血常规、胸部 X 线检查。

（二）鉴别诊断

1. 风温　二者均有发热，风温早期更与风热感冒相似。但感冒一般病情轻微，发热不高或不发热，病势少有传变，服解表药后多能汗出热退，病程较短，四时可发；而风温其病情较重，必有发热，甚至高热寒战，服解表药后热虽暂减，但旋即又起，多有传变，由卫而气，入营入血，甚则神昏、谵妄、惊厥等，有明显季节性。

2. 鼻渊　二者均可见鼻塞流涕，或伴头痛等症。但鼻渊多流浊涕腥臭，眉额骨处胀痛、压痛明显，一般无恶寒发热，病程漫长，反复发作；而感冒一般多流清涕，并无腥臭味，寒热表证明显，头痛范围不限于前额或眉骨处，病程短，治疗后症状很快消失。

四、辨证论治

（一）辨证要点

1. 辨风寒感冒与风热感冒　感冒常以风邪夹寒、夹热而发病，因此临床上应首先分清风寒、风热两证。二者均有恶寒、发热、鼻塞、流涕、头身疼痛等症，但风寒证多见恶寒重发热轻，无汗，有时无汗恶寒，可伴高热，头身疼痛不适症状明显，鼻流清涕，口不渴，舌苔薄白，脉浮或浮紧；风热证发热重恶寒轻，有汗，鼻流浊涕；口渴，舌苔薄黄，脉浮数。

2. 辨普通感冒与时行感冒　普通感冒呈散发性发病，肺卫症状明显，但病情较轻，全身症状不重，少有传变；时行感冒呈流行性发病，传染性强，肺系症状较轻而全身症状显著，症状较重，且可以发生传变，入里化热，合并他病。

3. 辨常人感冒与虚人感冒　普通人感冒后，症状较明显，但易康复。平素体虚之人感冒之后，缠绵不已，经久不愈或反复感冒。在临床上还应区分是气虚还是阴虚。气虚感冒，兼有倦怠乏力，气短懒言，身痛无汗，或恶寒甚，咳嗽无力，脉浮弱等症。阴虚感冒，兼有身微热，手足心发热，心烦口干，少汗，干咳少痰，舌红，脉细数。

（二）治疗原则

感冒，邪在肺卫，治疗当因势利导，从表而解，以解表达邪为原则。解表之法应根据所感外邪寒热暑湿的不同，而分别选用辛温、辛凉、清暑解表法。时行感冒的病邪以时行疫毒为主，解表达邪又很重视清热解毒。虚人感冒应扶正祛邪，不可专事发散，以免过汗伤正。病邪累及胃肠者，又应辅以化湿、和胃、理气等法治疗，照顾其兼证。

（三）分证论治

1. 风寒感冒

证候：恶寒重，发热轻，无汗，头痛，肢节酸痛，鼻塞声重，时流清涕，喉痒，咳嗽，咳痰稀薄色白，舌苔薄白，脉浮或浮紧。

病机：风寒外袭，肺气失宣，故咳嗽，咯痰清稀色白；肺气失宣，窍道不利，故鼻塞声重，流清涕，咽痒；风寒之邪外束肌表，卫阳被郁，故见恶寒发热，无汗；清阳不展，络脉失和，则头痛，肢节酸痛；寒为阴邪，故口不渴或喜热饮；苔薄白而润，脉浮紧，俱为表寒之象。

治法：辛温解表，宣肺散寒。

方药：荆防败毒散。

加减：风寒重，恶寒明显，加麻黄、桂枝；头痛，加白芷；项背强痛，加葛根；风寒夹湿，身热不扬，身重苔腻，脉濡，用羌活胜湿汤加减；风寒兼气滞，胸闷呕恶，用香苏散加减。

2. 风热感冒

证候：发热，微恶风寒，或有汗，鼻塞，喷嚏，流稠涕，头痛，咽喉疼痛，咳嗽痰稠，舌苔薄黄，脉浮数。

病机：风热犯表，热郁肌腠，卫表不和，故身热，微恶风寒，汗出不畅；风热上扰，则见头胀痛；风热之邪熏蒸清道，则咽喉肿痛，咽燥口渴，鼻流黄涕；风热犯肺，肺失清肃，则咳嗽，痰黄黏稠；舌苔薄黄，脉浮数，为风热侵于肺卫之征。

治法：辛凉解表，宣肺清热。

方药：银翘散。

加减：发热甚，加黄芩、石膏、大青叶；头痛重，加桑叶、菊花、蔓荆子；咽喉肿痛，加板蓝根、玄参；咳嗽痰黄，加黄芩、知母、浙贝母、杏仁、瓜蒌皮；口渴重，重用芦根，加花粉、知母。

时行感冒，呈流行性发生，寒战高热，全身酸痛，酸软无力，或有化热传变之势，重在清热解毒，方中加大青叶、板蓝根、蚤休、贯众、生石膏等。

3. 暑湿感冒

证候：发生于夏季，面垢身热汗出，但汗出不畅，身热不扬，身重倦怠，头昏重痛，或有鼻塞流涕，咳嗽痰黄，胸闷欲呕，小便短赤，舌苔黄腻，脉濡数。

病机：夏季感冒，感受当令暑邪，暑多夹湿，每多湿热并重，暑湿伤表，卫表不和，故发热，汗出热不解；暑湿犯肺，肺气不清，窍道不利，故鼻塞流浊涕；暑邪夹湿上犯，则面垢，头昏重胀痛；暑热内扰，热盛津伤，则心烦口渴，小便短赤；暑湿阻滞，气机不展，故身重倦怠，胸闷泛恶；舌苔黄腻，脉濡数为暑热夹湿之象。

治法：清暑祛湿解表。

方药：新加香薷饮。

加减：暑热偏盛，加黄连、青蒿、鲜荷叶、鲜芦根；湿困卫表，身重少汗恶风，加藿香、佩兰；小便短赤，加六一散、赤茯苓。

4. 体虚感冒

（1）气虚感冒

证候：素体气虚，易反复感冒，恶寒，发热，热势不高，鼻塞流涕，头痛，汗出，倦怠乏力，气短，咳嗽咯痰无力，舌质淡苔薄白，脉浮无力。

病机：老年人多病者，气虚则卫表不密，故恶风，易汗出；腠理不固，易受邪侵，风寒外袭，卫表不和，故恶寒发热，头痛鼻塞；气虚腠理不固，易受邪侵，故反复发作，稍有不慎即易感冒；肺气失宣，则咳嗽，咯痰无力；素体气虚体弱，故见倦怠无力，气短；舌质淡苔薄白，脉浮无力为气虚邪在卫表之征。

治法：益气解表。

方药：参苏饮。

加减：表虚自汗，加黄芪、白术、防风；表证轻，气虚明显，用补中益气汤。

（2）阴虚感冒

证候：微恶风寒，少汗，身热，手足心热，头昏心烦，口干，干咳少痰，鼻塞流涕，舌红少苔，脉细数。

病机：由于素体阴虚，感受外邪后邪从热化，故见身热头痛，微恶风等证；阴虚生内热，故头晕心悸，手足心热；虚热迫津外泄，则盗汗；虚火上扰，心神不安，故心烦，失眠；肺阴不足，气失宣肃，故干咳少痰；阴虚津少，津不上承，故口干咽燥；舌红少苔，脉细数均为阴虚内热之象。

治法：滋阴解表。

方药：加减葳蕤汤。

加减：阴伤明显，口渴心烦，加沙参、麦冬、黄连、天花粉。

（四）其他

1. 单验方

（1）生姜 10g，红糖适量，煎水服用。适用于风寒感冒轻证。

（2）蒲公英、大青叶各 30g，草河车 15g，薄荷 5g（或荆芥 10g），水煎服。适用于风热感冒热毒较重者。

（3）柴胡、炒黄芩、青蒿各 15g，大青叶 30g，水煎服。适用于感冒身热持续，或发热起伏不退者。

（4）贯众、紫苏、荆芥各 10g，甘草 3g，水煎顿服，连服 3 天。适用于预防冬春季节流行性感冒。

（5）藿香、佩兰各 5g，薄荷 2g，煎汤代茶口服。适用于预防夏季暑湿感冒。

2. 中成药

（1）通宣理肺丸：每次 1 丸，每日 2 次口服。适用于风寒感冒。

（2）感冒退热冲剂：每次 1~2 袋，每日 3 次，开水冲饮。适用于风热感冒。

（3）银翘解毒片：每次 4 片，每日 2~3 次。适用于风热感冒。

（4）正柴胡饮冲剂：每次 1 袋，每日 3 次，开水冲服。适用于外感风寒初起。

（5）藿香正气软胶囊每次 2~3 粒，每日 3 次口服。适用于外感风寒，内伤湿滞之头痛昏重、脘腹胀满、呕吐泄泻等症。也可用藿香正气的其他剂型。

（6）板蓝根冲剂每次 1 包，每日 2~3 次口服。适用于风热感冒，发热、咽喉肿烂，以及时行感冒。

（7）玉屏风滴丸每次 1 袋，每日 3 次口服。适用于气虚易感冒患者。

3. 外治法

（1）刮痧：用边缘光滑的瓷汤匙蘸润滑油（花生油或麻油）刮颈背，颈自风池穴向下，骨从背脊两旁由上而下。刮时要用力均匀，不要太重，防止刮破皮肤，刮到出现紫色出血点为止。感冒周身酸痛者，可以均匀力量反复刮胸背、腋窝、腘窝处至皮肤出现红色斑点或紫色斑片。

（2）拔火罐：选大椎、身柱、大杼、肺俞，拔罐后留罐 15min 后起罐，或用闪罐法。适用于风寒感冒。

（3）刺络拔罐：选大椎、风门、身柱、肺俞，常规消毒后，用三棱针点刺，使其自然出血，待出血颜色转淡后，加火罐于穴位上，留罐 10min 后起罐，清洁局部并再次消毒针眼。适用于风热感冒。

4. 针灸

（1）主穴：列缺、合谷、大椎、太阳、风池。

配穴：风寒感冒者加风门、肺俞；风热感冒者加曲池、尺泽、鱼际；夹湿者加阴陵泉；夹暑者加委中；体虚感冒者加足三里。鼻塞流涕者加迎香；咽喉疼痛者加少商；全身酸楚者加身柱。

（2）耳针：选肺、内鼻、屏尖、额，用中强刺激，适用于感冒初期。咽痛加咽喉、扁桃体，毫针刺。

五、辨病思路

（1）感冒有普通感冒与时行感冒之分，中医感冒与西医学感冒基本相同，普通感冒相当于西医学的普通感冒、上呼吸道感染，时行感冒相当于西医学的流行性感冒。

（2）反复感冒，引起正气耗散，由实转虚，或在素体亏虚的基础上，反复感邪，以致正气愈亏，而风邪易侵，均可导致本虚标实之证。

（薛　霁）

第二节 咳嗽

一、概述

咳嗽是指肺气不清，肺失宣肃而上逆，发出咳声或咳吐痰液为主要表现的一种病证。

历代将有声无痰称为咳，有痰无声称为嗽，有痰有声谓之咳嗽。临床上多为痰声并见，很难截然分开，故以咳嗽并称。

《黄帝内经》对咳嗽的成因、症状及证候分类、证候转归及治疗等问题已作了较系统的论述，阐述了气候变化、六气影响及肺可以致咳嗽，如《素问·宣明五气》说："五气所病……肺为咳。"《素问·咳论》更是一篇论述咳嗽的专篇，指出"五脏六腑皆令人咳，非独肺也"。强调了肺脏受邪以及脏腑功能失调均能导致咳嗽的发生。对咳嗽的症状按脏腑进行分类，分为肺咳、心咳、胃咳、膀胱咳等，并指出了证候转归和治疗原则。

汉代张仲景所著《伤寒论》、《金匮要略》不仅拟出了不少治疗咳嗽行之有效的方药，还体现了对咳嗽进行辨证论治的思想。

隋代《诸病源候论·咳嗽候》在《黄帝内经》脏腑咳的基础上，又论述了风咳、寒咳等不同咳嗽的临床证候。唐宋时期，如《备急千金要方》、《外台秘要》、《太平惠民和剂局方》等收集了许多治疗咳嗽的方药。

明代《景岳全书》将咳嗽分为外感、内伤两类，《明医杂著》指出咳嗽"治法须分新久虚实"，至此咳嗽的理论渐趋完善，切合临床实际。

二、病因病机

病机关键：肺气不清。

咳嗽分外感咳嗽与内伤咳嗽，外感咳嗽病因为外感六淫之邪；内伤咳嗽病因为饮食、情志等内伤因素致脏腑功能失调，内生病邪。外感咳嗽与内伤咳嗽，均是病邪引起肺气不清，失于宣肃，迫气上逆而作咳。

1. 外感　由于气候突变或调摄失宜，外感六淫从口鼻或皮毛侵入，使肺气被束，肺失肃降，《河间六书·咳嗽论》谓："寒、暑、湿、燥、风、火六气，皆令人咳嗽"即是此意。风为六淫之首，其他外邪多随风邪侵袭人体，所以外感咳嗽常以风为先导，或夹寒，或夹热，或夹燥，其中尤以风邪夹寒者居多。《景岳全书·咳嗽》说："外感之嗽，必因风寒。"

2. 内伤　内伤病因包括饮食、情志及肺脏自病。饮食不当，嗜烟好酒，内生火热，熏灼肺胃，灼津生痰；或生冷不节，肥甘厚味，损伤脾胃，致痰浊内生，上干于肺，阻塞气道，致肺气上逆而作咳。情志刺激，肝失调达，气郁化火，气火循经上逆犯肺，致肺失肃降而作咳。肺脏自病者，常由肺系疾病日久，迁延不愈，耗气伤阴，肺不能主气，肃降无权而肺气上逆作咳；或肺气虚不能布津而成痰，肺阴虚而虚火灼津为痰，痰浊阻滞，肺气不降而上逆作咳。

《素问·咳论》说："五脏六腑皆令人咳，非独肺也。"说明咳嗽的病变脏腑不限于肺，凡脏腑功能失调影响及肺，皆可为咳嗽病证相关的病变脏腑。但是其他脏腑所致咳嗽皆须通过肺脏，肺为咳嗽的主脏。肺主气，咳嗽的基本病机是内外邪气干肺，肺气不清，肺失宣肃，肺气上逆迫于气道而为咳。

三、诊断与鉴别

（一）诊断

1. 病史　有外感病史或脏腑失调表现。
2. 证候　以咳逆有声，或咳吐痰液为主要临床症状；听诊可闻及两肺野呼吸音增粗，或干湿啰音。
3. 理化检查　血常规、胸部X线、肺CT或肺功能检查。

（二）鉴别诊断

1. 哮病、喘病　共同点是均有咳嗽。哮病和喘病虽然也会兼见咳嗽，但各以哮、喘为其主要临床表现。哮病主要表现为喉中哮鸣有声，呼吸气促困难，甚则喘息不能平卧，发作与缓解均迅速；喘病主要表现为呼吸困难，甚至张口抬肩，鼻翼翕动，不能平卧。

2. 肺胀　二者均有咳嗽症状。但肺胀有久患咳、哮、喘等病证的病史，除咳嗽症状外，还有胸部膨满，喘逆上气，烦躁心慌，甚至颜面紫黯、肢体水肿等症，病情缠绵，经久难愈。

3. 肺痨　二者均有咳嗽，咳嗽是肺痨的主要症状之一，但尚有咯血、潮热、盗汗、身体消瘦等主要症状，具有传染性，X 线胸部检查有助鉴别诊断。

4. 肺癌　二者均有咳嗽，但肺癌常以咳嗽或咯血为主要症状，多发于 40 岁以上吸烟男性，咳嗽多为刺激性呛咳，病情发展迅速，呈恶液质，一般咳嗽病证不具有这些特点。肺部 X 线检查及痰细胞学、气管镜检查有助于确诊。

四、辨证论治

（一）辨证要点

1. 辨外感内伤　外感咳嗽，多为新病，起病急，病程短，常伴肺卫表证。内伤咳嗽，多为久病，常反复发作，病程长，可伴见他脏见证。

2. 辨证候虚实　外感咳嗽以风寒、风热、风燥为主，均属实，而内伤咳嗽中的痰湿、痰热、肝火多为邪实正虚，阴津亏耗咳嗽则属虚，或虚中夹实。另外，咳声响亮者多实，咳声低怯者多虚；脉有力者属实，脉无力者属虚。

（二）治疗原则

外感咳嗽，为邪气壅肺，多为实证，故以祛邪利肺为治疗原则，根据邪气为风寒、风热、风燥的不同，应分别采用疏风、散寒、清热、润燥治疗。内伤咳嗽，多属邪实正虚，故以祛邪扶正、标本兼顾为治疗原则，根据病邪为"痰"与"火"，祛邪分别采用祛痰、清火为治，正虚则养阴或益气为宜，又应分清虚实主次处理。

咳嗽的治疗，除直接治肺外，还应从整体出发注意治脾、治肝、治肾等。外感咳嗽一般均忌敛涩留邪，当因势利导，肺气宣畅则咳嗽自止；内伤咳嗽应防宣散伤正，注意调理脏腑，顾护正气。咳嗽是人体祛邪外达的一种病理表现，治疗决不能单纯见咳止咳，必须按照不同的病因分别处理。

（三）分证论治

1. 外感咳嗽

（1）风寒袭肺

证候：咳声重浊，气急，喉痒，咯痰稀薄色白，常伴鼻塞、流清涕、头痛、肢体酸楚、恶寒发热、无汗等表证，舌苔薄白，脉浮或浮紧。

病机：风寒之邪外束肌表，内袭于肺，肺卫失宣，肺气闭郁，不得宣通，故咳嗽声重，气急咽痒；寒邪郁肺，气不布津，凝聚为痰，故痰白清稀；风寒束表，皮毛闭塞，卫阳被郁，故见鼻塞，流清涕，头痛，肢体酸楚，恶寒发热，无汗等风寒表证；舌苔薄白，脉浮或浮紧均为风寒袭肺之象。

治法：疏风散寒，宣肺止咳。

方药：三拗汤合止嗽散。

加减：痒甚，加牛蒡子、蝉蜕；鼻塞声重，加辛夷花、苍耳子；夹痰湿，咳而痰黏，胸闷，苔腻，加半夏、茯苓、厚朴；表证明显，加防风、苏叶；表寒未解，里有郁热，热为寒遏，咳嗽音嘎，气急似喘，痰黏稠，口渴心烦，身热，加生石膏、桑白皮、黄芩。

（2）风热犯肺

证候：咳嗽咳痰不爽，痰黄或稠黏，喉燥咽痛，常伴恶风身热、头痛肢楚、鼻流黄涕、口渴等表热证，舌苔薄黄，脉浮数或浮滑。

病机：风热犯肺，肺失清肃而见咳嗽频剧，气粗或咳声嘶哑；肺热伤津，则见口渴，喉燥咽痛；肺热内郁，蒸液成痰，故咳痰不爽，痰黄或稠黏；风热犯表，卫表不和而见鼻流黄涕，头痛，汗出，四肢酸楚，恶风身热等表热证；舌苔薄黄，脉浮数或浮滑，均为风热犯肺之征。

治法：疏风清热，宣肺止咳。

方药：桑菊饮。

加减：咳嗽甚，加前胡、瓜蒌、枇杷叶、浙贝；表热甚，加银花、荆芥、防风；咽喉疼痛，声音嘎哑，加射干、牛蒡子、山豆根、板蓝根；痰黄稠，肺热甚，加黄芩、知母、石膏；鼻衄或痰中带血，加白茅根、生地；咽燥口干，加沙参、麦冬；夏令暑湿，加六一散、鲜荷叶。

（3）风燥伤肺

证候：喉痒干咳，无痰或痰少而黏连成丝，咳痰不爽，或痰中带有血丝，咽喉干痛，唇鼻干燥，口干，常伴鼻塞，头痛，微寒，身热等表证，舌质红干而少津，苔薄白或薄黄，脉浮。

病机：风燥犯肺，肺失清肃故见干咳作呛；燥热灼津则咽喉口鼻干燥，痰黏不易咯吐；燥热伤肺，肺络受损，则痰中夹血；本病多发于秋季，乃燥邪与风热并见的温燥证，故见风燥外客，卫气不和的表证；舌质红干而少津，苔薄白或薄黄，脉浮，均为温燥伤肺的表现。

治法：疏风清肺，润燥止咳。

方药：桑杏汤。

加减：表证较重，加薄荷、荆芥；津伤较甚，加麦冬、玉竹；肺热重，加生石膏、知母；痰中带血丝，加生地、白茅根。

干咳而少痰或无痰，咽干鼻燥，兼有恶寒发热，头痛无汗，舌苔薄白而干，用杏苏散加减；恶寒甚、无汗，加荆芥、防风。

2. 内伤咳嗽

（1）痰湿蕴肺

证候：咳嗽反复发作，尤以晨起咳甚，咳声重浊，痰多，痰黏腻或稠厚成块，色白或带灰色，胸闷气憋，痰出则咳缓、憋闷减轻，常伴体倦，脘痞，腹胀，大便时溏，舌苔白腻，脉濡滑。

病机：痰湿蕴肺，肺失宣降，故咳嗽痰多，咳声重浊，痰黏腻或稠厚成块，色白或带灰色；晨间痰壅，故咳痰尤甚，痰出则咳缓、憋闷减轻；湿痰中阻，脾为湿困，故见胸闷，体倦，脘痞，腹胀，大便时溏等症；舌苔白腻，脉濡滑，为痰湿内盛之象。

治法：燥湿化痰，理气止咳。

方药：二陈汤合三子养亲汤。

加减：肺气不宣，加桔梗、杏仁、枳壳；胸闷脘痞，加苍术、厚朴；寒痰较重，痰黏白如泡沫，怯寒背冷，加干姜、细辛；脾虚证候明显，加党参、白术；有表寒，加紫苏、荆芥、防风；病情平稳后可服六君子汤加减调理。

（2）痰热郁肺

证候：咳嗽气息急促，或喉中有痰声，痰多稠黏或为黄痰，咳吐不爽，或痰有热腥味，或咳吐血痰，胸胁胀满，或咳引胸痛，面赤，或有身热，口干欲饮，舌苔薄黄腻，舌质红，脉滑数。

病机：痰热壅阻肺气，肺失清肃，故咳嗽气息粗促，痰多稠黏或为黄痰，咳吐不爽；痰热郁蒸，则痰有腥味；热伤肺络，故咳吐血痰，胸胁胀满，或咳引胸痛；肺热内郁，则有身热，口干欲饮；舌苔薄黄腻，舌质红，脉滑数，均为痰热壅肺之征。

治法：清热肃肺，化痰止咳。

方药：清金化痰汤。

加减：痰黄如脓或有热腥味，加鱼腥草、金荞麦根、象贝母、冬瓜仁等；便秘，加葶苈子、风化硝；咳痰不爽，加北沙参、麦冬、天花粉。

（3）肝火犯肺

证候：上气咳逆阵作，咳时面赤，常感痰滞咽喉，咯之难出，量少质黏，或痰如絮状，咳引胸胁胀痛，咽干口苦，症状可随情绪波动而增减，舌红或舌边尖红，舌苔薄黄少津，脉弦数。

病机：肝失调达，郁结化火，上逆侮肺，肺失宣肃以致气逆作咳，咳则连声；肝火上炎，故咳时面红，咽干口苦；木火刑金，炼液成痰，肺热津亏，则痰黏或痰如絮状，难以咳出；胁肋为肝经循行的区域，故咳引胸胁胀痛；舌红或舌边尖红，舌苔薄黄少津，脉弦数，皆为肝火肺热之征。

治法：清肝泻火，化痰止咳。

方药：黛蛤散合黄芩泻白散。

加减：火旺，加山栀、丹皮；胸闷气逆，加葶苈子、瓜蒌、枳壳；咳引胁痛，加郁金、丝瓜络；痰黏难咯，加海浮石、浙贝母、冬瓜仁；咽燥口干，咳嗽日久不减，加北沙参、百合、麦冬、天花粉、诃子。

（4）肺阴亏耗

证候：干咳，咳声短促，痰少黏白，或痰中带血丝，或声音逐渐嘶哑，口干咽燥，常伴有午后潮热，手足心热，夜寐盗汗，口干，舌质红少苔，或舌上少津，脉细数。

病机：肺阴不足，虚火内灼，肺失滋润，肃降无权，肺气上逆，则干咳，咳声短促；虚火灼津为痰，肺损络伤，故痰少黏白，或痰中带血丝；阴虚肺燥，津液不能濡润上承，则咳声逐渐嘶哑，口干咽燥；阴虚火旺，故午后潮热，手足心热，颧红，夜寐盗汗；阴精不能充养而致形瘦神疲；舌质红少苔，或舌上少津，脉细数，为肺阴亏虚，阴虚内热之征。

治法：滋阴润肺，化痰止咳。

方药：沙参麦冬汤。

加减：久热久咳，用桑白皮易桑叶，加地骨皮；咳剧，加川贝母、杏仁、百部；咳而气促，加五味子、诃子；咳吐黄痰，加海蛤粉、知母、瓜蒌、竹茹、黄芩；痰中带血，加山栀、丹皮、白茅根、白及、藕节；低热，潮热骨蒸，加功劳叶、银柴胡、青蒿、白薇；盗汗，加糯稻根须、浮小麦。

（四）其他

1. 单验方

（1）川贝母3g，白梨2个，白冰糖适量，水煎服用。适用于燥热咳嗽。

（2）蚕茧2个剪碎，用棉籽油30g炸焦后，打入鸡蛋1个，炒热，1次吃完，每日1次。适用于慢性咳嗽。

（3）生梨1个，洗净连皮切碎，加冰糖炖水服；或用大生梨1个，切去盖，挖去心，加入川贝母3g，仍旧盖上，以竹签插定，放碗内隔水蒸2h，喝汤吃梨，每日1个。适用于肺燥咳嗽，痰量少，咯痰不爽者。

（4）佛耳草、苏子、莱菔子各6g，煎服。适用于咳嗽痰浊壅盛证。

（5）桑皮、枇杷叶各12g，煎服。适用于咳嗽痰热证。

（6）矮地茶30g，每日1次，服20～30天。适用于咳嗽肺热证。

2. 中成药

（1）二冬膏每次9～15g，每日2次口服。适用于咳嗽阴虚证。

（2）二陈丸每次9～15g，每日2次口服。适用于咳嗽痰湿停滞证。

（3）川贝枇杷糖浆每次10ml，每日3次口服。适用于感冒、咳嗽风热犯肺，内郁化火证。

（4）止嗽定喘口服液每次10ml，每日2～3次口服，儿童酌减。适用于咳嗽表寒里热证。

（5）蛇胆川贝散每次0.3～0.6g，每日2～3次口服。适用于咳嗽肺热痰多证。

（6）蛇胆陈皮口服液每次10ml，每日2～3次口服。适用于咳嗽痰热证。

（7）清肺消炎丸1袋，每日2～3次口服，适用于咳嗽痰热阻肺证。

3. 外治法

（1）石白散（熏洗法）：石菖蒲、麻黄、生姜、葱白、艾叶各适量。上药共研粗末，入锅内炒热后，用纱布包裹备用。取药袋趁热在胸背上，由上而下，反复热熨。凉后再炒用，每次热熨10～15min。每日1次。适用于咳嗽，兼有喘促者。

（2）药蛋熨法：半夏、苍术、麻黄各25g，鸡蛋（连壳）1枚。将药放入砂锅内，加清水适量（水超出药面1cm），入鸡蛋，以文火煎沸15min，待药性深入鸡蛋后取出鸡蛋备用。趁热取鸡蛋搓熨背部的心俞、肺俞及足部涌泉双侧穴位。蛋凉再入药液中煮之再熨，每次热熨10～15min，每日1～2次。适用于咳嗽肺气上逆证。

（3）熏洗法：款冬花（适量）。蛋拌、晾干，将药放入有嘴壶中点燃烧之，吹熄盖住壶口，备用。将壶嘴对准患者口咽吸之。若胸中发闷，抬起头，以指掩盖嘴，稍定再吸咽之，每次吸3～5min，每日1次。适用于慢性咳嗽（久嗽）。

4. 针灸

（1）外感咳嗽

主穴：列缺　合谷　肺俞。

配穴：风寒加风门、太渊；风热加大椎、曲池；咽喉痛加少商放血；急性支气管炎加大椎、风门、足三里；肺炎加大椎、身柱、膻中；支气管扩张加尺泽、鱼际、孔最。

（2）内伤咳嗽

主穴：肺俞　太渊　三阴交。

配穴：痰湿阻肺加丰隆、阴陵泉；肝火灼肺加行间；肺阴亏虚加膏肓；咯血加孔最；上呼吸道感染加尺泽、鱼际；慢性支气管炎加身柱、膏肓、足三里；肺结核加尺泽、膏肓、百劳。

（3）穴位贴敷法：选肺俞、定喘、风门、膻中、丰隆。用白附子16%、洋金花48%、川椒33%、樟脑3%制成粉剂。将药粉少许置穴位上，用胶布贴敷，每3～4日更换一次，最好在三伏天应用。亦可用白芥子、甘遂、细辛、丁香、苍术、川芎各等量，研成细粉，加入基质，调成糊状，制成直径1cm圆饼，贴在穴位上，用胶布固定，每3日更换1次，5次为1个疗程。

（4）穴位注射法：选定喘、大杼、风门、肺俞，用维生素 B_1 100mg注射液或胎盘注射液，每次以1～2穴，每穴注入药液0.5ml，选穴由上而下依次轮换。隔日1次。本法用于慢性咳嗽。

五、辨病思路

（1）咳嗽既是独立性的病证，又是肺系多种病证的一个症状。本节是讨论以咳嗽为主要临床表现的一类病证。西医学的上呼吸道感染、支气管炎、支气管扩张、肺炎等以咳嗽为主症者可参考本病证进行辨证论治，其他疾病兼见咳嗽者，可与本病证联系互参。

（2）咳嗽是许多肺系疾患所共有的症状，但作为中医病证之一的咳嗽，应着重与肺痨、肺胀、喘证、哮证、肺癌等病证相鉴别。

（3）外感咳嗽与内伤咳嗽可相互影响为病，病久则邪实转为正虚。外感咳嗽如迁延失治，邪伤肺气，更易反复感邪，而致咳嗽屡作，转为内伤咳嗽；肺脏有病，卫外不固，易受外邪引发或加重，特别在气候变化时尤为明显。久则从实转虚，肺脏虚弱，阴伤气耗。由此可知，咳嗽虽有外感、内伤之分，但有时两者又可互为因果。

（薛　霁）

第三节　肺痈

一、概述

肺痈是肺叶生疮，形成脓肿的一种病证，属内痈之一。其临床特征为发热、咳嗽、胸痛、咯吐腥臭脓血浊痰。

现代医学所指的多种原因引起的肺组织化脓症，如肺脓肿、化脓性肺炎、肺坏疽，以及支气管扩张继发感染等疾病，均可参照本篇辨证论治，其中，肺脓肿的临床表现与肺痈更为贴近。

二、临床表现

发病多急，常突发高热，咳嗽胸痛，初期咳少量黏液痰，溃脓期即病后10天左右，咯吐多量黄绿色脓痰或脓血痰，气味腥臭。并多伴有精神不振、乏力、食欲减退等全身感染中毒症状。

三、鉴别诊断

肺痈应注意与下列病证作鉴别。

1. 风温　由于肺痈初期与风温极为类似，故应注意区别。风温起病多急，以发热、咳嗽、烦渴，或伴气急胸痛为特征，与肺痈初期颇难鉴别。但肺痈之振寒、咯吐浊痰明显，喉中有腥味。风温经正确及时治疗后，多在气分解除，如经一周后身热不退，或热退而复升，应进一步考虑肺痈之可能。

2. 痰饮　痰饮咳嗽见弛有咳逆倚息，咳痰量多等症，易与肺痈相混，但痰饮咳嗽起病较缓，痰量虽多，然无腥臭脓痰，亦非痰血相兼，且痰饮咳嗽的热势不如肺痈亢盛。

3. 肺痿　肺痿、肺痈同属肺部疾患，症状也有相似之处，两者虽同为肺中有热，但肺痈为风热犯肺，热壅血瘀，肺叶生疮，病程短而发病急，形体多实，消瘦不甚，咳吐脓血腥臭，脉数实；肺痿为气阴亏损，虚热内灼，或肺气虚冷，以致肺叶萎缩不用，病程长而发病缓，形体多虚，肌肉消瘦，咳唾涎沫，脉数虚。两者一实一虚，显然有别。《金匮要略心典》："肺痿、肺痈二证虽同，惟胸中痛，脉滑数，唾脓血，则肺痈所独也。比而论之，痿者萎也，如草木之萎而不荣，为津烁而肺焦也，痈者壅也，如土之壅物而不通，为热聚而肺痈也。故其脉有虚实不同，而其数则一也。"若肺痈久延不愈，误治失治，痰热壅结二焦，熏灼肺阴，可转成肺痿。《外科正宗》："久嗽劳伤，咳吐痰血，寒热往来，形体消削，咯吐瘀脓，声哑咽痛，其候传为肺痿。"

4. 肺疽　《外科精义》："其肺疮之候，口干喘满，咽燥而渴，甚则四肢微肿，咳嗽脓血，或腥臭浊沫，胸中隐隐微痛者，肺疽也。"即把肺痈亦称之谓肺疽。因此，肺痈、肺疮、肺疽有时可视为一义。然《中国医学大辞典》："肺疽：①此证生于紫宫、玉堂二穴，属仟脉之经，十日可刺，脓水黄白色者可治，如无脓或渐大旁攻，上硬下虚，自破流水不绝，咳唾引痛者，不治。②因饮酒或食辛热之物而吐血者之称。治详伤酒吐血条。"即把位于紫宫、玉堂穴之疮疡和伤酒或食辛热饮食物所致之吐血亦称之谓肺疽，与称谓肺疽之肺痈，当不难区别。

四、辨证论治

（一）辨证要点

1. 掌握病性　本病为热毒瘀结于肺，成痈酿脓，故发病急，病程短，属于邪盛证实。临床以实热证候为主要表现。

2. 辨别病期　根据病程的先后不同阶段和临床表现，辨证可分为初期、成痈期、溃脓期、恢复期以作为分证的依据。

（二）分证论治

1. 初期

主症：恶寒、发热、咳嗽、胸痛、咳则痛甚，呼吸不利，咯白色黏沫痰，痰量日渐增多，口干鼻燥。舌苔薄黄或薄白，脉象浮数而滑。

治法：疏风散热，宣肺化痰。

方药：银翘散加减。

金银花18g，连翘15g，芦根20g，竹叶10g，荆芥10g，薄荷6g（后下），瓜蒌仁15g，鱼腥草30g，甘草6g。水煎服。

头痛者，可加菊花、桑叶、蔓荆子等以疏风热，清头目；内热转甚者，可加石膏、炒黄芩以清肺热，或可加鱼腥草以加强清热解毒之力；咳甚痰多者，可加杏仁、桑白皮、冬瓜子、枇杷叶、贝母以化痰止咳；胸痛呼吸不利，可加瓜蒌皮、广郁金、桃仁以活血通络，化瘀止痛；喘甚者，可加用麻杏石甘汤以清肺平喘。

2. 成痈期

主症：身热转甚，时时振寒，继则壮热不退，汗出烦躁，咳嗽气急，胸满作痛，转侧不利，咳吐黄稠脓痰，气味腥臭，口干咽燥。舌质红苔黄腻；脉滑数或洪数。

治法：清热解毒，化瘀散结，泄肺逐痰。

方药：苇茎汤合如金解毒散加减。

苇茎 30g，冬瓜仁 20g，薏苡仁 20g，桃仁 12g，桔梗 12g，黄芩 12g，黄连 10g，栀子 10g，鱼腥草 30g，红藤 30g，蒲公英 20g，瓜蒌仁 18g，甘草 6g。水煎服。

咳痰黄稠，酌配桑白皮、瓜蒌、射干、竹茹等清化之品；咳而喘满，咯痰稠浊量多，不得卧者，合葶苈大枣泻肺汤泄肺逐痰；咯脓浊痰，腥臭味严重者，可合用犀黄丸；胸痛甚者，可加乳香、没药、郁金、赤芍药、丹参等活血散结，通络定痛；烦渴甚者，可加石膏、知母、天花粉清热保津；便秘者，可加大黄、枳实荡涤积热。

3. 溃脓期

主症：咳吐大量脓痰，或如米粥，或痰血相兼，腥臭异常，有时咯血，胸中烦满而痛，甚则气喘不能平卧，有热面赤，烦渴喜饮。舌质红或绛，苔黄腻，脉象滑数或数实。

治法：清热解毒，化瘀排脓。

方药：加味桔梗汤加减。

桔梗 15g，薏苡仁 20g，川贝母 12g，金银花 18g，白及 12g，鱼腥草 30g，野荞麦根 30g，败酱草 20g，黄芩 12g，甘草 6g。水煎服，每日 1 剂。若咯血者，可加牡丹皮 12g，三七末 3g，紫珠草 30g，藕节 20g。伤津者，加沙参 15g，麦冬 12g，天花粉 18g。气虚者，加黄芪 18g。

4. 恢复期

主症：身热渐退，咳嗽减轻，咯吐脓血痰日渐减少、臭味亦减，痰液转为清稀，食纳好转，精神渐振；或见胸胁隐痛，难以久卧，短气，自汗盗汗，低热，午后潮热，心烦，口燥咽干，面色不华，形体消瘦，精神萎靡，或见咳嗽，咯血脓血痰日久不净，或痰液一度清稀而复转臭浊，病情时轻时重，迁延不愈。舌质红或淡红，苔黄或薄黄；脉细或细数无力。

治法：益气养阴，润肺化痰，扶正托邪。

方药：沙参麦冬汤加减。

北沙参 18g，麦冬 15g，玉竹 15g，天花粉 12g，桑叶 12g，桔梗 12g，薏苡仁 18g，冬瓜仁 20g，百合 18g，川贝母 10g，甘草 6g。水煎服。

若低热者，加青蒿 15g，白薇、地骨皮各 12g。咯痰腥臭脓浊者，加鱼腥草 30g，败酱草 20g。

五、其他疗法

简验方：

(1) 鲜薏苡根。适量、捣汁，温热服，一日 3 次，或加红枣煨服，可下臭痰浊脓。

(2) 丝瓜水。丝瓜藤尖（取夏秋间正在生长的），折去一小段，以小瓶在断处接汁，一夜得汁若干，饮服。

(3) 白及 30g，生蛤壳 45g，怀山药 30g，共研细末，一日 2 次，每次 3g，开水送服。

(4) 白及 120g，浙贝 30g，百合 30g，共研细末，早、晚各服 6g。

前二方用于溃脓期，后二方用于恢复期。

六、预防与调摄

凡属肺虚或原有其他慢性疾患，肺卫不固，易感外邪者，当注意寒温适度，起居有节，以防受邪致病；并禁烟酒及辛辣炙煿食物，以免燥热伤肺。一旦发病，则当即早治疗，力求在未成脓前得到消散，或减轻病情。

肺痈患者，应做到安静卧床休息，每天观察记录体温、脉象的变化，咳嗽情况，咳痰的色、质、量、味，注意室温的调节，做好防寒保温。在溃脓后可根据肺部病位，予以体位引流；如见大量咯血，应警惕血块阻塞气道，或出现气随血脱的危症，当按"咯血"采取相应的调摄措施。

饮食宜清淡，多食蔬菜，忌油腻厚味。高热者可予半流质。多吃水果，如橘子、梨、枇杷、莱菔等，均有润肺生津化痰的作用。每天可用苡米煨粥食之，并取鲜芦根煎汤代茶。禁食一切辛辣刺激及海腥发物，如辣椒、葱、韭菜、黄鱼、鸭蛋、虾子、螃蟹等。吸烟、饮酒者一律均须戒除。

七、病案选录

邹××，男，56 岁，1972 年 10 月 24 日初诊。

病史：发热、咳嗽、吐脓痰约一周。患者过去有慢性咳嗽史，西医诊为支气管扩张。一周前感冒后病情加重，咳嗽，吐脓性痰，量多，有恶臭味，伴发热（38.6～39.2℃）、口干、右胸痛。曾服四环素、土霉素等无效。脉滑数，苔薄黄腻。

辨证施治：痰热壅肺，蕴而成痈。治以清热化痰，解毒化瘀之法。

处方：银花 15g，连翘 24g，鱼腥草 30g，蒲公英 30g，黄芩 9g，瓜蒌 12g，陈皮 9g，半夏 9g，茯苓 12g，薏苡仁 24g，桃仁 9g，赤芍 12g，甘草 6g。

二诊：服药二剂，咳嗽轻，吐痰少，发热、胸闷、口干等症状有所好转。脉滑而不数。照原方续服。

三诊：又服上方四剂，病情显著好转，体温正常，咳嗽轻，痰量又较前减少，亦无明显腥臭味，偶感胸痛，舌苔薄白，脉弦。

原方去蒲公英，加丹参 12g。后以此方为基础，随证化裁，共服 20 余剂，病愈。

（薛 霁）

第四节 肺胀

一、概述

肺胀是多种慢性肺系疾患反复发作，迁延不愈，导致肺气胀满，不能敛降的一种病证。临床表现为胸部膨满，憋闷如塞，喘息上气，咳嗽痰多，烦躁，心悸，面色晦暗，或唇甲发绀，脘腹胀满，肢体水肿等。其病程缠绵，时轻时重，经久难愈，严重者可出现神昏、痉厥、出血、喘脱等危重证候。

根据肺胀的临床证候特点，与西医学中慢性支气管炎并发肺气肿、肺源性心脏病相类似，肺性脑病则常见于肺胀的危重变证，可参考本节内容进行辨治。但由于本病是临床常见的慢性疾病，病理演变复杂多端，还当与咳嗽、痰饮（支饮、溢饮）等互参，注意与心悸、水肿（喘肿）、喘厥等病证的联系。

二、诊断依据

（1）有慢性肺系疾患病史多年，反复发作，时轻时重，经久难愈。多见于老年人。

（2）临床表现为咳逆上气，痰多，胸中憋闷如塞，胸部膨满，喘息，动则加剧，甚则鼻扇气促，张口抬肩，目胀如脱，烦躁不安，日久可见心慌动悸，面唇发绀，脘腹胀满，肢体水肿，严重者可出现喘脱。

（3）常因外感而诱发：其他如劳倦过度、情志刺激等也可诱发。

三、相关检查

1. X 线检查　胸廓扩张，肋间隙增宽，肋骨平行，活动减弱，横膈降低且变平，两肺野透亮度增加，肺血管纹理增粗、紊乱，右下肺动脉干扩张，右心室增大。

2. **心电图检查**　表现为右心室肥大的改变，电轴右偏，顺钟向转位，出现肺型 P 波等。

3. **血气分析检查**　可见低氧血症或合并高碳酸血症。

4. **血液检查**　红细胞和血红蛋白可升高，全血黏度和血浆黏度可增加。白细胞总数可增高，中性粒细胞增加。后期可有肝、肾功能的改变，血清电解质紊乱。

四、鉴别诊断

肺胀与哮病、喘证：肺胀与哮病、喘证均以咳而上气、喘满为主症，有其类似之处。区别言之，肺胀是多种慢性肺系疾病日久积渐而成，除咳喘外，尚有心悸，唇甲发绀，胸腹胀满，肢体水肿等症状；哮是呈反复发作性的一个病种，以喉中哮鸣有声为特征；喘是多种急慢性疾病的一个症状，以呼吸气促困难为主要表现。从三者的相互关系来看，肺胀可以隶属于喘证的范畴，哮与喘病久不愈又可发展成为肺胀。此外，肺胀因外感诱发，病情加剧时，还可表现为痰饮病中的"支饮"证。凡此俱当联系互参，掌握其异同。

五、辨证论治

（一）辨证要点

辨证总属标实本虚，但有偏实、偏虚的不同，因此应分清其标本虚实的主次。一般感邪时偏于邪实，平时偏于本虚。偏实者须分清痰浊、水饮、血瘀的偏盛。早期以痰浊为主，渐而痰瘀并重，并可兼见气滞、水饮错杂为患。后期痰瘀壅盛，正气虚衰，本虚与标实并重。偏虚者当区别气（阳）虚、阴虚的性质，肺、心、肾、脾病变的主次。早期以气虚为主，或为气阴两虚，病在肺、脾、肾；后期气虚及阳，甚则可见阴阳两虚，病变以肺、肾、心为主。

（二）治疗原则

治疗应抓住治标、治本两个方面，祛邪与扶正共施，依其标本缓急，有所侧重。标实者，根据病邪的性质，分别采取祛邪宣肺。降气化痰，温阳利水，甚或开窍、息风、止血等法。本虚者，当以补养心肺、益肾健脾为主，或气阴兼调，或阴阳两顾。正气欲脱时则应扶正固脱，救阴回阳。

（三）分证论治

1. 痰浊壅肺证

主症：胸膺满闷，短气喘息，稍劳即著，咳嗽痰多，色白黏腻或呈泡沫，畏风易汗，脘痞纳少，倦怠乏力，舌暗，苔薄腻或浊腻，脉小滑。

证机概要：肺虚脾弱，痰浊内蕴，肺失宣降。

治法：化痰降气，健脾益肺。

方药：苏子降气汤合三子养亲汤加减。二方均能降气化痰平喘，但苏子降气汤偏温，以上盛兼有下虚，寒痰喘咳为宜；三子养亲汤偏降，以痰浊壅盛，肺实喘满，痰多黏腻为宜。

常用药：苏子、前胡、白芥子化痰降逆平喘；半夏、厚朴、陈皮燥湿化痰，行气降逆；白术、茯苓、甘草运脾和中。

痰多，胸满不能平卧，加葶苈子、莱菔子泻肺祛痰平喘；肺脾气虚，易出汗，短气乏力，痰量不多，酌加党参、黄芪、防风健脾益气，补肺固表。

若属外感风寒诱发，痰从寒化为饮，喘咳，痰多黏白泡沫，见表寒里饮证者，宗小青龙汤意加麻黄、桂枝、细辛、干姜散寒化饮；饮郁化热，烦躁而喘，脉浮，用小青龙加石膏汤兼清郁热；若痰浊夹瘀，唇甲紫暗，舌苔浊腻者，可用涤痰汤加丹参、地龙、桃仁、红花、赤芍、水蛭等。

2. 痰热郁肺证

主症：咳逆，喘息气粗，胸满，烦躁，目胀睛突，痰黄或白，黏稠难咯，或伴身热，微恶寒，有汗不多，口渴欲饮，溲赤，便干，舌边尖红，苔黄或黄腻，脉数或滑数。

证机概要：痰热壅肺，清肃失司，肺气上逆。

治法：清肺化痰，降逆平喘。

方药：越婢汤加半夏汤或桑白皮汤加减。前方宣肺泄热，用于饮热郁肺，外有表邪，喘咳上气，目如脱状，身热，脉浮大者；后方清肺化痰，用于痰热壅肺，喘急胸满，咳吐黄痰或黏白稠厚者。

常用药：麻黄宣肺平喘；黄芩、石膏、桑白皮清泄肺中郁热；杏仁、半夏、苏子化痰降气平喘。

痰热内盛，胸满气逆，痰质黏稠不易咯吐眷，加鱼腥草、金荞麦、瓜蒌皮、海蛤粉、大贝母、风化硝清热化痰利肺；痰鸣喘息，不得平卧，加射干、葶苈子泻肺平喘；痰热伤津，口干舌燥，加天花粉、知母、芦根以生津润燥；痰热壅肺，腑气不通，胸满喘逆，大便秘结者，加大黄、芒硝通腑泄热以降肺平喘；阴伤而痰量已少者，酌减苦寒之味，加沙参、麦冬等养阴。

3. 痰蒙神窍证

主症：神志恍惚，表情淡漠，谵妄，烦躁不安，撮空理线，嗜睡，甚则昏迷，或伴肢体瞤动，抽搐，咳逆喘促，咳痰不爽，苔白腻或黄腻，舌质暗红或淡紫，脉细滑数。

证机概要：痰蒙神窍，引动肝风。

治法：涤痰，开窍，息风。

方药：涤痰汤加减。本方可涤痰开窍，息风止痉，用于痰迷心窍，风痰内盛，神志昏蒙或嗜睡，痰多，肢体相动者。

常用药：半夏、茯苓、橘红、胆星涤痰息风；竹茹、枳实清热化痰利膈；菖蒲、远志、郁金开窍化痰降浊。另可配服至宝丹或安宫牛黄丸以清心开窍。

若痰热内盛，身热，烦躁，谵语，神昏，苔黄舌红者，加葶苈子、天竺黄、竹沥；肝风内动，抽搐，加钩藤、全蝎，另服羚羊角粉；血瘀明显，唇甲发绀，加丹参、红花、桃仁活血通脉；如皮肤黏膜出血，咯血，便血色鲜者，配清热凉血止血药，如水牛角、生地、丹皮、紫珠草等。

4. 阳虚水泛证

主症：心悸，喘咳，咳痰清稀，面浮，下肢水肿，甚则一身悉肿，腹部胀满有水，脘痞，纳差，尿少，怕冷，面唇青紫，苔白滑，舌胖质黯，脉沉细。

证机概要：心肾阳虚，水饮内停。

治法：温肾健脾，化饮利水。

方药：真武汤合五苓散加减。前方温阳利水，用于脾肾阳虚之水肿；后方通阳化气利水，配合真武汤可加强利尿消肿的作用。

常用药：附子、桂枝温肾通阳；茯苓、白术、猪苓、泽泻、生姜健脾利水；赤芍活血化瘀。

若水肿势剧，上凌心肺，心悸喘满，倚息不得卧者，加沉香、黑白丑、川椒目、葶苈子、万年青根行气逐水；血瘀甚，发绀明显，加泽兰、红花、丹参、益母草、北五加皮化瘀行水。待水饮消除后，可参照肺肾气虚证论治。

5. 肺肾气虚证

主症：呼吸浅短难续，声低气怯，甚则张口抬肩，倚息不能平卧，咳嗽，痰白如沫，咯吐不利，胸闷心慌，形寒汗出，或腰膝酸软，小便清长，或尿有余沥，舌淡或黯紫，脉沉细数无力，或有结代。

证机概要：肺肾两虚，气失摄纳。

治法：补肺纳肾，降气平喘。

方药：平喘固本汤合补肺汤加减。前方补肺纳肾，降气化痰，用于肺肾气虚，喘咳有痰者；后方功在补肺益气，用于肺气虚弱，喘咳短气不足以息者。

常用药：党参（人参）、黄芪、炙甘草补肺；冬虫夏草、熟地、胡桃肉、脐带益肾；五味子收敛肺气；灵磁石、沉香纳气归原；紫菀、款冬、苏子、法半夏、橘红化痰降气。

肺虚有寒，怕冷，舌质淡，加肉桂、干姜、钟乳石温肺散寒；兼有阴伤，低热，舌红苔少，加麦冬、玉竹、生地养阴清热；气虚瘀阻，颈脉动甚，面唇发绀明显，加当归、丹参、苏木活血通脉。如见喘脱危象者，急用参附汤送服蛤蚧粉或黑锡丹补气纳肾，回阳固脱。病情稳定阶段，可常服皱肺丸。

六、预防调护

（1）原发病的治疗。

（2）防止经常感冒、内伤咳嗽迁延发展成为慢性咳喘，是预防形成本病的关键。

（3）既病之后，更应注意保暖，秋冬季节，气候变化之际，尤需避免感受外邪。

（4）一经发病，立即治疗，以免加重。

（5）平时常服扶正固本方药增强正气，提高抗病能力，禁烟酒，忌恣食辛辣、生冷、咸、甜之品。

（6）有水肿者应进低盐或无盐饮食。

（许馨月）

第五节　肺痿

一、概述

肺痿，系咳喘日久不愈，肺气受损，津液耗伤，肺叶痿弱，临床表现以气短，咳吐浊唾涎沫，反复发作为特点。

大凡各种原因所致的慢性咳嗽，如现代医学的慢性支气管炎、支气管扩张症、慢性肺脓肿后期、肺纤维化、肺不张、肺硬变、矽肺等，经久不愈，咳唾稠痰、脓痰或涎沫，或痰中带血丝，咯血者，均可参照本病辨证论治。

二、临床表现

咳吐浊唾涎沫，虚热者痰黏而稠，不易咯出，容易咯血；虚寒者吐涎沫，痰清稀而量多。有肺脏内伤久咳，或痰热久嗽，或肺痨久咳，或肺痈日久，或寒哮日久等病史。

三、鉴别诊断

1. 肺痿与肺痈　肺痿与肺痈同属肺脏疾患，但肺痿以咳吐浊唾涎沫为主症；而肺痈以咳则胸痛、吐痰腥臭，甚则咳吐脓血为主症。《医门法律》说："肺痈者，肺气壅而不通也；肺痿者，肺气衰而不振也。"一般说，肺痈为实证，或虚实夹杂为主，肺痿则纯属虚；肺痈脓痰腥臭，肺痿浊痰不臭，虚热肺痿虽亦咯吐黄痰浊痰，或咳唾脓血，但痰浊脓血不腥；肺痈发病急，病势凶，形体不瘦，肺痿发病缓，病程长，形体消瘦。肺痈失治久延，可转为肺痿。肺痈脉数而实，肺痿脉数而虚。《医宗金鉴》说："肺痿得之于热亡津，虚邪也，故脉数虚；肺痈得之于热毒蓄结，实邪也，故脉数而实。"

2. 肺痿与劳嗽　劳嗽与肺痿都存在程度不同的肺脏器质性和功能性病变，但肺痿不同于劳嗽的病理改变，二者有轻重因果关系。一般说，肺痿较劳嗽更为严重，是在劳嗽的基础上进一步恶化而形成。临床表现二者都有口干舌燥、痰中带血，骨蒸盗汗，气短，喘促，语声低怯，皮毛干枯，神疲消瘦，失精亡血，脉虚数等，为阴虚内热，鉴别要点就在于有无浊唾涎沫及气息张口抬肩。一般说，劳嗽未恶化到肺痿病理阶段，不出现浊唾涎沫之症状；劳嗽虽然可以出现呼吸困难，气短，但其程度没有肺痿严重，待劳嗽发展成肺痿时，呼吸就更加困难，不得不借助于张口抬肩来进行呼吸。临床见有劳嗽后期可转为肺痿重疾。

3. 涎沫与饮痰　肺痿写痰饮病之临床表现不难区别，仅就咳吐涎沫与饮痰而言，一般肺燥津伤之轻者，则发为无痰之干咳，然肺燥深重津气伤极而叶萎者，则发为"吐白沫"之肺痿，这种白沫的特点是中间不带痰块，胶黏难出，伴口燥咽干，白沫之泡，小于粟粒，轻如飞絮，结如棉球，有时粘在唇边，吐而不爽，与痰饮病咳吐之饮痰，痰液成块，或虽色白粘连成丝，但口咽一般不燥，较易咯出，显然有别。肺痿咳吐之浊唾涎沫与痰饮病之饮痰，乃一燥一湿，一虚一实，有如水之与火，冰之与炭，不可混为一谈。

四、辨证论治

（一）辨证要点

1. 辨寒热　虚热肺痿是阴液不足，虚热内生；虚寒肺痿是用气耗伤，肺中虚冷；两者容易辨认。唯虚热肺痿日久，阴损及阳，可见气阴两虚，或出现寒热夹杂现象。寒热夹杂者，应当辨其阴虚内热为主，或是气伤虚冷为主，施治方可中的。如虚寒肺痿仍按虚热论治，必将进一步耗伤阳气，反使病情加重，不可不慎。

2. 辨兼证　肺痿病位主要在肺，肺阴不足可以同时有肾阴不足，证见潮热盗汗，手足心热，腰痛膝软，足跟疼痛等；肺气不足可以同时有脾气虚损，证见全身乏力，纳少腹胀，大便溏稀，四肢沉重等。在辨证中均宜分辨。

（二）分证论治

1. 肺燥津伤，虚热肺痿

主症：咳吐浊唾涎沫，其质黏稠，不易咯出，胶黏唇边，吐不清爽，长丝不断，或涎沫中带有血丝，或咳甚则咯血，血色鲜红，咳声不扬，语声低怯，甚则音嗄，气急喘促，咽干口燥，潮热盗汗，形体消瘦，皮毛干枯，可兼肾阴亏损或心阴不足等见症。舌质红，津少而干；脉象虚数。

治法：滋润生津，益气养阴，清金救肺。

方药：麦门冬汤加减。

党参15g，麦冬12g，法半夏10g，山药18g，玉竹15g，石斛12g，甘草6g。水煎服，每日1剂。

如阴虚燥热较盛、虚热表现比较明显，可用清燥救肺汤（桑叶、石膏、杏仁、甘草、麦冬、人参、阿胶、炒胡麻仁、炙枇杷叶）以清热润燥。津伤甚者，再加沙参、玉竹养其肺津；潮热明显，可加银柴胡、地骨皮等以清虚热。平时可常服琼玉膏调理（生地黄汁、茯苓、人参、白蜜）。

2. 肺中虚冷，虚寒肺痿

主症：咳吐涎沫，其质清稀量多，口不渴，形寒气短，神疲乏力，不思饮食，尿频数或遗尿不禁，夜尿次数较多，舌质淡苔薄白，舌体胖嫩，脉虚弱。

治法：温肺散寒，益气生津。

方药：甘草干姜汤加味。

炙甘草9g，干姜12g，党参15g，白术12g，茯苓12g，黄芪12g，大枣5枚。水煎服，每日1剂。

阴虚血少气弱者，可选用炙甘草汤以益气养血滋阴（炙甘草、人参、桂枝、生姜、阿胶、生地黄、麦冬、火麻仁、大枣），往往可收到比较好的效果。

五、其他疗法

简验方：

（1）百合30g煮粥，每日一次，适用于虚热肺痿。

（2）银耳15g，冰糖10g。同煮内服，适用于虚热肺痿。

（3）紫河车一具，研末，每日一次，每服3g，适用于虚寒肺痿。

六、预防与调摄

由于肺痿是因久咳引起，积极预防咳嗽反复发作，对预防肺痿有积极的意义，除了外感咳嗽及时治疗外，平时还需要做到以下几点。

（1）要加强锻炼，增强体质，提高机体的抗病能力。

（2）要戒烟，减少对呼吸道的刺激，也可减轻咳嗽的发作。

（3）避免过食黏腻肥甘之品，以免助痰生湿，加重病情。

（4）改善环境卫生，消灭烟尘等空气污染，对预防咳嗽有重要意义。

（许馨月）

第六节　肺痨

一、概述

肺痨是指以咳嗽、咯血、潮热、盗汗及身体逐渐消瘦为主要临床表现的一种具有传染性的慢性虚弱性肺系病证。病轻者诸症间作，重者则每多兼见。西医所称的肺结核可参考本篇辨证论治。

二、病因病机

肺痨的致病因素，主要有两个方面，外则痨虫传染，内伤则正气虚弱，两者多互为因果。痨虫蚀肺，肺阴耗损，可致阴虚火旺，或气阴两虚，甚则阴损及阳，其病理性质主要在于阴虚。

（一）感染"痨虫"

"痨虫"传染是形成本病的主要病因，因直接接触本病患者，导致"痨虫"入肺，侵蚀肺脏而发病。如探病、酒食、看护患者或与患者朝夕相处，都是导致感染的条件。

（二）正气虚弱

或由于先天禀赋不足，小儿发育不良，抗病能力低下，"痨虫"乘虚入侵。或因酒色过度，耗伤精血，元气受伤；或劳倦太过，忧思伤脾，脾虚肺弱，痨虫入侵而发病。或因大病、久病后身体虚弱，失于调治；或外感咳嗽，经久不愈；或胎产之后失于调养，气血不足等，皆易致"痨虫"入侵。还可因生活贫困，或厌食挑食，饮食营养不足，终致体虚不能抗邪而感染"痨虫"。

肺痨之病机特点以阴虚为主。肺喜润恶燥，痨虫蚀肺，肺体受损，首耗肺阴，而见肺阴亏损之候，继则肺肾同病，兼及心肝，导致阴虚火旺；或因肺脾同病，导致气阴两伤，甚则阴损及阳，而见阴阳两虚之候。

三、临床表现

初期仅感疲劳乏力、干咳、食欲不振、形体逐渐消瘦。病重者可出现咳嗽、咯血、潮热、颧红、盗汗、形体明显消瘦等主要临床表现。且有与肺痨患者长期密切接触史。

四、相关检查

X线检查可早期发现肺结核，X线摄片大多可见肺部结核病灶。活动性肺结核痰涂片或结核菌培养多呈阳性。听诊病灶部位呼吸音减弱或闻及支气管呼吸音及湿啰音。红细胞沉降率增快、结核菌素试验皮试呈强阳性有助于诊断。

五、鉴别诊断

1. 虚劳　肺痨与虚劳的共同点是都有正气虚表现，而主要区别在于肺痨为痨虫侵袭所致，主要病变在肺，具有传染性，以阴虚火旺为其病机特点，以咳嗽、咯血、潮热、盗汗、消瘦为主要临床症状；而虚劳则由多种原因所导致，病程较长，病势缠绵，一般不具有传染性，可出现五脏气、血、阴、阳亏虚的虚损症状，是多种慢性虚损证候的总称。

2. 肺痿　肺痨与肺痿两者病位均在肺，但肺痿是多种慢性肺部疾患所导致的肺叶痿弱不用。在临床上肺痿是以咳吐浊唾涎沫为主要症，而肺痨是以咳嗽、咯血、潮热、盗汗为特征。肺痨后期亦可致肺痿。

3. 肺胀　以咳嗽、咳痰、气喘、水肿四大主症为特征，其中气喘不续症状最为显著，多为久咳、

— 134 —

哮证等肺系疾病演变而成，而肺痨以咳嗽、咯血、潮热、盗汗、消瘦为主要临床症状。

六、辨证论治

（一）辨证要点

初期仅感疲劳乏力、干咳、食欲不振、形体逐渐消瘦。病重者可出现咳嗽、咯血、潮热、颧红、盗汗、形体明显消瘦等主要临床表现。且有与肺痨患者长期密切接触史。

（二）分证论治

肺痨的病变部位主要在肺，临床以肺阴亏损为多见，如进一步演变发展，则表现为阴虚火旺，或气阴耗伤，甚至阴阳两虚。病久多及脾肾，临床上以咳嗽、咯血、潮热、盗汗四大主要症状为特点。

肺痨的治疗当以补虚培元和治痨杀虫为原则。根据体质强弱分别主次，尤需重视增强正气，以提高抗病能力。调补脏器重点在肺，同时注意补益脾肾。治疗大法应以滋阴为主，火旺者兼以降火，合并气虚、阳虚者，则当同时兼顾。杀虫主要是针对病因治疗，如《医学正传·劳极》指出"一则杀其虫，以绝其根本，一则补其虚，以复其真元"的两大治则。

1. 肺阴亏损

主症：干咳少痰，咳声短促，或痰中带血丝，血色鲜红，胸部隐痛，午后自觉手足心热，或盗汗，皮肤干灼，口干咽燥，苔薄，舌边尖红，脉细或兼数。

证候分析：阴虚肺燥，肺失滋润，其气上逆，故咳；虚火灼津，故少痰；肺损络伤，则痰中带血，血色鲜红，胸部隐痛；阴虚内热，故午后手足心热，皮肤干灼；肺阴耗伤，则口干咽燥；苔薄质红，脉细数属阴虚之候。

治法：滋阴润肺。

方药：月华丸（《医学心悟》）。本方功能补虚杀虫，滋阴镇咳，化痰止血。方中沙参、麦冬、天冬、生地、熟地滋阴润肺；百部、獭肝、川贝润肺止嗽，兼能杀虫；桑叶、白菊花疏风清热，清肺止咳；阿胶、三七有止血和营之功；茯苓、山药健脾补气，以资气血生化之源。若咳频而痰少质黏者，可加甜杏仁与方中川贝共奏润肺化痰止咳之功，并可配合琼玉膏（《洪氏集验方》）以滋阴润肺；痰中带血丝较多者，加白及、小蓟、仙鹤草、白茅根等和络止血；若低热不退者可酌配银柴胡、地骨皮、功劳叶、青蒿、胡黄连等以清热除蒸；若久咳不已，声音嘶哑者，可加诃子皮等以养肺利咽，开音止咳。

2. 虚火灼肺

主症：呛咳气急，痰少质黏，或吐痰黄稠量多，咯血，血色鲜红，午后潮热，骨蒸，五心烦热，颧红，盗汗量多，心烦口渴，失眠，急躁易怒，或胸胁掣痛，男子遗精，女子月经不调，形体日渐消瘦，舌红而干，苔薄黄或剥，脉细数。

证候分析：肺病及肾，肺肾阴伤，虚火内灼，炼津成痰，故呛咳气急，痰少质黏，或吐痰黄稠量多；虚火灼伤血络，则咯血，血色鲜红；肺病及肾，不能输津滋肾，致肾水亦亏，水亏火旺，故骨蒸，潮热，盗汗，五心烦热；肝肺络脉不和，故见胸胁掣痛；心肝火盛，则心烦失眠，易怒；肾阴亏虚，相火偏旺，扰动精室，则遗精；冲任失养，则月经不调；阴精耗伤以致形体日渐消瘦；舌红而干，苔薄黄而剥，脉细数均为阴虚燥热内盛之象。

治法：滋阴降火。

方药：百合固金汤（《医方集解》）合秦艽鳖甲散（《卫生宝鉴》）加减。百合固金汤功能滋养肺肾，用于阴虚阳浮，肾虚肺燥之证。用百合、麦冬、玄参、生地、熟地滋阴润肺，止咳生津；当归活血养血；白芍柔润滋阴；桔梗、贝母、甘草清热化痰止咳；合鳖甲、知母滋阴清热；秦艽、柴胡、地骨皮、青蒿清热除蒸；另可加龟甲、阿胶、五味子、冬虫夏草滋养肺肾之阴，培其本元；百部、白及补肺止血，抗结核杀虫。若火旺较甚，热势明显者，酌加胡黄连、黄芩苦寒泻火、坚阴清热；痰热蕴肺，咳嗽痰黄稠浊，酌加桑白皮、花粉、知母、马兜铃、鱼腥草等清化痰热；咯血较著者，加黑山栀、丹皮、紫珠草、大黄炭、地榆炭等凉血止血；血出紫黯成块，伴胸胁刺痛者，可酌加三七、茜草炭、蒲黄、郁金等化瘀和络止血；盗汗甚者可选乌梅、煅牡蛎、麻黄根、浮小麦等养阴止汗。

3. 气阴耗伤

主症：咳嗽无力，气短声低，咳痰稀白量多，或痰中带血，午后潮热，伴有畏风寒，自汗、盗汗，纳少神疲，便溏，面色㿠白，颧红，舌质淡、边有齿痕，苔薄，脉细弱而数。

证候分析：肺脾同病，阴伤气耗，清肃失司，肺不主气而为咳，气不化津而成痰，肺虚络损，痰中带血；阴虚内热则午后潮热，盗汗，颧红；阴虚日久而致气虚，气虚不能卫外，故畏风，自汗；脾虚不健，则纳少神疲，便溏；舌质淡、边有齿痕，苔薄，脉细弱而数均为气阴两虚之候。

治法：益气养阴。

方药：保真汤（《十药神书》）加减。本方功能补气养阴，兼清虚热。药用人参、黄芪、白术、茯苓、大枣、炙甘草补肺益脾，培土生金；天冬、麦冬、五味子滋阴润肺止咳；熟地、生地、当归、白芍以育阴养荣，填补精血；地骨皮、银柴胡清退虚热；黄柏、知母滋阴清热；陈皮、生姜运脾化痰。亦可加白及、百部以补肺杀虫。若夹有湿痰者，可加姜半夏、橘红、茯苓等燥湿化痰；咯血量多者可酌加蒲黄、仙鹤草、三七等，配合补气药，以补气摄血；咳嗽痰稀者，可加紫菀、款冬花、苏子温润止嗽；有骨蒸、盗汗等伤阴症状者，可加鳖甲、牡蛎、乌梅、地骨皮、银柴胡等补阴配阳，清热除蒸；如纳少腹胀、大便溏薄者，酌加扁豆、薏苡仁、莲子肉、山药等甘淡健脾。

4. 阴阳虚损

主症：咳逆喘息，少气，咳痰色白有沫，或夹血丝，血色暗淡，潮热，盗汗，自汗，声嘶或失音，面浮肢肿，心慌，唇紫，形寒肢冷，或见五更泄泻，口舌生糜，大肉尽脱，男子滑精阳痿，女子经少、经闭，舌质光淡隐紫，少津，脉微细而数，或虚大无力。

证候分析：肺痨日久，阴伤及阳，出现阴阳两虚，肺、脾、肾三脏并损的证候。肺不主气，肾不纳气，故咳喘少气，咳痰色白；咳伤血络则痰中带血，血色暗淡；阴伤则潮热盗汗；阴伤声道失润，金碎不鸣而声嘶；脾肾两虚则见水肿，肾泄；病及于心，则心慌，唇紫；虚火上炎，则口舌生糜；卫虚则形寒自汗；精气衰竭，无以充养形体、资助冲任之化源，故女子经少、经闭，大肉尽脱；命门火衰，故男子滑精、阳痿；舌脉均为阴阳俱损之象。

治法：滋阴补阳。

方药：补天大造丸（《医学心悟》）加减。本方温养精气，培补阴阳。方中用人参、黄芪、白术、山药、茯苓以补肺脾之气；白芍、当归、枣仁、远志养血宁心；枸杞、熟地、龟甲培补阴精；鹿角、紫河车助真阳而填精髓。另可酌加麦冬、阿胶、五味子滋养肺肾。若肾虚气逆喘息者，配钟乳石、冬虫夏草、诃子、蛤蚧、五味子等摄纳肾气以定喘；心悸者加丹参、远志镇心安神；五更泄泻者配用煨肉豆蔻、山茱萸、补骨脂以补火暖土，并去地黄、阿胶等滋腻碍脾的药物。

七、其他疗法

（一）针灸治疗

1. 基本处方　膏肓、肺俞、膻中、太溪、足三里。

膏肓功擅补肺滋阴；肺俞、膻中属前后配穴法，可补肺止咳；太溪补肾水以滋肺阴；足三里疗诸劳虚损。

2. 加减运用

（1）肺阴亏损证：加肾俞、复溜、三阴交以养阴润肺。诸穴针用补法，膏肓、肺俞可用灸法。

（2）虚火灼肺证：加尺泽、阴郄、孔最以滋阴清热、凉血止血。诸穴针用平补平泻法，膏肓、肺俞可用灸法。

（3）气阴耗伤证：加气海、三阴交以益气养阴。诸穴针用补法，膏肓、肺俞可用灸法。

（4）阴阳虚损证：加肾俞、脾俞、关元以填补精血、温补脾肾。诸穴针用补法，膏肓、肺俞可用灸法。

（5）胸痛：加内关以理气宽胸。诸穴针用平补平泻法。

（6）心烦失眠：加神门以养心安神。诸穴针用平补平泻法。

（7）急躁易怒：加太冲以疏肝理气。诸穴针用平补平泻法。

8. 面浮肢肿　加关元、阴陵泉以温肾健脾利水。诸穴针用平补平泻法，关元可用灸法。

（二）耳针疗法

取肺区敏感点、脾、肾、内分泌、神门，每次取双耳穴 2~3 穴，毫针刺法，留针 15~20 分钟，隔日 1 次，10 次为 1 个疗程。

（三）穴位敷贴法

（1）取穴：颈椎至腰椎旁膀胱经第一侧线。

（2）药物：五灵脂、白芥子各 15g，甘草 6g，大蒜 15g。

（3）方法：五灵脂、白芥子研末，与大蒜同捣匀，入醋少量，摊纱布上，敷于颈椎至腰椎旁膀胱经第一侧线上，保持 1~2 小时，皮肤有灼热感则去之，7 日 1 次。

八、预防及预后

肺痨是一种慢性传染性疾病，长期以来一直威胁着人类健康。结核病的传染源主要是痰涂片检查阳性的肺结核排菌患者，传染途径是经呼吸道传染。结核病传染的程度主要受结核患者的排菌量、咳嗽症状以及接触的密切程度等因素的影响。预防或减少发生结核病的措施首先就是不要受结核菌感染，不受结核菌感染就不会发生结核病。因此及时发现和彻底治疗结核患者，消灭传染源，是控制结核病在人群中流行的最有效和最重要的方法。如能在人群中及时发现并彻底治疗传染源，则能保护健康人减少或免受结核菌的传染，从而使受结核菌感染的人群和发生结核病的人明显减少。

新生儿应进行疫苗注射结核病患者，尤其是排菌患者应尽量减少出现在公共场所，避免对着他人咳嗽、打喷嚏，在患病期间最好不结婚、生育，以免把病菌传染给对方或加重病情，应待肺结核病情稳定后再结婚、生育。肺结核患者一旦确诊必须进行全程规律化疗，这种方法能治愈 90% 以上新发的肺结核患者。对长期与排菌患者密切接触且结核菌素试验呈强阳性人群也主张用异烟肼预防性化疗六个月。卡介苗接种是预防儿童粟粒型肺结核和结核性脑膜炎的有效方法，所以对新生儿应该按计划免疫程序进行卡介苗接种，以提高对结核病的免疫能力。

做好宣传工作，预防疾病的传播流行。痰是结核杆菌最集中的地方，对痰的处理，是防止结核病传播的重要手段之一。最科学简便的方法是把吐在纸上，包好，然后烧掉。或在痰盒中装少量石灰，能杀死结核菌。

做到"无病早防，有病即查，查出必治，治必彻底"，并且向广大群众进行防痨宣传，使广大群众掌结核病的防治知识。定期集体肺部检查，对新生儿接种卡介苗，是预防结核病发生的重要措施。

九、病案选录

郭××，女，20岁，1976 年 3 月 25 日初诊。

病史：咳嗽，发热两个多月，伴精神不振，身软乏力，食欲减退，口苦乏味，吐痰不多，两颧潮红，午后发热，体温在 37.4~38.3℃，夜间盗汗，有时心悸，睡眠不实，停经一个多月，血沉 38mm，胸透为浸润型肺结核，注射链霉素有反应。现仅服雷米封，但症状不减。脉沉弦数，舌质红，苔薄。

辨证施治：肺阴不足，阴虚火旺，肺失清肃，虚热内生。治以滋阴清热之法。

处方：沙参 12g，生地 12g，黄芩 9g，夏枯草 15g，连翘 15g，麦冬 12g，丹皮 6g，地骨皮 12g，百部 12g，甘草 6g。

二诊：服上方六剂，精神佳，咳嗽轻，痰少，仍低热，纳呆。上方加麦芽 24g，银柴胡 9g。

三诊：服药十剂，症状明显好转，精神好，食欲增，体温降低，37.2~37.5℃。原方加赤芍 12g，银柴胡 9g。

四诊：又服十剂，一般情况好转，体重增加，身不发热，体温正常，盗汗也不明显。仍以上方化裁，共服四十余剂，病情稳定，60 多天后复查血常规、血沉均属正常，5 个月后胸部透视病灶已趋硬结。

（许馨月）

第八章

脾胃系病证

第一节 胃痛

一、概述

胃痛又称胃脘痛，是由于外感邪气，内伤饮食情志，脏腑功能失调等导致气机郁滞，胃失所养，以上腹部近心窝处发生疼痛为主症的病证。

由于本病疼痛发生于心窝部，故古代文献中称本病为"心痛"。胃痛在脾胃肠病证中最常见，人群发病率高，中药治疗效果显著。

西医学中的急、慢性胃炎、消化性溃疡、胃痉挛、胃下垂，胃黏膜脱垂症，胃神经官能症等疾病，以上腹部疼痛为主要表现的，可参考本篇辨证论治。

二、临床表现

本病以心窝以下、脐以上部位发生的经常性或突发性疼痛症状为主要诊断依据。其疼痛可有隐痛、胀痛、刺痛、灼痛、剧痛等程度上的不同，有的可随进食而表现为有规律的疼痛加重或减轻。在胃痛的同时，常伴有脘腹闷胀，不思饮食，嗳腐吞酸，恶心嘈杂，大便或秘或溏，乏力消瘦，面黄水肿，呕血、便血等临床表现。胃痛发病前多有情志、饮食、劳倦、受寒等明显诱因。

三、鉴别诊断

临证时需与胸痹疼痛，痛彻肩背，四肢厥冷青紫，气憋心悸为主症的真心痛相鉴别。

四、辨证论治

（一）辨证要点

1. 辨急缓　凡胃痛暴作者，多因外感寒邪，或进食生冷，或暴饮暴食，以致寒伤中阳，积滞不化，胃失和降，不通则痛。凡胃痛渐发，常由肝郁气滞，木旺乘土，或脾胃虚弱，术壅土郁，而致肝胃不和，气滞血瘀。

2. 辨寒热　寒邪犯胃之疼痛，多胃痛暴作，疼痛剧烈而拒按，并有喜暖恶凉，苔白，脉弦紧等特点。虚寒胃痛，多隐隐作痛，喜温喜按，遇冷加剧，四肢不温，舌淡苔薄，脉弱。热结火郁，胃气失和之胃痛，多为灼痛，痛势急迫，伴烦渴喜饮，喜冷恶热，便秘溲赤，舌红苔黄少津，脉弦数。

3. 辨虚实　胃痛且胀，大便秘结不通者多属实；痛而不胀，大便溏薄者多属虚；喜凉者多实，喜温者多虚；拒按者多实，喜按者多虚；食后痛甚者多实，饥而痛增者多虚；脉实者多实，脉虚者多虚。

4. 辨气血　初痛在气，久痛在血。

（二）分证论治

1. 寒邪客胃 如下所述。

主症：轻者胃痛痞满善噎，口淡无味，不欲饮食，食则喜热，遇冷即发或加重，得温痛减，或兼恶寒，甚则胃疼暴作，泛吐清水，大便溏薄，小便清长。舌苔白，脉紧或弦紧。

治法：散寒止痛。

方药：良附丸加味。

高良姜12g，香附10g，荜拨10g，吴茱萸、陈皮、炙甘草各6g。水煎服。

兼风寒表证加葛根、紫苏叶、陈皮；挟食滞加枳实、神曲、法夏、鸡内金。

2. 肝郁气滞 如下所述。

主症：胃脘胀痛，攻痛连胁，嗳气频繁，大便不畅，每因情志因素而痛作，表情忧郁或喜怒。苔薄白，脉弦。

治法：疏肝解郁，理气和胃。

方药：柴胡疏肝散。

柴胡、枳壳、赤芍各12g，香附10g，郁金12g，川楝子10g，延胡索12g，甘草6g。水煎服。

痛甚可选加木香、延胡索、香橼、佛手、绿萼梅；嗳气频繁可加沉香、旋覆花等。

3. 痰湿中阻 如下所述。

主症：轻则胃脘闷痛，时作时止，纳呆口黏，久则痞满胀痛，恶心干哕，呕吐清涎，甚则胃痛拒按，胃中有振水音，口淡细减，神疲乏力。舌苔白腻或滑腻，脉滑，或兼弦象。

治法：健脾化痰，理气和胃。

方药：导痰汤。

制半夏6g，橘红、茯苓、枳实（麸炒）、南星各3g，甘草1.5g。

4. 饮食停滞 如下所述。

主症：胃脘胀满疼痛，嗳腐吞酸，呕吐不消化食物，吐后痛减，大便不爽，矢气腐臭。苔厚腻，脉弦滑。

治法：消食导滞，和胃止痛。

方药：保和丸。

神曲12g，山楂15g，莱菔子12g，法半夏10g，茯苓12g，陈皮6g，枳实10g，连翘12g，甘草6g。水煎服。

可酌加枳实、砂仁、槟榔等。食滞化热见苔黄、便秘者，可合用大承气汤。

5. 胃络瘀阻 如下所述。

主症：胃痛如针刺，痛处不移，疼痛于食后或入夜加重，病甚则胃痛拒按，状如刀绞，久痛不衰，或痛彻胸背，或兼见呕血、黑便。舌质淡暗，紫暗，舌有瘀点，瘀斑，脉涩或沉涩无力。

治法：活血化瘀，理气止痛。

方药：失笑散合丹参饮加减。

柴胡12g，白芍15g，枳实12g，蒲公英30g，法半夏、黄芩各40g，砂仁6g（后下），甘草6g。水煎服。

若呕血便黑为主症时，宜辨寒热，属肝胃郁热迫血妄行，可用泻心汤凉血止血；属脾胃虚寒，脾不统血，可用黄土汤温脾益气摄血。

6. 肝胃积热 如下所述。

主症：胃脘灼痛，胸胁闷胀，泛酸嘈杂，心烦易怒，口干口苦，甚则脘痛拒按，痛势急迫，喜食冷物，大便干结，小便短赤。舌质红，苔黄，脉弦数有力。

治法：清泻肝火，和胃止痛。

方药：化肝煎加减。

栀子12g，牡丹皮10g，白芍15g，陈皮6g，青皮10g，吴茱萸6g，黄连10g，蒲公英30g，佛手

12g，甘草 6g。水煎服。

可酌加黄连、吴茱萸、绿萼梅等。

7. 胃阴不足　如下所述。

主症：胃痛隐隐，咽干口燥，胃脘灼热，似饥不欲食，口干不欲饮，大便干结。舌红少津，苔少花剥，脉细数。

治法：养阴益胃，和阳生津。

方药：一贯煎加减。

北沙参 15g，麦冬 12g，生地黄 15g，枸杞子 12g，当归 6g，白芍 15g，川楝子 10g，佛手 12g，甘草 6g。水煎服。

加减：若嘈杂泛酸可加吴茱萸、黄连。

8. 脾胃虚寒　如下所述。

主症：胃脘隐痛，泛吐清水，喜温喜按，纳差，便溏，神疲乏力，或畏寒肢冷。舌淡，脉细弱。

治法：健脾益气，温胃止痛。

方药：黄芪建中汤加减。

黄芪 18g，白芍 15g，桂枝 10g，白术 12g，党参 15g，干姜 6g，木香 6g（后下），大枣 5 枚。水煎服。

寒胜痛甚加党参、干姜；痛发时合良附丸；痛止后可用香砂六君子丸调理。

五、其他疗法

1. 简验方　如下所述。

（1）乌芍散（乌贼骨、白芍、甘草，按 3：1：1 的剂量比例配制）3g，白及粉 3g 和匀调服每日 2~3 次，用于胃痛，有吐血便血者。

（2）桃仁、五灵脂各 15g，微炒为末，米醋为丸如小豆粒大，每服 15~20 粒，开水送服，孕妇忌服，治血瘀胃痛。

（3）姜黄 15g，炒香附 15g，研细末，每服 2~3g 治胃脘气滞作痛。

（4）荜澄茄、白豆蔻各等分，研细末，每服 2~3g，治胃寒痛。

（5）鸡内金 10g，香橼皮 10g。研细末，每服 1~2g，治食积胃脘胀痛。

（6）百合 30g，丹参 20g，水煎空腹服，治虚热胃痛。

（7）莱菔子 15g 水煎，送服木香面 4.5g，治食积胃痛。

（8）黑香附 12g，砂仁 3g，甘草 3g，研细末，每服 2~3g，治气痛。

（9）沉香、肉桂粉各 1g，温开水调服，每日 2~3 次，用于胃痛寒凝气滞者。

（10）五灵脂 9g，枯矾 4.5g，共研细粉，分两次开水送服，治血瘀胃痛。

2. 针灸　如下所述。

（1）针刺内关、足三里、中脘，适用于各种胃痛。

（2）艾灸中脘、足三里、神阙，适用于虚寒性胃痛。

3. 外治法　腰脐膏（沉香、小茴香、乳香、肉桂、麝香）每次一张，微火化开，贴脐腹，功能温中散寒，暖腹止痛，用于脾胃虚寒胃痛。

六、病案选录

杨××，男，62 岁，1972 年 12 月 4 日初诊。

病史：胃痛一个多月，饭后疼痛加重，伴纳呆，反酸、受凉易发，遇温则适，过去有胃痛史已十余年。苔白、脉沉细。

辨证施治：患者年老体弱，久病身虚，脾胃虚寒为其本，气滞血瘀为其标，治宜温中健脾，理气活血，标本兼治。

处方：高良姜9g，香附9g，吴萸6g，蒲黄9g，五灵脂9g，白芷9g，枳壳9g，草蔻9g，白芍15g，甘草6g。

二诊：上方服两剂，胃痛减轻，已不反酸，食欲也好转。脉舌如前。效不更方。

三诊：胃脘不痛，食欲增进，苔薄白，脉有起色。遵原方服用，以巩固之。

（刘继民）

第二节 吐酸

一、概述

吐酸即泛吐酸水之意，常与胃痛兼见，但亦可单独出现。常见于西医的消化性溃疡病、慢性胃炎和消化不良等。

二、辨证论治

1. 脾胃虚寒 如下所述。

主症：吐酸时作，兼吐清水，口淡喜暖，脘闷食少，少气懒言，肢倦不温，大便时溏。舌淡苔白，脉沉弱或迟缓。

治法：温中散寒，和胃制酸。

方药：吴茱萸汤合香砂六君子汤。

常用药：党参、白术、茯苓、甘草——甘温益胃；陈皮、半夏、香附、砂仁——行气降逆；吴茱萸——辛通下达以开郁结；生姜、大枣——温胃散寒补虚。

2. 肝胃郁热 如下所述。

主症：吐酸时作，胃脘灼热，口苦而臭，心烦易怒，两胁胀闷。舌红，脉弦。

治法：泄肝和胃。

方药：左金丸加味。

黄连——直折肝火；吴茱萸——辛通下达开郁结；白芍——敛肝养阴；竹茹——清热化痰；川楝子——行气导滞；鸡内金——消积化滞；牡蛎、石决明——制酸；或加乌贼骨、煅瓦楞。

3. 湿阻于胃 如下所述。

主症：吐酸时作，喜唾涎沫，时时欲吐，胸脘痞闷，嗳气则舒，不思饮食。舌淡红，苔白滑，脉弦细或濡滑。

治法：化湿和胃，理气解郁。

方药：越鞠丸加减。

苍术、白豆蔻——燥湿化痰；香附、厚朴、枳壳——行气导滞；神曲——健胃消食；栀子——清化郁热；生姜——温胃和胃。苍术、白豆蔻——燥湿化痰；香附、厚朴、枳壳——行气导滞；神曲——健胃消食；栀子——清化郁热；生姜——温胃和胃。

三、其他疗法

1. 针灸疗法 针刺中脘、内关、足三里。热证加刺阳陵泉，用泻法；寒证用补法，并加艾灸。

2. 饮食疗法 如下所述。

（1）凤凰衣粥：鸡蛋壳若干，去内膜洗净炒黄研末，每次6g加入热粥中服食。寒热证均宜。

（2）白胡椒海螵蛸煲猪肚：白胡椒12g，海螵蛸20g，猪肚1个，先将海螵蛸、白胡椒（打碎）放入洗净的猪肚内，并加入少量清水，然后把猪肚两端用线扎紧，慢火煮至烂熟，去海螵蛸及胡椒，调味分次食肉饮汤。适用于寒证吐酸。

（刘继民）

第三节　噎膈

一、概述

噎膈是因饮食不节、七情内伤、久病年老致食管狭窄，或津枯血燥致食管干涩，出现吞咽食物梗噎难下，甚则不能下咽入胃，食入即吐为主要表现的病证。

噎膈的证候表现较为复杂，一般规律是初起只表现为吞咽食物噎塞不顺，尚可咽下，继则随着噎塞的逐渐加重，出现固体食物难以下咽、汤水可入，最后汤水不下，咽后即吐。随着病邪日深，饮食逐渐不得，导致胃之阴津、脾之阳气均衰竭，出现全身虚脱，病情危重难医。也有终生梗噎不顺，一直未出现食饮格拒不下之症者。

西医学的食管癌、贲门癌，以及食管憩室、食管狭窄、食管炎、食管贲门失弛缓症、贲门痉挛、胃神经官能症等病症出现噎膈症状表现时，可参考本节内容辨证论治。

二、临床表现

初起咽部或食管内有异物感，进食时偶有滞留感，或轻度梗阻感；病情加重后呈持续性进行性吞咽困难，甚至食不得入，或食入即吐，夹有痰涎。常伴有咽部干燥，胃脘不适，胸膈疼痛，甚则形体消瘦、肌肤甲错、精神疲惫等。

三、相关检查

胃镜检查为首选方法，可直接观察食管、贲门、胃体及病灶形态，并可在直视下作活组织病理学检查以确定病性。食管X线钡餐造影检查可观察到食管的蠕动，内壁的充盈、龛影，黏膜的变化，以及狭窄程度。食管CT扫描检查可显示食管与邻近纵隔器官的关系，但难以发现早期轻微病变。

四、鉴别诊断

1. 噎膈与反胃　二者均有食入即吐的症状。但噎膈以本虚标实为基本病理性质，正虚以阴虚有热为主，初起无呕吐，后期格拒，食物难下，食入即吐，此时病情较重，预后不良。反胃以正虚为主，多系阳虚有寒，饮食能顺利下咽，但经久复出，朝食暮吐，暮食朝吐，宿食不化，病证较轻，预后良好。

2. 噎膈与梅核气　二者症状均有咽中异物感。噎膈系痰积、瘀血等有形之物为主郁阻于食管致吞咽困难。梅核气是患者自觉咽中如有物梗阻，咯之不出，咽之不下，但饮食下咽顺利，无阻塞，以气机郁滞为主，为无形之邪所致。

五、辨证论治

（一）辨证要点

1. 辨标本虚实主次　噎膈以正虚为本，夹有气滞、痰积、血瘀等标实之证。因忧思恼怒、饮食所伤，致气滞、痰积、血瘀者，以实为主；因热饮伤津、年老久病伤肾而致津枯血燥，甚则气虚阳微者，属虚。病变初期病程短者多属实，或实中夹虚；病变中后期病程长者多以虚为主，或虚中夹实。实证主要以吞咽困难，梗塞不顺，胸膈胀痛为证候特点；虚证主要以食管干涩，饮食不下，或食入即吐为证候特征。临床又常见虚实夹杂之证候，尤当详辨其主次。

2. 辨病理性质　本病初起以标实为主，当辨其气、痰、瘀三者的主次，一般先见痰气交阻，若病情发展则为瘀血内结；病久往往由实转虚，多表现为阴血枯槁，终致气虚阳微。临床以邪实正虚并见者为多。若病程短，咽中不适，略有噎塞，重者吞咽欠利，饮食不减，症状发生和加重与情志因素有密切关系，多责之于气；若吞咽不利或困难，呕吐痰涎，胸闷，苔腻，脉滑，多责之于痰；若病程久，胸骨后疼痛固定，饮食难下，呕吐紫红色血，舌紫，脉细或涩，则多责之于瘀。病程日久正虚为主，见形体消瘦，皮肤干枯，舌红少津者，为津枯血燥；出现面色㿠白，形寒肢冷，面浮足肿为主者，为气虚阳微。临证时必须辨明标本的各自性质。

（二）治疗原则

本病的治疗旨在扶正与祛邪，当按邪正虚实主次，权衡标本缓急而施治。以开郁理气、滋阴润燥为治疗原则。且根据具体病情、病期的不同，有所侧重地运用理气、化痰、祛瘀之法。如初期标实为主，重在理气、化痰、行瘀，伴有火盛者结合清热解毒，少佐扶正、滋阴润燥之品；后期以本虚为主，重在扶正，应根据阴血枯槁和阳气衰微的不同，分别治以滋阴润燥或温补中阳，并可酌情配用理气、化痰、散瘀之品。根据标本虚实的主次缓急确定相应治法，病变初期或标实为主者，重在治标，适当补虚。治标不可过用辛散香燥之品，以免伤及津液，治本应注意顾护胃气。

（三）分证论治

1. 痰气交阻证　如下所述。

主症：吞咽时自觉食管梗阻不畅，胸膈痞满，甚则疼痛，情志舒畅时症减，精神抑郁时加重；伴嗳气呃逆，呕吐痰涎，口干咽燥，大便艰涩；舌质红，苔薄腻，脉弦滑。

证候分析：本证以痰气交阻，郁热伤津为主要病机。痰气交阻，食管不利则吞咽梗阻不畅，胸膈痞闷，甚则作痛；情绪舒畅，气机调畅则病减，精神抑郁则气机郁结，故病重，初期以气郁为主，易见此象；痰气交阻食管，易犯胃，胃气七逆，则嗳气呃逆，呕吐痰涎；气郁痰阻，津液不能上承下达，且郁热伤津，故咽干口燥，大便艰涩；舌质红、苔薄腻、脉弦滑皆为痰气交阻且郁热伤津之征象。本证以哽噎不畅，胸膈痞满，易随情绪增减，伴痰气交阻征象为辨证要点。

治法：开郁化痰，润燥降气。

方药：启膈散加减。若泛吐痰涎多，可加全瓜蒌、陈皮、半夏，或含化玉枢丹，以增化痰之力；若嗳气呕吐明显，加旋覆花、代赭石、姜汁增降逆和胃之效；若气郁化火，心烦口干，加山豆根、金果榄、栀子等增强清解郁热之效；若津伤较重，大便干涩，舌红少津，加玄参、天花粉、蜂蜜增强润燥生津之功；大便不通，加大黄、莱菔子等，便通即止，不可久用。

2. 津亏热结证　如下所述。

主症：吞咽梗塞而痛，水饮可下，食物难入，或入而复出，甚则滴水不入；伴胸背灼痛，五心灼热，口燥咽干，渴欲冷饮，大便干结，以及形体消瘦，肌肤干枯；舌质红而干或带裂纹、脉弦细数。

证候分析：本证以胃津亏耗，胃失润降为主要病机。胃津亏耗，食管失于濡润，故吞咽时梗塞作痛；初期食管郁结不重，且进水则食管得润，故水饮尚可下，但固体食物则难下；热结食管，胃气上逆，故食后复出；津亏热结，其热在阴，故五心烦热；热结津伤，胃肠枯燥，故口燥咽干，渴欲冷饮，大便干结；胃不受纳，无以化生精微，故形体消瘦，肌肤干枯；舌质红而干或带裂纹、脉弦细数皆为津亏热结之征象。本证以吞咽梗塞症状较重，伴津亏热结征象为辨证要点。

治法：滋阴养血，清热生津。

方药：沙参麦冬汤加减。若胃火偏盛，加用山栀、黄连、芦根、山慈菇、山豆根、白花蛇舌草、半枝莲等清胃泻火解毒；食入即吐者加竹茹、生姜汁和胃止呕；若阴津枯竭，肠道失润，大便干结，加火麻仁、瓜蒌仁、何首乌润肠通便；若火盛灼津，大便不通，腹中胀满，可用大黄甘草汤泻热存阴，但宜中病即止；若食管干涩，口燥咽干，可另用五汁安中饮频频呷服，生津润燥，降胃散结。

3. 瘀血内结证　如下所述。

主症：饮食难下，甚则滴水不入，或虽下而复吐；胸膈疼痛，固定不移，面色暗黑，肌肤枯槁，形体消瘦；舌质紫暗，脉细涩。

证候分析：本证以瘀血内结为主要病机。病情深重，瘀血内结，阻于食管，因而胸膈疼痛，固定不移，饮食难下，甚则滴水不入；瘀阻位置偏下，则下而复吐；因饮食不入，生化乏源，津血亏虚不能充养肌肤，故肌肤枯槁，形体消瘦；面色暗黑、舌质紫暗、脉细涩皆为瘀血内结之征象。本证以梗噎不入或下而复吐，伴瘀血内结征象为辨证要点。

治法：滋阴养血，破血行瘀。

方药：通幽汤加减。瘀阻重者加乳香、没药、丹参、三七、蜣螂等，增强活血通络之力；瘀结甚者可更加三棱、莪术、炙穿山甲、急性子等，增强破结消瘀之力；若呕吐甚，痰涎多，可加海蛤粉、法半夏、瓜蒌等化痰止呕；若呕吐物如赤豆汁，为吐血，加云南白药化瘀止血；若服药即吐，难以下咽，可含化玉枢丹，开膈降逆后再服汤药。

4. 气虚阳微证　如下所述。

主症：长期吞咽受阻，水饮不下，泛吐大量黏液白沫，肢体水肿，面色㿠白，精神疲惫，形寒气短，腹胀便溏；舌质淡，苔白，脉细弱。

证候分析：本证以阴损及阳，脾肾阳衰为主要病机。长期吞咽受阻，病情加重，脾阳衰微，饮食无以受纳和运化，津液输布无权，故饮食不下，泛吐痰涎；阳虚无以运化水谷、水液，故面色㿠白，肢体水肿，腹胀便溏；舌质淡、苔白、脉细弱皆为气虚阳微之征象。本证以噎膈日久，伴脾肾阳虚证候为辨证要点。

治法：温补脾肾，益气回阳。

方药：补气运脾汤加减。临床应用时可加旋覆花、代赭石增强降逆之力；若泛吐白沫，加吴茱萸、丁香、白蔻仁温胃降逆；若伴明显的口咽干燥、形体消瘦等阴虚征象者，加石斛、麦冬、沙参滋养阴液；肾阳虚征象明显者，可加附子、肉桂、鹿角胶、肉苁蓉等温补肾阳。总之，噎膈的辨治主要是分清虚实的主次。急则治其标，即理气、化痰、行瘀，祛其邪毒；缓则治其本，以补气温阳、滋阴养血为主。临床用药多是虚实兼顾，标本同治。

六、其他疗法

（一）中成药

华蟾素注射液、六神丸、冬凌草片均适用于热毒郁结型；开郁顺气丸适用于气滞痰凝型；平消片适用于痰瘀互结之噎膈。

（二）单验方

（1）大黄鱼鳔100g，将鱼鳔洗净，沥干，用香油炸酥，取出制粉，装瓶备用。每次5g。每日3次，温水送服，可祛风活血、解毒抗癌，用于食管癌、胃癌。

（2）活壁虎5条，白酒500ml，用锡壶盛酒，将活壁虎放入，2天后可以服用。每次10ml，慢慢呷之，每日3次，饭前半小时服用。有祛瘀消肿之效，用于食管癌梗阻者。

（3）姜半夏、姜竹茹、旋覆花、代赭石、广木香、公丁香、沉香曲、豆蔻、川楝子、川朴、南北沙参、天麦冬、石斛、急性子、蜣螂、当归、仙鹤草。水煎服，日1剂。

（4）八仙膏。用藕汁、姜汁、梨汁、萝卜汁、甘蔗汁、白果汁、竹沥、蜂蜜等份和匀蒸熟，适量饮之，治疗噎食。

（刘继民）

第四节　反胃

一、概述

反胃是饮食入胃，宿谷不化，经过良久，由胃反出的病证。

西医学的胃、十二指肠溃疡，胃黏膜脱垂症，胃部肿瘤，胃神经官能症等，凡并发胃幽门痉挛、水肿、狭窄，引起胃排空障碍，而出现反胃症状者，可参考本篇内容辨证论治。

主症：食后脘腹胀满，朝食暮吐，暮食朝吐，宿谷不化，吐后转舒，神疲乏力，面色少华，手足不温，大便溏少，舌淡苔白滑，脉细缓无力。

治法：温中健脾，降气和胃。

方药：丁香透膈散（人参、白术、丁香、半夏、术香、香附、炙甘草、砂仁、神曲、白豆蔻、麦芽）。若吐甚者，加代赭石、旋覆花；若脾胃虚寒，四肢不温者加附子、干姜，若面色㿠白，四肢清冷，腰膝酸软，肾阳不足者，用右归丸。

二、其他疗法

简验方：

（1）雪梨1个，丁香50粒，梨去核，放入丁香，外用纸面包好，煨熟吃。

（2）守宫1~2只（去腹中杂物），鸡蛋1个。用法：将鸡蛋一头打开，装入壁虎蒸熟，每日服1个，连服数日。

（3）木香调气散（《证治汇补》）。白豆蔻、丁香、木香、檀香、砂仁、甘草。

三、预防与调摄

此证之预防，就注意劳逸结合，增强体质；要怡情放怀，避免精神刺激；勿过量饮酒和恣食辛辣食物，免伤胃气；应外避六淫，免除外因之干扰。

在治疗中，宜内观静养，薄滋味，忌香燥，戒郁怒，禁房事。

（郭　磊）

第九章

肝胆系病证

第一节 胁痛

一、概述

胁痛是以一侧或两侧胁肋部疼痛为主要表现的病证，也是临床较多见的一种自觉症状。

西医学中急性肝炎、慢性肝炎、肝硬化、肝寄生虫病、肝癌、急性胆囊炎、慢性胆囊炎、胆石症、胆管蛔虫以及肋间神经痛等，以上疾病为主要症状时均可以参考本节辨证论治。

二、临床表现

以一侧或两侧胁肋部疼痛为主要表现者，可以诊断为胁痛。胁痛的性质可以表现为刺痛、胀痛、烁痛、隐痛、钝痛等不同特点。部分患者可伴见胸闷、腹胀、嗳气、呃逆、急躁易怒、口苦、纳呆、厌食恶心等症。常有饮食不节、情志内伤、感受外湿、跌仆闪挫或劳欲久病等病史。

三、相关检查

胁痛以右侧为主者，多与肝胆疾病有关。

（1）检测肝功能指标以及甲、乙、丙、丁、戊等各型肝炎病毒指标，有助于病毒性肝炎的诊断。

（2）B型超声检查及CT、MRI可以作为肝硬化、肝胆结石、急慢性胆囊炎、脂肪肝等疾病的诊断依据。

（3）血生化中的血脂、血浆蛋白等指标亦可作为诊断脂肪肝、肝硬化的辅助诊断指标。

（4）检查血中胎甲球蛋白、碱性磷酸酶等指标可作为初步筛查肝内肿瘤的参考依据。

四、鉴别诊断

胁痛应与悬饮相鉴别：悬饮亦可见胁肋疼痛，但其表现为饮留胁下，胸胁胀满，持续不已，伴见咳嗽、咳痰、咳嗽、呼吸时，疼痛加重，且常喜向病侧睡卧，患侧肋间饱满，叩诊呈浊音，或兼见发热，一般不难鉴别。

五、辨证论治

（一）辨证要点

胁痛辨证应分清气血虚实。胀痛多属气郁，且疼痛游走不定，时轻时重，症状轻重变化与情绪有关；刺痛多属血瘀，且痛处固定不移，疼痛持续不已，局部拒按，入夜尤甚；实证多以气机郁滞、瘀血内阻、湿热内蕴为主，病程短，来势急，证见疼痛较重而拒按，脉实有力。虚证多为阴血不足，脉络失养，证见疼痛隐隐，绵绵不休，且病程较长，来势较缓，并伴见全身阴血亏虚之证。

---

147 ---

（二）分证论治

1. 肝郁气滞 如下所述。

主症： 胁肋胀痛，走窜不定，甚则痛引胸背肩臂，疼痛因情志变化而增减，胸闷腹胀，嗳气频作，得嗳气而胀痛稍舒，纳少口苦，舌苔薄白，脉弦。

证候分析： 肝气失于条达，阻于胁络，故胁肋胀痛；气属无形，时聚时散，聚散无常，故疼痛走窜不定；情志变化与肝气之郁结关系密切，故疼痛随情志变化而有所增减；肝经气机不畅，故胸闷气短；肝气横逆，易犯脾胃，故食少嗳气；脉弦为肝郁之象。

治法： 疏肝解郁，理气止痛。

方药： 柴胡疏肝散（《景岳全书》）。

方中柴胡、枳壳、香附、川楝子疏肝理气，解郁止痛；白芍、甘草养阴柔肝，缓急止痛；川芎活血行气通络。

若胁痛甚，可加青皮、延胡索以增强理气止痛之力；若气郁化火，证见胁肋掣痛，口干口苦，烦躁易怒，溲黄便秘，舌红苔黄者，可去方中辛温之川芎，加山栀、丹皮、黄芩、夏枯草；若肝气横逆犯脾，证见肠鸣，腹泻，腹胀者，可酌加茯苓，白术；若肝郁化火，耗伤阴津，致精血亏耗，肝络失养，证见胁肋隐痛不休，眩晕少寐，舌红少津，脉细者，可去方中川芎，酌配枸杞子、菊花、首乌、丹皮、栀子；若兼见胃失和降，恶心呕吐者，可加半夏、陈皮、生姜、旋覆花等；若气滞兼见血瘀者，可酌加丹皮、赤芍、当归尾、川楝子、延胡索、郁金等。

2. 肝胆湿热 如下所述。

主症： 胁肋胀痛或烁热疼痛，口苦口黏，胸闷不适，纳呆食少，恶心呕吐，小便黄赤，大便质黏不爽，或兼有发热恶寒，身目发黄，舌红苔黄腻，脉弦滑数。

证候分析： 湿热蕴结于肝胆，肝络失和，胆不疏泄，故胁痛口苦；湿热中阻，升降失常，故胸闷纳呆，恶心呕吐；肝开窍于目，肝火上炎，则目赤；湿热交蒸，胆汁不循常道而外溢，可出现目黄、身黄、小便黄赤；舌苔黄腻，脉弦滑数均是肝胆湿热之证。

治法： 清热利湿。

方药： 龙胆泻肝汤（《兰室秘藏》）。

方中龙胆草清泻肝胆湿热；山栀、黄芩清泻肝火；川楝子、枳壳、延胡索疏肝理气止痛；泽泻、车前子清热渗湿。

若兼见发热，黄疸者，加茵陈、黄柏以清热利湿退黄；若肠胃积热，便秘，腹胀腹满者，可加大黄、芒硝；若湿热煎熬，结成砂石，阻滞胆管，证见胁肋剧痛连及肩背者，可加金钱草、海金沙、川楝子，或酌情配以硝石矾石散；呕吐蛔虫者，先以乌梅丸安蛔，再予驱蛔。

3. 瘀血阻络 如下所述。

主症： 胁肋刺痛，痛有定处，痛处拒按，入夜尤甚，胁肋下或见有癥块，舌质紫暗，脉象沉涩。

证候分析： 肝郁日久，气滞血瘀，或跌仆损伤，致瘀血停着，痹阻胁络，故胁痛如刺，痛处不移，入夜痛甚；瘀结停滞，积久不散，则渐成癥块；舌质紫暗，脉象沉涩，均属瘀血内停之征。

治法： 祛瘀通络。

方药： 血府逐瘀汤（《医林改错》）或复元活血汤（《医学发明》）。

方中当归、川芎、桃仁、红花，活血化瘀，消肿止痛；柴胡、枳壳疏肝调气，散瘀止痛；制香附、川楝子、广郁金，善行血中之气，行气活血，使气行血畅；五灵脂、延胡索散瘀活血止痛；三七粉活血散瘀、止痛通络。

若因跌打损伤而致胁痛，局部积瘀肿痛者，可酌加穿山甲、酒军、瓜蒌根破瘀散结，通络止痛。

4. 肝络失养 如下所述。

主症： 胁肋隐隐作痛，悠悠不休，遇劳加重，口干咽燥，心中烦躁不安，头晕目眩，舌红或绛，少苔，脉细弦而数。

证候分析： 肝郁日久化热，耗伤肝阴，或久病体虚，精血亏损，不能濡养肝络，故胁络隐痛，悠悠不休，遇劳加重；阴虚易生内热，故口干咽燥，心中烦躁不安；精血亏虚，不能上荣，头晕目眩；舌红或绛，少苔，脉细弦而数，均为阴虚内热之象。

治法：养阴柔肝。

方药：一贯煎（《柳州医话》）。

方中生地、枸杞子、黄精、沙参、麦冬可滋补肝肾，养阴柔肝；当归、白芍、炙甘草，滋阴养血，柔肝缓急；川楝子、延胡索疏肝理气止痛。若阴亏过甚，舌红而干，可酌加石斛、玄参、天冬；若心神不宁，而见烦躁不寐者，可酌配酸枣仁、炒栀子、合欢皮；若肝肾阴虚，头目失养，而见头晕目眩者，可加菊花、女贞子、熟地等；若阴虚火旺，可酌配黄柏、知母、地骨皮等。

六、针灸治疗

1. 基本处方　期门、支沟、阳陵泉、足三里。

肝募期门疏利肝胆气机，行气止痛；支沟、阳陵泉上下相伍，和解少阳，疏肝泄胆，舒筋活络，缓急止痛；配足三里取"见肝之病，当先实脾"之意。

2. 加减运用　如下所述。

（1）肝气郁结证：加太冲以疏肝理气。诸穴针用泻法。

（2）湿热蕴结证：加中脘、阴陵泉、三阴交以清热利湿。诸穴针用平补平泻法。

（3）瘀血阻络证：加合谷、膈俞、血海、三阴交、阿是穴以化瘀止痛。诸穴针用泻法。

（4）肝阴不足证：加肝俞、肾俞、太溪、太冲以滋肾养肝。诸穴针用平补平泻法。

七、病案选录

贾××，女，37岁，1973年1月20日初诊。

病史：右胁胀痛二三年，加重约半年。胁痛呈间歇发作，伴肩困，背困，偶尔左胁也痛，缓解时好如常人。素日性情急躁，月经不调，一年仅来潮二次，饮食二便正常，脉沉滑，舌质暗，舌体稍胖，苔白，肝功能化验正常，曾在某医院摄片检查，诊为："胆囊浓缩功能不良。"

辨证施治：肝气郁结，气滞血瘀而致胁痛。治以疏肝理气，活血通络之法。

处方：柴胡6g，枳壳9g，香附9g，青皮12g，茯苓18g，川芎6g，当归12g，赤芍12g，焦山楂12g，甘草3g。水煎服。

二诊：药后诸证减轻，照上方加益母草12g。

嗣后依上方为基础，稍加化裁，共服二十余剂，胁痛基本消失，近两月月经按时来潮，脉舌和一般情况均属正常。

（郭　磊）

第二节　黄疸

一、概述

黄疸是感受湿热疫毒，肝胆气机受阻，疏泄失常，胆汁外溢所致，以目黄、身黄、尿黄为主要表现的常见肝胆病证。

本病证包括阳黄、阴黄与急黄，黄疸常并见于其他病证，如胁痛、胆胀、臌胀、肝癌等。

本病与西医所述黄疸意义相同，相当于西医学中肝细胞性黄疸、阻塞性黄疸、溶血性黄疸、病毒性肝炎、肝硬化、胆石症、胆囊炎以及出现黄疸的败血症等，均可参照本节辨证论治。

二、临床表现

以目黄、身黄、小便黄为特征，其中目黄为确诊本病的主要依据。患病初期，一般是黄疸还未出现，常以畏寒、发热，食欲不振，疲乏等类似感冒症状为先驱，3~5天后才出现黄疸，故应注意早期诊断。

三、鉴别诊断

阳黄以湿热为主，病程较短，黄色鲜明如橘色；急黄为阳黄之重症，湿热夹毒，郁而化火，热毒炽盛、黄色深褐如金，病情凶险；阴黄以寒湿为主，病程较长，黄色晦暗如烟熏。

四、辨证论治

（一）辨证要点

1. 辨阳黄与阴黄　阳黄由湿热所致，起病急，病程短，黄色鲜明如橘色，口干发热，小便短赤，大便秘结，舌苔黄腻，脉弦数，一般预后良好；阴黄由寒湿所致，起病缓，病程长，黄色晦暗如烟熏，脘闷腹胀，畏寒神疲，口淡不渴，舌淡白，苔白腻，脉濡缓或沉迟，一般病情缠绵，不易速愈。

2. 阳黄宜辨湿热轻重　热重于湿者，身目俱黄，黄色鲜明，发热口渴，恶心呕吐，小便短少黄赤，便秘，舌苔黄腻，脉弦数；而湿重于热者，身目俱黄，其色不如热重者鲜明，头重身困，胸脘痞满，恶心呕吐，便溏，舌苔厚腻微黄，脉弦滑。

（二）分证论治

1. 阳黄　如下所述。

（1）热重于湿

主症：身热，口干苦而渴，欲饮水，目黄、身黄，黄色鲜明如橘子色。心中懊恼，食欲不振，脘腹不适，时有恶心，胸胁胀闷。小便黄赤，大便干或秘结。舌质红、舌苔黄，舌面少津；脉弦而数，或弦滑而数。

治法：清热化湿，佐以泄下。

方药：茵陈蒿汤加减。

绵茵陈30g，栀子12g，大黄10g，鸡骨草30g，车前草20g，茯苓15g，甘草6g。水煎服。

加减：腹胀满明显者可加枳实、厚朴、川楝子等；呕吐者可加竹茹、法夏、陈皮等，若因砂石阻滞胆管者，可加柴胡、枳实、郁金各12g，金钱草30g。

（2）湿重于热

主症：目黄、身黄，色黄而不晶亮，身热不振。头痛头重，如蒙如裹，困倦乏力，胸腹痞满，食少纳呆，厌食油腻，口虽渴而不欲多饮。大便不实，或溏而不爽，小便黄。舌尖赤，苔厚腻，或微黄；脉弦滑濡数。

治法：利湿化浊，佐以清热。

方药：茵陈五苓散加减。

绵茵陈30g，茯苓、猪苓各15g，白术、泽泻、藿香各12g，薏苡仁20g，布渣叶15g，厚朴10g，甘草6g。水煎服。

加减：可酌加藿香、佩兰、蔻仁；阳黄湿热并重者，宜改用甘露消毒丹利湿化浊，清热解毒；黄疸初起兼表证者，宜先用麻黄连翘赤小豆汤以解表清热利湿。

（3）急黄

主症：发病急骤，黄色迅速加深，其色如金，高热烦渴，胁痛腹满，神昏谵语，或见衄血、便血，或肌肤出现瘀斑。舌质红绛，苔黄燥，脉滑数。

治法：清热解毒，凉营开窍。

方药：清瘟败毒饮加减。

水牛角30g，黄连、栀子、黄芩各15g，生地黄20g，玄参18g，石膏30g，牡丹皮、知母、赤芍各12g，大黄15g，金银花20g，人工牛黄3g（冲），甘草6g。水煎服。

2. 阴黄 如下所述。

（1）寒湿阻遏

主症：目身皆黄，黄色晦滞，脘腹胀满，遇寒则甚，食少纳呆，神疲乏力，肢冷畏寒，大便溏薄。舌淡胖嫩，舌苔白腻，脉沉细而迟。

治法：温中健脾化湿。

方药：茵陈术附汤。

茵陈、白术、附子、干姜、肉桂、炙甘草。

加减：可酌加苍术、厚朴、秦艽等。

（2）脾虚血亏

主症：面目及肌肤发黄，黄色不著，精神萎靡，全身或肢体水肿，倦怠乏力，时时头晕，心悸气短，食少便溏。舌质淡白、边有齿痕，舌苔薄白；脉濡而细，或细弱无力。

治法：健脾温中，补养气血。

方药：黄芪建中汤。

黄芪、桂枝、白芍、甘草、大枣、饴糖。

加减：酌加党参、白术、当归、熟地等。

（3）瘀血停积

主症：身目发黄而晦暗，面色青紫暗滞，胁下有包块而疼痛不舒，皮肤可见蛛纹丝缕，大便黑，舌质青紫或有瘀斑，脉弦涩或细涩。

治法：活血化瘀退黄。

方药：膈下逐瘀汤。

桃仁、红花、赤芍、丹皮、五灵脂、当归、川芎、元胡、乌药、香附、枳壳、甘草。

加减：酌加茵陈等退黄药，也可合鳖甲煎丸。

五、其他疗法

简验方如下：

（1）虎茵汤：虎杖、茵陈、红枣各30g，煎成100ml，加糖适量，分两次服，连服至黄疸消退，适用于阳黄。

（2）青叶胆30g，煎服，每日3次，用于阳黄。

（3）金钱草30~60g煎服，适用于胆囊炎、胆石症引起的黄疸。

（4）青黛1.5g，明矾3g，共研细末，装入胶囊，做一日量，分三次服，具有清热消炎，排石退黄的作用，可用于黄疸经久不退的患者。

六、预防调护

感受外邪而引起的黄疸，多具有传染性，故应注意饮食卫生和餐具的消毒。

1. 阳黄 如下所述。

（1）休息：休息的好坏对疾病的发展与好转有密切关系。黄疸初期，注意休息，保存正气以抗御外邪，并应保持心情舒畅，使肝气调达以恢复其疏泄功能。

（2）饮食：片面强调三高一低（高蛋白、高碳水化合物、高热量、低脂肪）饮食，不利于肝炎（黄疸）患者肝功能的恢复。湿热之邪伤及脾胃，影响中焦气机升降，应予易于消化的食物，食欲恢复后，适当增加营养，起到补脾缓肝之效。禁食辛辣热及油腻助湿之品。

（3）针灸：黄疸消退缓慢者，可配合针灸，取穴肝俞、内关、足三里等。

2. 阴黄 全身症状如发热、无力等明显时，应很好休息，好转后，应适当参加体育锻炼如太极拳、气功等，增强体质，有利于疾病恢复。进食富有营养而又易于消化的食物，禁食辛辣油腻食物，以免阻碍脾胃气机的升降。

3. 急黄　绝对卧床休息。吃流质食物。频繁呕吐者，可补充液体。舒适的环境，愉快的精神状态，有利于病情的好转。密切观察脉证的变化，如出现脉微欲绝、神志恍惚，烦躁不安，黄疸加深，并有瘀斑、瘀点出现，乃病情恶化之兆，应组织力量，多途径给药，及时抢救。总之，各类黄疸的急性期，均应卧床休息，食欲及全身状况好转后，适当增加体育锻炼，动静结合；病程的始终均应保持精神愉快、心情舒畅，以利于疾病的恢复。

七、病案选录

阎××，男，40岁，2007年12月9日入院。

病史，全身黄染一周。病初似如感冒，未予介意，仅感全身乏力，食欲不振，泛泛欲呕，迅即全身发黄，皮肤发痒，大便发白，小便黄赤，脉弦数，苔黄腻。肝功能化验：胆红质4.8mg，黄疸指数60单位，麝浊16单位，麝絮（＋＋＋）谷丙转氨酶1 300单位，诊为急性黄疸型传染性肝炎，收住入院。

辨证施治：证属湿热黄疸，治以清热利湿之法。

处方：茵陈30g，栀子6g，大黄3g，茯苓12g，猪苓6g，泽泻4.5g，秦艽9g，木通6g，车前子12g。水煎服，每日一剂。

一周后，大便不白，恢复正常黄色，第十天黄疸消退，服19剂后，谷丙转氨酶降至120单位，其他各项均正常，又服9剂，复查肝功，全部正常。

（郭　磊）

第三节　积聚

一、概述

积聚是腹内结块或痛或胀病证。积和聚有不同病情和病机：积是有形，固定不移，痛有定处，病属血分，乃为脏病；聚是无形，聚散失常，痛无定处，病属气分，乃为腑病。

西医的腹部肿瘤，肝脾肿大及增生型肠结核，胃肠功能紊乱，不完全性肠梗阻等疾病出现类似积聚的证候时，可参照本节辨证论治。

二、临床表现

1. 积证　如下所述。
（1）腹部可扪及大小不同、质地较硬的包块，并伴有胀痛、刺痛。
（2）病程较长，肿块出现前，相应部位常有疼痛，或兼有恶心、呕吐、腹胀等。
（3）倦怠乏力，食欲减退，消瘦与虚损症状明显。
2. 聚证　如下所述。
（1）腹中气聚，攻窜胀痛，以胀为主。
（2）发作时可见气聚胀满的肠型，但不能扪到肿块。
（3）反复发作，常见倦怠无力，食欲不振，大便溏薄等。

三、鉴别诊断

临证需与痞满、鼓胀鉴别：
（1）痞满是患者自觉胸腹满闷、痞塞不通。但体检时，腹部无气聚胀急可见，更不能扪及坚积包块。
（2）鼓胀为肚腹胀大、鼓之如鼓、腹内除积块外，尚有水液停聚，而积聚腹内无水液停聚。

四、辨证论治

（一）辩证要点

1. **辨积与聚的不同** 积与聚虽合称为一个病证，但两者是有明显区较别的。积证具有积块明显，固定不移，痛有定处，病程较长，多属血分，病情较重，治疗较难等特点；聚证则无积块，腹中气时聚时散，发有休止，痛无定处，病程较短，多属气分，一般病情较轻，相对地治疗亦较易。

2. **辨积块的部位** 右胁腹内积块，伴见胁肋刺痛、黄疸、纳差、腹胀等症状者，病在肝；胃脘部积块伴见反胃、呕吐、呕血、便血等症状者，病在胃；右腹积块伴腹泻或便秘、消瘦乏力，以及左腹积块伴大便次数增多、便下脓血者，病在肠。

3. **辨初、中、末期虚实的不同** 积证大体可分为初、中、末三期，一般初期正气未至大虚，邪气虽实而不甚，表现为积块较小、质地较软，虽有胀痛不适，而一般情况尚可。中期正气渐衰而邪气渐甚，表现为积块增大、质地较硬、疼痛持续，并有饮食日少，倦怠乏力，形体消瘦等症。末期正气大虚而邪气实甚，表现为积块较大、质地坚硬，疼痛剧烈，并有饮食大减，神疲乏力，面色萎黄或黧黑，明显消瘦等症。

（二）分证论治

1. **积证** 如下所述。

（1）瘀血内结

主症：腹中积块由小渐大，由软渐硬，固着不移，痛有定处，或在脘腹，或在胁肋，面黯消瘦，纳差乏力，或胸膈不利，食难下咽，或兼低热、衄血、黄疸，甚则形体渐羸，肌肤甲错。舌苔薄，舌质暗晦，或有瘀点、瘀斑。脉弦细或细涩。

治法：活血理气，软坚散结。

方药：膈下逐瘀汤加减。

五灵脂12g，当归12g，川芎10g，桃仁12g，丹参20g，赤芍12g，延胡索12g，红花10g，鳖甲30g，蒲黄10g，川楝子12g，枳壳12g，鸡内金12g，甘草6g。水煎服。

加减：若积块坚硬痛剧者，加三棱12g，莪术12g，三七末5g（冲服）。气虚者，加党参15g，黄芪20g，茯苓15g。血虚者，加熟地黄、首乌各15g，鸡血藤30g。阴虚者，加生地黄、沙参、麦冬、石斛各15g。

（2）脾虚积结

主症：脐腹或下腹部胀痛，常于活动时加重，并可触及逐渐增大的积块，大便稀溏，便中时或夹有黏冻及脓血，或便秘与腹泻交作，食欲减退，四肢倦怠，面色少华，日渐瘦羸。舌质淡或有瘀象。脉细涩，沉弦而细。

治法：补脾益气，和血消癥。

方药：大健脾丸。

人参、白茯苓、广陈皮、枳实、青皮、半夏曲、山楂肉、白术、谷芽、白豆蔻、广木香、川黄连。

（3）脾肾阳虚

主症：腹中积块明显，腹部疼痛剧烈，形寒肢冷，面色㿠白，精神委顿，形体羸瘦，或呕吐纳呆，或便中有黏冻下血，便溏泄利。舌淡胖或兼瘀象，苔白。脉沉细无力，尺部尤甚。

治法：温补脾肾，兼以消积。

方药：肾气丸。

干地黄、山药、山茱萸、泽泻、茯苓、牡丹皮、桂枝、附子。

（4）阴虚内热

主症：腹部积块久而不消，形体消瘦，口干咽燥，眩晕耳鸣，五心烦热，手掌发红，甚则潮热盗汗，或见齿衄鼻衄，大便下血，遗精崩漏等症。舌红少津，甚至光剥无苔。脉细数。

治法：滋阴清火。

方药：知柏地黄丸。

山药、山茱萸、丹皮、茯苓、泽泻、黄柏、知母、熟地。

2. 聚证　如下所述。

（1）肝郁气滞

主症：脘腹胀满窜痛，或腹中有块，随气上下，时聚时散，发无定时，舌苔薄，脉弦。

治法：疏肝解郁，理气止痛。

方药：逍遥散加减。

柴胡12g，白芍15g，当归12g，薄荷6g，白术12g，茯苓15g，香附10g，青皮9g，延胡索12g，广木香6g（后下），甘草6g。水煎服。

加减：兼有痰湿者，加法半夏12g，陈皮6g，藿香10g。兼食滞者，加山楂15g，鸡内金10g、神曲9g。大便不畅或便秘者，加大黄12g，槟榔15g，枳实12g。

（2）食滞痰阻

主症：腹胀或痛，纳呆便秘，或胸脘痞胀，腹部时有条索状物聚起或扪及，触按胀痛愈加，甚则便闭呕吐，满腹膨大硬痛，不能触按。舌苔腻或厚腻而黄，脉弦滑。

治法：消导化滞，理气化痰。

方药：三棱化积丸。

三棱、山楂肉、大黄、槟榔、蓬术、木香、青皮、陈皮、香附子、枳实、厚朴、缩砂，神曲、炒麦芽、制南星、姜半夏、萝卜子、黄连、桃仁、干漆、甘草。

五、其他疗法

简验方：

（1）肿节风片，每次5片，每日3次或肿节风15g，水煎服。可用于脘腹部、右上腹及下腹部多处肿瘤。

（2）醋炒三棱、莪术、黑白丑、槟榔、茵陈各15g，研细末，醋糊为丸，每服5g，1日2次，治腹中痞块。

（3）甲鱼1只，黄泥封固，焙黄去泥，研细末，每服6g，1日3次，红糖调服，治疗脾脏肿大。

六、预防与调摄

积聚之病，起于情志失和者居多，故正确对待各种事物，解除忧虑，避免情志内伤，至关重要。饮食上应少食肥甘厚味及辛辣刺激之品，多吃新鲜蔬菜；平时应注意锻炼身体，如见胃脘痛、胁痛、泄泻便血等，应早期检查，及时治疗。

在调摄上，首先要做好患者的思想工作，使患者保持愉快的精神状态，积极配合治疗。积聚患者脾胃运化较差，食物新鲜，清淡可口而又富于营养。注意休息，切勿过劳，病情重者需卧床治疗。

七、病案选录

王××，男，36岁，2014年10月19日初诊。

病史：胁肋坠胀，疼痛半年多，并伴食欲不振，时而恶心，全身乏力，自觉右上腹有肿物，口干，小便黄，大便干。舌质暗，有瘀点，苔薄微黄，脉弦。望之面色晦暗，蜘蛛痣（+），肝大肋下三指，质柔韧，轻度触痛，脾大一指。肝功能化验：麝香草酚浊度试验16单位，麝香草酚絮状试验（+++），谷氨酸-丙酮酸转氨酶180单位。

辨证施治：肝胆湿热，湿浊留恋不去，瘀血滞留成积，治以清利湿热，活血化瘀之法。

处方：茵陈18g，栀子9g，茯苓12g，秦艽9g，赤芍12g，当归12g，丹参12g，郁金6g，柴胡6g，片姜黄6g，焦山楂12g，大黄6g。

二诊：服药四剂，大便偏稀，肝区痛减轻，食欲好转。苔薄而不黄，舌质瘀点变淡。

上方去大黄，加川楝子 6g。

三诊：上方服八剂，食欲增加，肝区痛减，坠胀感也轻，舌质正常。

原方去大黄，加莪术 9g，生牡蛎 18g，枳壳 9g。

四诊：服上方十一剂，病情稳定，复查肝功能 ALT 9 单位，TFT（＋），GPT 正常，肝大一指，脾可及边。脉弦，苔薄白。

原方去大黄，片姜黄，加枳壳 9g，白术 9g。

五诊：又服上方十九剂，精神好，食欲增，偶尔肝区隐痛，复查肝功能正常，肝可及边，脾未触及，改逍遥丸以善其后。

（韩　笑）

第四节　腹痛

一、概述

腹痛是指胃脘以下，耻骨毛际以上部位发生疼痛为主要表现的病证。

由于腹中有许多脏器，手足三阴经及足少阳、阳明等经脉也通于腹中，而许多病因，诸如六淫之邪，七情内伤，虫积食滞，气血亏虚，痰气瘀阻等，均可导致腹痛，所以，腹痛病证所涉范围甚广。就现代医学来说，诸如胃肠痉挛、急性胰腺炎、胃肠神经官能症、消化不良、部分肠炎、结肠炎等，凡以腹痛为主症者，皆可按此病辨治。

二、临床表现

一般来说，腹痛的诊断并不困难。凡以胃脘以下，耻骨毛际以上部位疼痛为主要表现者，便可断为腹痛。其寒热虚实及虫积瘀血等，又有不同特点。

寒痛：腹部拘急而痛，遇寒加重，得热稍缓，其脉沉迟。寒实者痛剧，常兼腹部坚满，气逆呕吐等；虚寒者喜温喜按，痛势绵绵而无增减。

热痛：其痛时作时止，腹中多有灼热感，伴口舌干燥，溲赤便结，舌红苔黄，脉洪数。

虚痛：痛势连绵，喜温喜按，或按之似痛重按却不痛。属气虚者，多兼身疲少气，似饥非饥，腹中空虚；血虚者常见腹中拘急而痛。

实痛：发病急骤，痛势剧烈，腹胀，便坚，拒按；或见呕逆痞满，饱食益甚，脉沉实等。

气滞痛：痛而兼胀，时轻时重，攻冲移行，部位不定，伴有胸脘满胀，嗳气或矢气后腹痛减轻等。

瘀血痛：腹中刺痛，痛处固定不移，多兼有口燥咽干，但欲漱水不欲咽，舌有瘀斑，脉细涩等。

食积痛：多食痛甚，便后稍安，其痛常始自胃脘，后及腹中，常伴有嗳腐吞酸，脉弦滑等。

三、鉴别诊断

内科腹痛，当与肠痈、疝气、霍乱、痢疾、积聚等腹痛相鉴别。

肠痈腹痛，多在右下腹，痛重拒按，右足喜屈而畏伸；疝气腹痛，多伴有少腹拘急，痛引阴股；霍乱腹痛，多伴有上吐下泻，绞痛不已，厥冷转筋等；痢疾腹痛，多伴有后重逼迫，便下脓血等；积聚之痛，多见腹中包块，有形可征，痛处固定不移等。其他诸如妇科腹痛，多伴有经带胎产之异常，医者若能用心体察，鉴别并无困难。

四、辨证论治

（一）辨证要点

1. 辨性质　疼痛暴作，遇冷痛剧，得热痛减者，为寒痛；痛处灼热，时轻时重，腹胀便秘，得凉痛减，为热痛；腹痛胀满，痛处不定，攻撑作痛，得嗳气矢气则胀痛减轻者，为气滞痛。腹部刺痛，痛无休止，痛处不移，拒按，入夜尤甚者，为血瘀痛；脘腹胀满，嗳气频作，暖后稍舒，痛甚欲便，便后痛减者，为伤食痛。

2. 辨急缓　突然发作，腹痛较剧，伴随症状明显者，多因外感时邪，饮食不节、蛔虫内扰等，属急性腹痛；发病缓慢，病程迁延，腹痛绵绵，痛势不甚，多由内伤情志，脏腑虚弱，气血不足，属慢性腹痛。

3. 辨部位　大腹疼痛，多为脾胃、大小肠受病；脐腹疼痛，多为虫积；胁腹、小腹疼痛多为厥阴肝经受病；小腹疼痛，多为膀胱病变。

（二）分证论治

1. 阳气亏虚　如下所述。

主症：腹痛绵绵，喜温喜按，饥饿或劳累加重，进食或休息后稍减，伴有畏寒肢冷，身疲气短等症。舌淡苔白，脉虚细无力。

治法：温补脾肾，散寒止痛。

方药：小建中汤。

饴糖30g，桂枝9g，芍药18g，生姜9g，大枣6枚，炙甘草6g。

若肝胃虚寒，症见脘腹疼痛，呕逆涎沫，巅顶疼痛等，可用吴茱萸汤加减治疗。脾肾阳虚，症见腹中疞痛，汗出肢厥者，可用四逆汤类治之。肝肾虚寒，少腹痛重者，可用暖肝煎加减治疗。诸虚寒腹痛，证见少气乏力，动则汗出者，重用参、芪多有效验。

2. 阴血不足　如下所述。

主症：腹中拘急而痛，连绵不止，伴有面白无华，心悸多梦，纳少身疲，甚或潮热颧红，五心烦热，夜卧盗汗，身体消瘦等。舌红少苔，脉细数或细弱。

治法：滋阴养血，缓急止痛。

方药：四物汤加味。

熟地、当归、川芎、芍药、木香、陈皮。

若腹痛连绵，喜温喜按，面白身瘦，少气乏力者，可用当归生姜羊肉汤常服。腹痛兼有五心烦热者，可酌加地骨皮、制百部、青蒿、鳖甲等益阴清热；气血两虚者可合用四君子汤；肝肾阴精俱虚者，可用左归丸治之。

3. 寒邪内阻　如下所述。

主症：腹痛急骤，得温痛减，遇冷更甚，口和不渴，小便清利，大便溏薄。舌苔白腻，脉沉弦。

治法：温里散寒。

方药：正气天香散加减。

香附、乌药各12g，紫苏叶10g，陈皮6g，木香6g（后下），高良姜12g，延胡索10g，干姜、甘草各6g。水煎服。

若腹痛兼有呕吐者，可加半夏、茯苓、生姜；腹中雷鸣切痛，胸胁逆满，呕吐痰水者，可用附子粳米汤治疗；寒实内结，胁下偏痛，大便不通者，可用大黄附子汤或温脾汤治疗；若绕脐疼痛，汗出肢厥，脉沉紧者，可用大乌头煎治疗。

4. 实邪壅滞　如下所述。

主症：腹部痞满胀痛，按之益甚，口渴引饮，潮热自汗，矢气频转，或下利清水，或便结不通等。舌质偏红，苔黄燥，脉沉实。

治法：通腑泄热。

方药：小承气汤。

厚朴、枳实、大黄。

若腹痛及胁，口苦心烦，往来寒热，大便秘结者，可用大柴胡汤治疗；若胀重痛轻，大便不通者，可用厚朴三物汤治之；少腹满痛，瘀血不行者，可用桃核承气汤；热盛津伤，无水舟停者，增液承气汤主之。

5. 肝胃气滞　如下所述。

主症：腹痛而胀，攻窜不定，痛引少腹，时有胸胁胀满，情绪急躁等。舌正苔白，脉弦。

治法：疏肝和胃，理气止痛。

方药：柴胡疏肝散。

柴胡、枳壳、芍药、甘草、陈皮、香附、川芎。

若肝郁化火，胁腹胀痛，口苦耳鸣，甚或动血者，可用化肝煎治疗；若七情郁结，脾胃失和，吐泻交作者，可用《局方》七气汤治疗；若气病及血，心腹疼痛者，可用乌药散治疗。

6. 瘀血内结　如下所述。

主症：腹痛如刺，部位不移，按之痛甚，或有积块可征等。舌质青紫，或有瘀斑；脉细涩而沉。

治法：理气活血，化瘀消癥。

方药：祛痛散。

青皮、五灵脂、川楝子、穿山甲、大茴香、沉香、木香、槟榔、砂仁、高良姜、玄胡、没药。

若是瘀血部位偏上，痛在脐腹者，可用膈下逐瘀汤治疗；少腹刺痛，或见气块者，用少腹逐瘀汤；心腹痛兼有腿、臂疼痛，或有外伤，或见积聚者，可用活络效灵丹加减治疗。

7. 饮食停聚　如下所述。

主症：脘腹胀满疼痛，拒按恶食，嗳腐吞酸，或痛而欲泻，泻后痛减，或大便秘结，舌苔腻，脉滑实。

治法：消食导滞。

方药：保和丸加减。

神曲12g，山楂15g，连翘12g，法半夏10g，陈皮6g，莱菔子15g，大腹皮12g，枳实12g，鸡内金10g，甘草6g。水煎服。

若脾气虚弱，饮食内停，症见食少难消，脘痞便溏，苔腻脉弱者，可用健脾丸治之；食停于内，寒热互结，心下痞痛，不思饮食，倦怠乏力者，可用枳实消痞丸治之；积滞日久，内生湿热，胶结胃肠，证见脘腹痞满胀痛，下利赤白，或大便秘结者，可用木香槟榔丸治之；若食滞气停，痰湿内生，脘腹胀痛满者，可用消导宽中汤治之。

五、其他疗法

1. 简验方　如下所述。

（1）肉桂，沉香粉各1g，和匀，温开水调服，治寒邪腹痛。

（2）木香粉、延胡索粉各1.5g，温开水调服，4小时一次，治寒阻气滞腹痛。

（3）白芍1.5g，甘草1.5g，研粉，温开水调服，治肠痉挛所致腹痛。

（4）立效散（《类证治裁》）：山楂肉、川楝子、茴香、枳实、茅术、香附、山栀、青皮、吴茱萸为末。治气滞腹痛。

（5）活血汤（《寿世保元》）：当归、赤芍、桃仁、丹皮、元胡、乌药、香会、枳壳、红花、官桂、木香、川芎、甘草。治血瘀腹痛。

2. 针灸　如下所述。

（1）针刺：腹痛取内关、支沟、照海；脐腹痛取阳陵泉、太冲、足三里、支沟、中脘、关元、天枢、公孙、三阴交、阳谷；腹中切痛取公孙；积痛取气海、中脘、隐白。

（2）灸法：脐中痛、大便溏者灸神阙。

3. 外治法　如下所述。

（1）花椒30g，葱白一撮，盐30g，麸皮250g，共炒热，布包，趁热敷熨痛处，适用于寒性腹痛。

（2）皮硝30～90g，打碎，布包，敷于痛处或脐部，用于因食滞，湿热蕴结引起的实证腹痛。

六、预防与调摄

腹痛的预防，主要注意以下几点：

（1）适寒温，避免外邪入侵。

（2）慎饮食，防止暴饮暴食，以免损伤脾胃元气。

（3）调情志，心情愉快，避免忧思郁怒等不良精神因素的刺激。

本病在调摄方面，应根据不同情况分别处理，如虚寒腹痛，饮食应以甘温之味，食滞腹痛，饮食则当予节制。对剧烈腹痛，或疼痛不止者，应卧床休息，并加强护理与临床观察。对伴见面色苍白、冷汗淋漓、肢冷、脉微者，尤应注意，谨防变端。

七、病案选录

郝××，男，46岁，2012年7月30日初诊。

病史：腹泻七月余。大便每日少则二三次，多则五六次：稀溏，不成形，无脓血，脐周隐疼，嗳气，矢气频烦，肛门下坠感，纳呆，口淡乏味，喜热饮，四肢乏力，腰困腿软，睡眠不实，半夜易醒。曾服多种抗生素，未见效果。脉弦，舌质暗，苔薄白。

辨证施治：病程日久，损伤脾胃，脾气虚弱则运化失职，胃失和降则气机失调。证属脾虚泄泻，治以健脾和胃，理气止泻之法。

处方：党参9g，白术9g，茯苓9g，山药15g，薏苡仁30g，陈皮9g，广木香6g，马齿苋30g，赤芍9g，内豆蔻9g，甘草6g。

二诊：服药四剂，大便成形，次数减少，每日一二次，腹痛亦轻，身软肢困也好转，乃以上方化裁，共服九剂，诸症得愈。

（韩　笑）

第五节　鼓胀

一、定义

鼓胀因腹部胀大如鼓而命名，是以腹部胀大，皮色苍黄，甚则腹皮脉络暴露（四肢不肿或微肿）为主要临床特征的病证。鼓胀又称臌胀、单腹胀、膨脝、蜘蛛蛊。

二、病因病机

鼓胀的病因与酒食不节，情志所伤，劳欲过度，感染血吸虫等因素有关，但直接原因多责之于黄疸、积聚迁延日久，导致肝、脾、肾功能失调，气、血、水瘀结于腹内。病位在肝、脾、肾。病理因素主要是气滞、血瘀、水饮。

1. 情志所伤　情志不舒，肝失疏泄，气机不利，血液运行不畅，气阻络痹而致胁痛；肝郁不疏，横逆犯胃。脾胃受克，运化失职，水液运化障碍，以致水湿停留，与血瘀蕴结，日久不化，痞塞中焦，形成鼓胀。

2. 酒食不节　嗜酒过度，饮食不节，恣食肥甘，滋生湿热，损伤脾胃。伤之日久，体气渐衰，酒湿食积之浊气蕴滞不行，清阳不升，浊阴不降，清浊相混，壅塞中焦，土壅木郁，肝失疏泄，气血郁滞则不行，水湿滞留、气血交阻而成鼓胀。

3. 劳欲过度　劳欲过度，伤及脾肾。脾伤则不能运化水谷，无以资生化源，气血不足，水湿内生。肾伤则气化不行，湿聚水生、气血凝滞而成鼓胀。

4. 血吸虫感染　在血吸虫流行区接触疫水，遭受血吸虫感染，未能及时进行治疗，迁延日久，内伤肝脾，肝脾气血失和，脉络瘀阻，脾伤内生痰浊，气滞、瘀血、痰饮搏结，日久而成鼓胀。

5. 黄疸、积聚迁延　黄疸多由湿热蕴积所致，治疗不当，日久湿热伤脾，中气亏耗，斡旋无力，水湿停滞，肝气失于条达，气血凝滞，脉络瘀阻，而成鼓胀。积聚多因气郁与痰血之凝聚而成，不论积聚生长于腹部之任何部位，势必影响肝脾气血的运行及肾与膀胱的气化，气血瘀阻，水湿停聚而逐渐成为鼓胀。

总之，鼓胀的病因多由黄疸、积聚迁延日久或感染血吸虫以及酒食、情志、劳欲所伤。基本病机为肝、脾、肾的功能障碍，气滞、血瘀、水饮互结于腹中。病性为本虚标实，虚实夹杂。气滞、血瘀、水饮为邪实主要内容，正虚为气滞、血瘀、水停发展的必然趋势，虚实互为因果。

三、诊断与鉴别诊断

（一）诊断

1. 发病特点

（1）初期脘腹作胀，食后尤甚，叩之呈鼓音或移动性浊音。

（2）多有黄疸、积聚病史，常与酒食不节、情志内伤或虫毒感染有关。一般多见于成年男性患者。

2. 临床表现

（1）本病以腹部胀大，皮色苍黄，甚则腹皮脉络暴露为临床典型表现。

（2）腹部胀大，是鼓胀病的主要特征。望诊可见患者腹部突出，平卧时高出于胸部，坐位及走路时突出于身前，四肢不肿，反见消瘦。

（3）鼓胀初起，以气胀为主，患者虽感腹胀，但按之尚柔软，叩之如鼓，仅在转侧时有振水声。鼓胀后期，则腹腔积液显著增多，腹部胀大绷急，按之坚满，并可出现脐心突出，青筋暴露，脉络瘀阻等症状。

（4）患者面色多显萎黄，巩膜或见黄疸，在面部或颈胸部皮肤出现红丝赤缕等，并常伴有乏力、纳呆、尿少、出血倾向等。

（二）鉴别诊断

1. 水肿　水肿是指体内水液潴留，泛滥肌肤，引起头面、眼睑、四肢、腹背甚至全身水肿。严重的水肿患者，还可以出现胸腔积液、腹腔积液，因此需与鼓胀作出鉴别诊断。两者的鉴别要点是：鼓胀为单腹胀大，腹部有青筋暴露或兼下肢肿胀，上肢及头面一般不肿；水肿则头面四肢皆肿，若有腹部胀大，则绝无青筋暴露等体征。从肿的起始部位鉴别水肿与鼓胀。

2. 肠覃　肠覃属于妇女所患的疾病，病名首见于《灵枢·水胀》。由于寒邪留滞，客于冲任、肠脉之间，结而成块，开始由下腹部发生，逐渐向上增大，最后可大如怀胎足月之状，因此需与鼓胀进行鉴别。两者的鉴别要点是：鼓胀初起，腹部尚柔软，叩之如鼓；鼓胀晚期，腹部坚硬，不能推动。肠覃则始终均为按之坚硬，但推之可以移动。若再配合西医学妇科检查，则更易作出鉴别诊断。

3. 痞满　痞满指腹中自觉有胀满之感，按之柔软，有胀满而无胀急之象。鼓胀可兼有腹满，且有胀急之象，病程长，腹内有积聚之象。

四、辨证论治

（一）辨证要点

1. 辨起病缓急　鼓胀虽然大多为缓慢发病，但在缓慢发病当中又有缓急之分。若鼓胀在半月至一月之间不断进展，则属缓中之急，多为阳证、实证。若鼓胀迁延数月，则为缓中之缓，多属阴证、虚证。

2. 辨鼓胀虚实　鼓胀的虚实，除从上述发病缓急来辨，还需从以下两方面来判断。一是从体质的强弱、年龄大小、神色方面来进行判断。形色红黄，气息粗长者多实；形容憔悴，声音短促者多虚；年轻少壮，气道壅滞者多实；中衰积劳，神疲气结者多虚。二是从临床的症状和体征方面来进行判断。实者腹中常痛，外坚内痛，按之不陷，大便秘结，脉滑数有力等；虚者时胀时减，气虚流滞，按之则濡，大便溏泄，脉弦浮微细等。

3. 辨气结、血瘀、水裹的主次　鼓胀主要是由于气、血、水瘀积于腹内，但在疾病发展的各个阶段，气结、血瘀、水裹的主次又有所不同，应辨明主次，才能恰当用药。大凡鼓胀初起一般以气结为主，按压腹部，随按随起，如按气囊。若治疗不当，病情逐渐深入，病变则以水裹或血瘀为主。以水裹为主者，腹部坚满，摇动有水声，按之如囊裹水。若以血瘀为主，则见腹上青筋暴露，面、颈、胸部出现红缕赤痕。

（二）治疗原则

1. 攻补兼施为基本原则　鼓胀为本虚标实，虚实夹杂之证。所以，一定要根据患者全面情况，详细辨证，审时度势，或先攻后补，或先补后攻，或攻补兼施，或朝攻暮补。

2. 实证祛邪为主，补虚为辅　祛邪可根据病情，选用行气、利水、消瘀、化积等治法以消其胀。但用药遣方，勿求速效，千万不要攻伐过猛，遵照《素问·至真要大论篇》"衰其大半而止"的原则，攻邪适度。若有脏腑虚证出现，应适当扶正。

3. 虚证扶正为主，兼顾祛邪　鼓胀晚期，则多属虚证，可根据病情，选用温补脾肾或滋养肝肾等治法以培其本。但由于鼓胀病的病机就是气、水、血瘀结而成，此时虽属本虚，但仍有标实，使用这些治法，又容易助邪增胀，故在补虚的同时应兼顾祛邪。

（三）分证论治

1. 实胀

（1）气滞湿阻

症状：腹大胀满，胀而不坚，胁下痞胀或疼痛，纳食减少，食后胀甚，嗳气，小便短少，大便不爽，矢气夹杂。苔白腻，脉弦。

病机：本证属鼓胀初起，主要为气机阻滞，兼有少量水湿。肝胆不和，气滞湿阻，升降失司，浊气充塞，故腹大胀满，按之不坚；肝失条达，络气痹阻，则胁下痞胀疼痛；气滞于中，脾胃运化失职，故纳食减少；食后气滞加剧，故饭后胀甚；胃失和降，气机上逆，故嗳气；气壅湿阻，水道不利，故小便短少。气滞湿阻，枢机不利，传导失司，故大便不爽，矢气夹杂。苔白腻为湿阻之象；脉弦为肝失条达之征。

治法：疏肝理气，除湿消满。

方药：柴胡疏肝散合平胃散加减。方中柴胡、赤芍、川芎、香附疏肝解郁；苍术、厚朴、枳壳、陈皮理气和中，除湿消满；合方能疏畅肝经郁滞之气、宣通脾经困阻之湿。尿少者加车前子、泽泻以利小便；泛吐清水者加半夏、干姜和胃降逆散寒；腹胀甚者加木香、砂仁行气消胀。若单腹胀大，面色晦暗，尿黄而少，此气滞夹热，宜用排气饮加白茅根、车前草之类，以理气消胀、清热利水。

（2）寒湿困脾

症状：腹大胀满，按之如囊裹水，胸腹胀满，得热稍舒，身重头重，怯寒肢肿，小便短少，大便溏薄。苔白腻而滑，脉濡缓或弦迟。

病机：本证为水湿内蓄，从寒化所致。寒湿停聚，阻滞中阳，水蓄不行，故腹大胀满，按之如囊裹水；寒水相搏，中阳不运，故胸腹胀闷；因属寒湿，故得热稍舒；湿性重浊，寒湿上逆或困阻经络，故头重身重；寒湿内阻，阳气不布，故怯寒；寒湿伤脾，兼伤肾阳，气不下行，水湿不得外泄，故肢肿尿少便溏。苔白腻而滑，脉濡缓或弦迟均为水湿内停及有寒之象。

治法：温阳散寒，化湿利水。

方药：实脾饮加减。方中以附子、干姜、草果温脾散寒除湿；白术、甘草健脾运湿；大腹皮、茯苓渗湿利水；厚朴、木香宽中理气化湿；合方能使寒去阳复湿自化，气化水行肿自消。若单腹胀大，胸膈胀满，小便不利，此水湿壅滞三焦，可合用廓清散，以行气消胀利水。

（3）湿热蕴结

症状：腹大坚满，拒按，脘腹绷急，外坚内痛，烦热口苦，小便赤涩，大便秘结或溏垢不爽。舌边尖红，苔黄腻或兼灰黑，脉弦数，或见面目色黄。

病机：本证为水湿内蓄，从热化之证。湿热互结，水浊停聚，故腹大坚满，脘腹绷急，外坚内痛，拒按；湿热内蒸，迫胆气上逆，故烦热口苦；湿热壅滞肝胆，胆液外溢于肌肤，故见面目色黄；湿热下行，气机不利，故小便赤涩；湿热交结胃肠，故大便秘结或溏垢不爽。苔黄腻或兼灰黑，舌边尖红，脉弦数，乃湿热壅盛之征。

治法：清热利湿，攻下逐水。

方药：中满分消丸加减。方中黄芩、黄连、知母清泄热邪；茯苓、泽泻泻湿利水；枳实、厚朴、陈皮、砂仁宽中行气导滞；白术运脾化湿。合方可起到热清邪退胀可消，气畅滞化水能泄的作用。若水湿困重，暂用舟车丸攻下逐水，得泄即止。若面目俱黄，可合茵陈蒿汤，清化湿热，导热下行。病势突变，骤然大量吐血、下血，为热迫血溢，证情危重，可用犀角地黄汤加减，凉血止血。又有湿热蒙闭心包，神昏谵语，亦属危候，可用至宝丹，以清热化湿开窍。

（4）肝脾血瘀

症状：腹大坚满，按之不陷而硬，青筋怒张，胁腹攻痛，面色暗黑，头颈胸部红点赤缕，唇色紫褐，大便色黑。舌紫暗或瘀斑，脉细涩或芤。

病机：本证为肝脾气血瘀阻，经隧络脉不通，水气内结所致。瘀血阻于肝脾脉络之中，隧道不通，致水气内聚而腹大坚满，按之不陷而硬，胁腹攻痛，青筋怒张；瘀血不行，病邪日深，则面色黑暗；瘀血阻滞孙络，则头面颈胸可见红点赤缕；阴络之血外溢，渗于肠道则大便色黑。失血则见脉芤，唇色紫褐，舌紫暗或瘀斑，脉细涩均为血瘀之征。

治法：活血化瘀，行气利水。

方药：化瘀汤加减。方中丹参、当归、红花、桃仁养血活血；丹皮、赤芍凉血化瘀；穿山甲、牡蛎软坚破瘀；白术、青皮、泽泻健脾行气利水；合方起到活血化瘀以通络，行气消坚以利水之效。如胀满过甚，体质尚好，能胜任攻逐者，可暂用十枣汤等逐水剂，以导水下行。但须时时注意脾胃之气，不可攻伐太过。未尽之水邪，宜缓缓消之或攻补兼施，不能强求速效。如病情恶化，由实转虚，可按虚胀论治。

2. 虚胀

（1）脾虚水困

症状：腹部胀满，肠鸣便溏，面色萎黄，神疲乏力，四肢无力，少气懒言。舌苔薄腻，舌质淡胖有齿痕，脉沉弱。

病机：脾居中焦，为运化水湿之枢机，脾虚运化失职，转输失灵，水湿不能泄利，故腹部胀满；水湿内困，水走肠间故肠鸣；升降失常，清浊不分则便溏；脾虚气血不足，血不荣则面色萎黄；阳气不足，形体失于充养，则少气懒言，神疲乏力，四肢无力。苔薄腻为水湿内停之象；舌质淡，体胖有齿印，脉沉弱为脾气虚弱之征。

治法：补脾益气，化湿利水。

方药：加味异功散加减。方中党参、白术补脾益气；白芍柔肝；橘红、木香、沉香调中行气；茯苓、薏苡仁淡渗利湿。若脾虚夹滞，胸膈满胀，胁肋隐痛，宜用调中健脾丸，以补脾调中，行气消胀。

（2）脾肾阳虚

症状：腹部胀满，入暮较甚，脘闷纳呆，神疲怯寒，肢冷水肿，小便短少，面色萎黄或㿠白。舌质淡、体胖嫩有齿痕，脉沉细或弦大重按无力。

病机：本证是脾肾阳虚，寒水内蓄之证。脾肾阳气亏虚、寒水停聚，故腹胀满，入夜尤甚；脾阳虚不能运化水谷，故脘闷纳呆；肾阳虚气化不及则小便短少，不能温运四末则怯寒肢冷；阳虚水湿下注，则下肢水肿。舌质淡胖有齿痕，脉沉细或弦大重按无力，均属脾肾阳虚之象。

治法：健脾温肾，化气行水。

方药：附子理中汤合五苓散化裁。方中用党参，白术、干姜、甘草益气健脾，以温中阳；肉桂、附子补肾壮阳；茯苓、泽泻、猪苓以渗利水湿。合方起到补脾肾、温阳气、散寒邪、利水湿之效。如下肢水肿，小便短少者，可加服济生肾气丸，以滋肾助阳，加强利水之功。

（3）肝肾阴虚

症状：腹大坚满，甚则青筋暴露，形体消瘦，面色黧黑，唇紫口燥，心烦失眠，五心烦热，齿鼻有时衄血，小便短赤。舌质红绛少津，脉弦细数。

病机：本证多为鼓胀晚期，病久不愈，肝脾两伤，进而伤肾，以致水气停留不化，瘀血不行，故腹大坚满，甚则青筋暴露；气血亏耗，不能荣养肌肤，故形体消瘦；气血不能上荣，反瘀阻不行，故面黑唇紫；阴津不能上承，故口燥；阴虚则内热，虚热扰心则心烦失眠；虚热循经外发，则五心烦热；阴虚火旺，血热妄行，故齿鼻出血；阴虚津少，故小便短赤。舌质红绛少津，脉弦细而数，为肝肾阴亏，热扰营血之象。

治法：滋养肝肾，凉血化瘀。

方药：一贯煎合消瘀汤加减。一贯煎能滋肝肾，养阴血；而消瘀汤能化瘀血、消满胀。合方便能起到滋肾清肝、养阴活血、化瘀消胀之效。若内热口干、舌绛少津，可加玄参、麦门冬、石斛以养阴清热；午后潮热，加柴胡、地骨皮以退热除蒸；小便短赤，加猪苓、茅根、通草以养阴利水；若齿、鼻衄血，可加水牛角、茜草炭、丹皮、仙鹤草之类，凉血止血；若阴枯阳浮，可加龟板、生鳖甲、生龙牡之类育阴潜阳；若见神昏谵语，急用紫雪丹、安宫牛黄丸以清营解毒，凉血开窍；若气微血脱，汗出肢厥，脉细欲绝，急用独参汤以扶元救脱。

五、其他

1. 单方验方

（1）大浮萍、糖各60g，清水3碗，煎成1碗，分2次服，忌盐。

（2）水苋菜80g，石菖蒲15g，水煎服。

（3）鲜白接骨根15～30g，水煎服。

以上3个单方，有一定的利水消胀作用。

2. 针灸疗法

（1）体针：阳陵泉、阴陵泉、大都、太冲、天枢、足三里、大肠俞施捻转泻法，留针15～20分钟，治疗湿热蕴结型鼓胀。

（2）耳针：肝、脾、食管、贲门、角窝中、肾、内分泌、三焦、肝阳、大肠、小肠每次取3～4穴，针用中等强度，留针10～20分钟，两侧交换，每日1次，10次为一个疗程，用于各种类型的鼓胀辅助治疗。

（韩　笑）

第十章

肾系病症

第一节 淋证

一、定义

淋证是指由于肾虚，膀胱湿热，气化失司导致，以小便频急，滴沥不尽，尿道涩痛，小腹拘急，痛引腰腹为主要临床表现的一类病证。

二、病因病机

病机关键：湿热蕴结下焦，肾与膀胱气化不利。

1. 膀胱湿热　多食辛热肥甘之品或嗜酒过度，酿成湿热，下注膀胱，或下阴不洁，湿热秽浊毒邪侵入膀胱，酿成湿热，或肝胆湿热下注皆可使湿热蕴结下焦，膀胱气化不利，而见热淋、血淋、石淋、膏淋诸证。

2. 肝郁气滞　恼怒伤肝，肝失疏泄或气滞不宣，郁于下焦，致肝气郁结，膀胱气化不利，发为气淋。

3. 脾肾亏虚　久淋不愈，湿热耗伤正气，或劳累过度，房事不节，或年老、久病、体弱，皆可致脾肾亏虚，发为气淋、膏淋、血淋、劳淋等。

总之，淋证的病位在肾与膀胱，且与肝脾有关。其病机主要是肾虚，膀胱湿热，气化失司。肾与膀胱相表里，肾气的盛衰，直接影响膀胱的气化与开合。淋证日久不愈，热伤阴，湿伤阳，易致肾虚；肾虚日久，湿热秽浊邪毒容易侵入膀胱，引起淋证的反复发作。因此，肾虚与膀胱湿热在淋证的发生、发展及病机转化中具有重要的意义。淋证有虚有实，初病多实，久病多虚，初病体弱及久病患者，亦可虚实并见。实证多在膀胱和肝，虚证多在肾和脾。

三、诊断与鉴别诊断

（一）诊断

1. 发病特点　多见于已婚女性，每因疲劳、情志变化、不洁房事而诱发。

2. 临床表现　小便频急，滴沥不尽，尿道涩痛，小腹拘急，痛引腰腹，为各种淋证的主症，是诊断淋证的主要依据。根据各种淋证的不同临床特征，确定不同的淋证。病久或反复发作后，常伴有低热、腰痛、小腹坠胀、疲劳等症。

3. 理化检查　尿常规、尿细菌培养、X线腹部摄片、肾盂造影、双肾及膀胱B超、膀胱镜。

（二）鉴别诊断

1. 癃闭　二者均可见小便短涩量少，排尿困难。但癃闭以排尿困难，全日总尿量明显减少，点滴而出，甚则小便闭塞不通为临床特征，排尿时不痛，每日小便总量远远低于正常，甚至无尿排出；而淋证以小便频急、滴沥不尽、尿道涩痛、小腹拘急、痛引腰腹为特征，排尿时疼痛，每日小便总量基本正常。

2. 尿血　二者均可见小便出血，尿色红赤，甚至尿出纯血等症状。尿血多无疼痛之感，虽亦间有轻微的胀痛或热痛；而血淋则小便滴沥而疼痛难忍。其鉴别的要点是有无尿痛。《丹溪心法·淋》曰："痛者为血淋，不痛者为尿血。"

3. 尿浊　二者均可见小便浑浊。但尿浊排尿时尿出自如，无疼痛滞涩感；而淋证小便频急，滴沥不尽，尿道涩痛，小腹拘急，痛引腰腹。以有无疼痛为鉴别要点。

四、辨证论治

（一）辨证要点

1. 辨明淋证类别　由于每种淋证都有不同的病机，其演变规律和治法也不尽相同，在此需要辨明淋证类别。辨识的要点是每种淋证的各自特征。起病急，症见发热，小便热赤，尿时热痛，小便频急症状明显，每日小便可达数十次，每次尿量少者为热淋；小便排出沙石或尿道中积有沙石，致排尿时尿流突然中断，尿道窘迫疼痛，或沙石阻塞于输尿管或肾盂中，常致腰腹绞痛难忍者为石淋；小腹胀满明显，小便艰涩疼痛，尿后余沥不尽者为气淋；尿中带血或夹有血块，并有尿路疼痛者为血淋；淋证而见小便浑浊如米泔或滑腻如脂膏者为膏淋；久淋，小便淋沥不已，时作时止，遇劳即发者为劳淋。

2. 辨虚实　在区别各种不同淋证的基础上，还需辨识证候的虚实。一般而言，初起或在急性发作阶段，因膀胱湿热、沙石结聚、气滞不利所致，尿路疼痛较甚，小便浑浊黄赤者，多为实证；淋久不愈，尿路疼痛轻微，溺色清白见有肾气不足、脾气虚弱之证，遇劳即发者，多属虚证。气淋、血淋、膏淋皆有虚、实及虚实并见之证，石淋日久，伤及正气，阴血亏耗，亦可表现为正虚邪实并见之证。

3. 辨标本缓急　各种淋证之间可以相互转化，也可以同时并存，所以辨证上应区别标本缓急。一般是本着正气为本，邪气为标；病因为本，证候为标；旧病为本，新病为标等标本关系进行分析判断。以劳淋转为热淋为例，从邪与正的关系看，劳淋正虚是本，热淋邪实为标；从病因与证候的关系看，热淋的湿热蕴结膀胱为本，而热淋的证候为标，根据急则治标，缓则治本的原则，当以治热淋为急务，从而确立清热通淋利尿的治法，先用相应的方药，待湿热渐清，转以扶正为主。同样在石淋并发热淋时，则新病热淋为标，旧病石淋为本，如尿道无阻塞等紧急病情，应先治热淋，后治石淋，治愈热淋后，再治石淋。

（二）治疗原则

实则清利，虚则补益，是治疗淋证的基本原则。实证有膀胱湿热者，治宜清热利湿；有热邪灼伤血络者，治宜凉血止血；有沙石结聚者，治宜通淋排石；有气滞不利者，治宜利气疏导。虚证以脾虚为主者，治宜健脾益气；以肾虚为主者，治宜补虚益肾。

（三）分证论治

1. 热淋　如下所述。

症状：小便频急短涩，尿道灼热刺痛，尿色黄赤，少腹拘急胀痛或有寒热，口苦，呕恶，或腰痛拒按，或有大便秘结，苔黄腻，脉滑数。

病机：湿热毒邪，客于膀胱，气化失司，水道不利；盖火性急迫，故溲频而急；湿热壅遏，气机失宣，故尿出艰涩，灼热刺痛；湿热蕴结，故尿黄赤；腰为肾之府，若湿热之邪侵于肾，则腰痛而拒按；上犯少阳，而见寒热起伏，口苦呕恶；热甚波及大肠，则大便秘结；苔黄腻，脉滑数，均为湿热为病之象。

治法：清热利湿通淋。

方药：八正散。大便秘结，腹胀，重用生大黄，加枳实；腹满便溏，去大黄；伴见寒热，口苦，呕恶，用小柴胡汤；湿热伤阴，去大黄，加生地、牛膝、白茅根；小腹胀满，加乌药、川楝子；热毒弥漫三焦，入营入血，用黄连解毒汤合五味消毒饮；头身疼痛，恶寒发热，鼻塞流涕，加柴胡、金银花、连翘。

2. 石淋　如下所述。

症状：实证者尿中时夹沙石，小便艰涩或排尿时突然中断，尿道窘迫疼痛，少腹拘急，或腰腹绞痛难忍，痛引少腹，连及外阴，尿中带血，舌红，苔薄黄；虚证者病久沙石不去，可伴见面色少华，精神委顿，少气乏力，舌淡边有齿印，脉细而弱，或腰腹隐痛，手足心热，舌红少苔，脉细带数。

病机：湿热下注，化火灼阴，煎熬尿液，结为沙石，瘀积水道，而为石淋；积于下则膀胱气化失司，尿出不利，甚则欲出不能，窘迫难受，痛引少腹；滞留于上，则影响肾脏司小便之职，郁结不得下泄，气血滞涩，不通则痛，由肾而波及膀胱、阴部；沙石伤络则尿血；沙石滞留，病久耗气伤阴，但终因有形之邪未去，而呈虚实夹杂之证。

治法：实证宜清热利湿，通淋排石；虚证宜益肾消坚，攻补兼施。

方药：石韦散。排石，加金钱草、海金沙、鸡内金；腰腹绞痛，加芍药、甘草；尿中带血，加小蓟、生地、藕节；尿中有血条血块，加川牛膝、赤芍、血竭；小腹胀痛，加木香、乌药；兼有发热，加蒲公英、黄柏、大黄；石淋日久，用二神散合八珍汤；阴液耗伤，用六味地黄丸合石韦散；肾阳不足，用金匮肾气丸合石韦散。

3. 气淋　如下所述。

症状：实证表现为小便涩痛，淋漓不宜，小腹胀满疼痛，苔薄白，脉多沉弦；虚证表现为尿时涩滞，小腹坠胀，尿有余沥，面白不华，舌质淡，脉虚细无力。

病机：肝主疏泄，其脉循少腹，络阴器，绕廷孔；肝郁气滞，郁久化火，气火郁于下焦，或兼湿热侵袭膀胱，壅遏不能宣通，故脐腹满闷，胀痛难受，小便滞涩淋漓，此为实证；年高体衰，病久不愈或过用苦寒、疏利之剂，耗气伤中，脾虚气陷，故小腹坠胀，空痛喜按；气虚不能摄纳，故溲频尿清而有余沥，小便涩滞不甚，是属气淋之属虚者。

治法：实证宜利气疏导，虚证宜补中益气。

方药：实证用沉香散，虚证用补中益气汤。胸闷胁胀，加青皮、乌药、小茴香；日久气滞血瘀，加红花、赤芍、川牛膝；小便涩痛，服补益药后，反增小腹胀满，加车前草、白茅根、滑石；兼血虚肾亏，用八珍汤倍茯苓加杜仲、枸杞、怀牛膝。

4. 血淋　如下所述。

症状：实证表现为小便热涩刺痛，尿色深红或夹有血块，疼痛满急加剧，或见心烦，舌苔黄，脉滑数；虚证表现为尿色淡红，尿痛涩滞不明显，腰酸膝软，神疲乏力，舌淡红，脉细数。

病机：湿热下注膀胱，热伤阴络，迫血妄行，以致小便涩滞而尿中带血；或心火炽盛，移于小肠，热迫膀胱，血热伤络，故血与溲俱下，血淋乃作；若热甚煎熬，血结成瘀，则溲血成块，色紫而黯，壅塞膀胱，见小腹急满硬痛，舌苔黄，脉滑数，均为实热表现；若素体阴虚，或淋久湿热伤阴，或素患痨疾，乃至肾阴不足，虚火亢盛，损伤阴络，溢入膀胱，则为血淋之虚证。

治法：实证宜清热通淋，凉血止血；虚证宜滋阴清热，补虚止血。

方药：实证用小蓟饮子，虚证用知柏地黄丸。热重出血多，加黄芩、白茅根，重用生地；血多痛甚，另服参三七、琥珀粉；便秘，加大黄；虚证，用知柏地黄丸加旱莲草、阿胶、小蓟、地榆；久病神疲乏力，面色少华，用归脾汤加仙鹤草，泽泻，滑石。

5. 膏淋　如下所述。

症状：实证表现为小便浑浊如米泔水，置之沉淀如絮状，上有浮油如脂，或夹有凝块，或混有血液，尿道热涩疼痛，舌红，苔黄腻，脉濡数；虚证表现为病久不已，反复发作，淋出如脂，小便涩痛反见减轻，但形体日渐消瘦，头昏无力，腰酸膝软，舌淡，苔腻，脉细弱无力。

病机：下焦湿热，阻于络脉，脂液失其常道，流注膀胱，气化不利，不能分清泌浊，因此尿液混浊如脂膏，便时不畅，属于实证；病久肾气受损，下元不固，不能摄纳脂液，故淋出如脂，伴见形瘦乏力，腰膝酸软等虚象。

治法：实证宜清热利湿，分清泄浊；虚证宜补虚固涩。

方药：实证用程氏萆薢分清饮，虚证用膏淋汤。小腹胀，尿涩不畅，加乌药、青皮；小便夹血，加小蓟、蒲黄、藕节、白茅根；中气下陷，用补中益气汤合七味都气丸。

6. 劳淋 如下所述。

症状：小便不甚赤涩，但淋漓不已，时作时止，遇劳即发，腰酸膝软，神疲乏力，舌质淡，脉细弱。

病机：淋证日久或病情反复，邪气伤正，或过用苦寒清利，损伤正气，转为劳淋；而思虑劳倦日久，损伤心脾肾诸脏，正气益虚，遂使病情加重；肾虚则小便失其所主，脾虚气陷则小便无以摄纳；心虚则水火失济，心肾不交，虚火下移，膀胱失约，劳淋诸证由之而作。

治法：健脾益肾。

方药：无比山药丸。小腹坠胀，小便点滴而出，可与补中益气汤同用；面色潮红，五心烦热，舌红少苔，脉细数，可与知柏地黄丸同用；低热，加青蒿、鳖甲；面色少华，畏寒怯冷，四肢欠温，舌淡，苔薄白，脉沉细者，用右归丸或用鹿角粉3g，分2次吞服。

五、其他

1. 单验方 如下所述。

（1）生白果7枚，去壳去心存衣，捣碎；用豆浆1碗，煮沸，放入白果，搅匀即可食用，每日1次。适用于淋证的虚证。

（2）生鸡内金粉、琥珀末各1.5g，每日2次吞服。适用于石淋。

（3）金钱草6g，水煎代茶饮，每日1剂饮用。适用于石淋。

（4）大小蓟、白茅根、荠菜花各30～60g，水煎服，每日1剂口服。适用于血淋及膏淋。

（5）菟丝子10g，水煎服，每日3次口服。适用于劳淋。

（6）冬葵子为末，每次5g，每日3次口服。适用于气淋。

2. 中成药 如下所述。

（1）热淋清颗粒；每次4g，每日3次开水冲服。适用于热淋。

（2）八正合剂：每次15～20ml，每日3次口服。适用于热淋、石淋。

（3）尿感宁冲剂：每次15g，每日3～4次口服。适用于热淋。

（4）金钱草冲剂：每次1袋，每日3次冲服。适用于石淋。

（5）三金片：每次5片，每日3次口服。适用于各种淋证。

（6）清开灵注射液40～60ml，加5%葡萄糖注射液或0.9%氯化钠注射液250ml，每日1次静点。适用于淋证热毒较甚，热象明显者。

3. 针刺 如下所述。

主穴：肾俞、膀胱俞、京门、照海、天枢。

配穴：中级、三焦俞、阴陵泉、阳陵泉、交信、水道、足三里。

手法：中强刺激，留针15～30分钟，每日1～2次。适用于治疗肾结石、输尿管上段结石，促进通淋排石，缓解疼痛。

（宋 昕）

第二节 癃闭

一、定义

癃闭是指由于肾和膀胱气化失司而导致小便量少，点滴而出，甚则小便闭塞不通为主症的一种病证。其中又以小便不利，点滴而短少，病势较缓者称为"癃"；以小便闭塞，点滴不通，病势较急者称为"闭"。

二、病因病机

病机关键：膀胱气化不利。

1. 湿热蕴结　中焦湿热不解，下注膀胱或肾热移于膀胱，膀胱湿热阻滞，导致气化不利，小便不通，而成癃闭。

2. 肺热气壅　肺为水之上源，热壅于肺，肺气不能肃降，津液输布失常，水道通调不利，不能下输膀胱；又因热气过盛，下移膀胱以致上、下焦均为热气闭阻，而成癃闭。

3. 脾气不升　劳倦伤脾，饮食不节或久病体弱，致脾虚而清气不能上升，则浊阴就难以下降，小便因而不利。

4. 肾元亏虚　年老体弱或久病休虚，肾阳不足，命门火衰，所谓"无阳则阴无以生"，致膀胱气化无权，而溺不得出；或因下焦积热，日久不愈，津液耗损，导致肾阴不足，所谓"无阴则阳无以化"，也可产生癃闭。

5. 肝郁气滞　七情内伤，引起肝气郁结，疏泄不及，从而影响三焦水液的运行及气化功能，致使水道的通调受阻，形成癃闭。

6. 尿路阻塞　淤血败精或肿块结石，阻塞尿路，小便难以排出，因而形成癃闭。

总之，本病的病位，虽在膀胱，但与三焦、肺、脾、肾的关系最为密切，上焦之气不化，当责之于肺；中焦之气不化，当责之于脾；下焦之气不化，当责之于肾。肝郁气滞，使三焦气化不利，也会发生癃闭。此外，各种原因引起的尿路阻塞，均可引起癃闭。

三、诊断与鉴别诊断

（一）诊断

1. 发病特点　多由忧思恼怒，忍尿，压迫会阴部，过食肥甘辛辣及饮酒、贪凉、纵欲过度等引发本病。多见于老年男性或产后妇女及手术后患者。常有淋证、水肿病病史。

2. 临床表现　以排尿困难，排尿次数可增多或减少，全日总尿量明显减少，排尿无疼痛感觉，点滴而出或小便闭塞不通，点滴全无为临床特征。

3. 理化检查　肛门指诊、B超、腹部X线摄片、膀胱镜、肾功能检查。

（二）鉴别诊断

1. 淋证　二者均属膀胱气化不利，故皆有排尿困难，点滴不畅的证候。但癃闭则无刺痛，每天排出的小便总量低于正常，甚则无尿排出，癃闭感受外邪，常可并发淋证；而淋证小便频数短涩、滴沥刺痛，欲出未尽，每天排出小便的总量多为正常，淋证日久不愈，可发展成癃闭。《医学心悟·小便不通》："癃闭与淋证不同，淋则便数而茎痛，癃闭则小便短涩而难通。"

2. 关格　二者均可见小便量少或闭塞不通。但关格常由水肿、淋证、癃闭等经久不愈发展而来，是小便不通与呕吐并见的病证，常伴有皮肤瘙痒，口有尿味，四肢抽搐，甚或昏迷等症状；而癃闭不伴有呕吐，部分患者有水蓄膀胱之症候，但癃闭进一步恶化，可转变为关格。

3. 水肿　二者均可表现为小便不利，小便量少。但水肿是指体内水液潴留，泛滥肌肤，引起头面、眼睑、四肢水肿，甚者胸、腹水，并无水蓄膀胱之症候；而癃闭多不伴有水肿，部分患者还兼有小腹胀满膨隆，小便欲解不能或点滴而出的水蓄膀胱之证。

四、辨证论治

（一）辨证要点

1. 细审主证　如下所述。

（1）小便短赤灼热、苔黄、舌红、脉数者属热；若口渴欲饮、咽干、气促者，为热壅于肺；若口渴不欲饮，小腹胀满者，为热积膀胱。

（2）时欲小便而不得出，神疲乏力者属虚；若老年排尿无力，腰膝酸冷，为肾虚命门火衰；若小便不利兼有少腹坠胀、肛门下坠，为中气不足。

（3）若尿线变细或排尿中断，腰腹疼痛，舌质紫暗者，属浊瘀阻滞。

2. 详辨虚实　癃闭有虚实的不同，因湿热蕴结、浊瘀阻塞、肝郁气滞、肺热气壅所致者，多属实证；因脾气不升、肾阳不足、命门火衰、气化不及州都者，多属虚证。若起病急，病程较短，体质较好，尿道窘迫，赤热或短涩，苔黄腻或薄黄，脉弦涩或数，属于实证。若起病缓，病程较长，体质较差，尿流无力，舌质淡，脉沉细弱，属于虚证。

（二）治疗原则

癃闭的治疗应根据"六腑以通为用"的原则，着眼于通，即通利小便。但在具体应用时，通之之法，又因证候的虚实而各异。实证治宜清湿热，散瘀结，利气机而通利水道；虚证治宜补脾肾，助气化，使气化得行，小便自通。同时，还要根据病因，审因论治，根据病变在肺、在脾、在肾的不同，进行辨证论治，不可滥用通利小便之品。此外，尚可根据"上窍开则下窍自通"的理论，用开提肺气法，开上以通下，即所谓"提壶揭盖"之法治疗。

（三）分证论治

1. 膀胱湿热　如下所述。

症状：小便点滴不通或量少而短赤灼热，小腹胀满，口苦口黏，或口渴不欲多饮，或大便不畅，舌质红，苔黄腻，脉沉数。

病机：湿热壅积于膀胱，故小便不利而热赤，甚则闭而不通；湿热互结，膀胱气化不利，故小腹胀满；湿热内盛，故口苦口黏；舌质红，苔黄腻，脉沉数或大便不畅，均因下焦湿热所致。

治法：清热利湿，通利小便。

方法：八正散。舌苔厚黄腻，加苍术、黄柏；心烦、口舌生疮糜烂，合导赤散；大便通畅，去大黄；口干咽燥，潮热盗汗，手足心热，舌尖红，用滋肾通关丸加生地、车前子、牛膝。

2. 肺热壅盛　如下所述。

症状：小便不畅或点滴不通，咽干，烦渴欲饮，呼吸急促或咳嗽，舌红，苔薄黄，脉数。

病机：肺热壅盛，失于肃降，不能通调水道，下输膀胱，故小便点滴不通；肺热上壅，气逆不降，故呼吸急促或咳嗽；咽干，烦渴，舌红，苔薄黄，脉数，都是里热内郁之征。

治法：清肺热，利水道。

方药：清肺饮。心烦，舌尖红或口舌生疮等症，加黄连、竹叶；大便不通，加杏仁、大黄；头痛、鼻塞、脉浮，加薄荷、桔梗。

3. 肝郁气滞　如下所述。

症状：小便不通或通而不爽，胁腹胀满，多烦善怒，舌红，苔薄黄，脉弦。

病机：七情内伤，气机郁滞，肝气失于疏泄，水液排出受阻，故小便不通或通而不爽；胁腹胀满，为肝气不舒之故。脉弦，多烦善怒，是肝旺之象；舌红，苔薄黄，是肝郁化火之势。

治法：疏利气机，通利小便。

方药：沉香散。肝郁气滞症状较重，合六磨汤；气郁化火，苔薄黄，舌质红，加丹皮、山栀。

4. 尿道阻塞　如下所述。

症状：小便点滴而下或尿如细线，甚则阻塞不通，小腹胀满疼痛，舌质紫暗或有瘀点，脉细涩。

病机：淤血败精阻塞于内或瘀结成块，阻塞于膀胱尿道之间，故小便点滴而下或尿如细线，甚则阻塞不通，小腹胀满疼痛，舌质紫暗或有瘀点，脉涩，都是瘀阻气滞的征象。

治法：行瘀散结，清利水道。

方药：代抵当丸。淤血现象较重，加丹参、红花；病久面色不华，加黄芪、丹参；小便不通，加用金钱草、海金沙、鸡内金、冬葵子、瞿麦。

5. 脾气不升　如下所述。

症状：时欲小便而不得出或量少而不爽利，气短，语声低微，小腹坠胀，精神疲乏，食欲不振；舌质淡，苔薄白，脉细弱。

病机：清气不升则浊阴不降，故小便不利；中气不足，故气短语低；中气下陷，升提无力，故小腹坠胀；脾气虚弱，运化无力，故精神疲乏，食欲不振；舌质淡，脉弱细，均为气虚之征。

治法：升清降浊，化气利水。

方药：补中益气汤合春泽汤。舌质红，加补阴益气煎；兼肾虚证候，加用济生肾气丸。

6. 肾阳衰惫　如下所述。

症状：小便不通或点滴不爽，排出无力，面色㿠白，神气怯弱，畏寒怕冷，腰膝冷而酸软无力，舌质淡，苔白，脉沉细而弱。

病机：命门火衰，气化不及州都，故小便不通或点滴不爽，排出无力；面色㿠白，神气怯弱，是元气衰惫之征；畏寒怕冷，腰膝酸软无力，脉沉细而弱，都是肾阳不足之征兆。

治法：温阳益气，补肾利尿。

方药：济生肾气丸。兼有脾虚证候，可合补中益气汤或春泽汤同用；形神委顿，腰脊酸痛，宜用香茸丸。

五、其他

1. 单验方　生大黄12g，荆芥穗12g，晒干后（不宜火焙，否则药力减弱）共研末，分2次服，每间隔4小时用温水调服1次，每日2次。适用于癃闭之肺热壅盛证。

2. 中成药　如下所述。

（1）参麦注射液60ml，加5%葡萄糖注射液或0.9%氯化钠注射液100ml，每日1次静点。适用于癃闭气阴两虚证。

（2）注射用红花黄色素氯化钠注射液100ml，每日1次静点。适用于癃闭之血瘀阻络证。

3. 针灸　如下所述。

选穴：足三里、中极、三阴交、阴陵泉。

刺法：反复捻转提插，强刺激。体虚者，灸关元、气海。

（宋　昕）

第三节　遗精

一、定义

遗精是指不因性交而精液自行泄出，甚至频繁遗泄的病证。有梦而遗者，名为梦遗；无梦而遗，甚至清醒时精自滑出者，名为滑精，是遗精的两种轻重不同的证候。此外中医又有失精、精时自下、漏精、溢精、精漏、梦泄精、梦失精、梦泄、精滑等名称。

二、病因病机

本病病因较多，病机复杂，但其基本病机可概括为两点。一是火热或湿热之邪循经下扰精室，开合失度，以致精液因邪扰而外泄，病变与心肝脾关系最为密切；二是因脾肾本身亏虚，失于封藏固摄之职，以致精关失守，精不能闭藏，因虚而精液滑脱不固，病变主要涉及脾肾。

1. 肾虚不藏　恣情纵欲：青年早婚，房事过度或少年频犯手淫，导致肾精亏耗。肾阴虚者，多因阴虚火旺，相火偏盛，扰动精室，使封藏失职；肾气虚者，多因肾气不能固摄，精关失约而出现自遗。

2. 君相火旺　劳心过度：劳神太过，心阴暗耗，心阳独亢，心火不能下交于肾，肾水不能上济于心，心肾不交，水亏火旺，扰动精室而遗。

3. 气不摄精　思虑过度，损伤心脾，或饮食不节，脾虚气陷，失于固摄，精关不固，精液遗泄。

4. 湿热痰火下注　饮食不节，醇酒厚味，损伤脾胃，酿湿生热或蕴痰化火，湿热痰火，流注于下，扰动精室，亦可发生精液自遗。

综上所述，遗精的发病机制，主要责之于心、肝、脾、肾四脏。且多由于房事不节，先天不足，用心过度，思欲不遂，饮食不节等原因引起。

三、诊断与鉴别诊断

（一）诊断

每星期两次以上或一日数次，在睡梦中发生遗泄或在清醒时精自滑出，并有头昏、耳鸣、精神萎靡、腰酸腿软等症状，即可诊断为遗精。

（二）鉴别诊断

1. 生理性溢精　一般未婚成年男子或婚后长期分居者，平均每月遗精 1~2 次或虽偶有次数稍增多，但不伴有其他症状者，均为生理性溢精。此时无需进行治疗，应多了解性知识，消除不必要的紧张恐惧心理。病理性遗精则为每星期两次以上，甚则每晚遗精数次。

2. 早泄　早泄是男子在性交时阴茎刚插入阴道或尚未进入阴道即泄精，以致不能完成正常性交过程。其诊断要点在于性交时过早射精。而遗精则是在非人为情况下频繁出现精液遗泄，当进行性交时，却可能是完全正常的。其诊断要点在于非人为情况下精液遗泄，但以睡眠梦中多见。有时临床上两者可同时并存。

3. 小便尿精　小便尿精是精液随尿排出或排尿结束后又流出精液，尿色正常而不混浊，古人将本症归于"便浊"、"白浊"、"白淫"、"淋浊"等疾病门中。其诊断要点是精液和尿同时排出或尿后流出精液。多因酒色无度、阴虚阳亢、湿热扰动精室、脾肾气虚等引起。

4. 尿道球腺分泌物　当性兴奋时尿道外口排出少量黏稠无色的分泌物。其镜下虽偶见有精子，但并非精液，故要与遗精相鉴别。

5. 前列腺溢液　某些中青年，因纵欲、酗酒、禁欲、手淫等，致使前列腺充血，腺泡分泌增加，腺管松弛扩张，在搬重物、惊吓、大便用力时，腹压增加，会阴肌肉松弛，会有数量不等的白色分泌物流出，称为前列腺溢液，亦称前列腺漏。

四、辨证论治

（一）辨证要点

1. 审察病位　一般认为用心过度或杂念妄想，君相火旺，引起遗精的多为心病；精关不固，无梦遗泄的多为肾病；故前人有"有梦为心病，无梦为肾病"之说。但还须结合发病的新久以及脉证的表现等，才能正确地辨别病位。

2. 分清虚实　初起以实证为多，日久则以虚证为多。实证以君相火旺及湿热痰火下注，扰动精室者为主；虚证则属肾虚不固，脾虚气不摄精，封藏失职。若虚而有热象者，多为阴虚火旺。

3. 辨别阴阳　遗精属于肾虚不藏者，又当辨别偏于阴虚，还是偏于阳虚。偏于阴虚者，多见头昏目眩，腰酸耳鸣，舌质红，脉细数；偏于阳虚者，多见面白少华，畏寒肢冷，舌质淡，脉沉细。

4. 洞察转归　遗精的发生发展与体质、病程、治疗恰当与否有密切关系。病变初期及青壮年患者多为火盛或湿热所致，此时若及时清泻则可邪退病愈；遗精日久必耗伤肾阴，甚则阴损及阳，阴阳俱虚，此时可导致阳痿、早泄、男子不育等。故对遗精日久不愈、有明显虚象或年老体衰者，治疗又当以补血为主。若治疗后遗精次数减少，体质渐强，全身症状减轻，则为病势好转，病将痊愈之象。

（二）治疗原则

遗精的基本病机包括两个方面，一是火邪或湿热之邪，扰及精室；二是正气亏虚，精关不固。治疗遗精切忌只用固肾涩精一法，而应该分清虚实，实证以清泄为主；虚证方可补肾固精。同时还应区分阴虚阳虚的不同情况，而分别采用滋养肾阴及温补肾阳的治法。至于虚而有热者，又当予以养阴清火，审证施治。

（三）分证论治

1. **心肾不交**　如下所述。

症状：每多梦中遗精，次日头昏且晕，心悸，精神不振，体倦无力，小便短黄而有热感。舌质红，脉细数。

病机：君火亢盛、心阴暗耗，心火不能下交于肾、肾水不能上济于心，水亏火旺，扰动精室，致精液走泄；心火偏亢，火热耗伤心营，营虚不能养心则心惊；外不能充养肌体，则体倦无力，精神不振；上不能奉养于脑，则头昏且晕；小便短黄而有热感，乃属心火下移小肠，热入膀胱之征；舌质红，脉细数，均为心营被耗，阴血不足之象。

治法：清心滋肾，交通心肾。

方药：三才封髓丹加黄连、灯芯草之类。方中天门冬补肺，地黄滋肾，金水相生也；黄柏泻相火，黄连、灯芯草清心泻火，俾水升火降，心肾交泰，则遗泄自止。若所欲不遂，心神不安，君火偏亢，相火妄动，干扰精室，而精液泄出者，宜养心安神，以安神定志丸治之。

2. **肾阴亏虚**　如下所述。

症状：遗精，头昏目眩，耳鸣腰酸，神疲乏力，形体瘦弱。舌红少津，脉弦细带数。

病机：恣情纵欲，耗伤肾阴，肾阴虚则相火妄动，干扰精室，致使封藏失职，精液泄出；肾虚于下，真阴暗耗，则精气营血俱不足，不能上承，故见头昏、目眩；不能充养肌肉，则形体瘦弱，神疲乏力；腰为肾之府，肾虚则腰酸；肾开窍于耳，肾亏则耳鸣；舌红少津，脉弦细带数，均为阴虚内热之象。

治法：壮水制火，佐以固涩。

方药：知柏地黄丸合水陆二仙丹化裁。方中知母、黄柏泻火，丹皮清热，地黄、山药、山茱萸、芡实、金樱子填精止遗。若遗精频作，日久不愈者，用金锁固精丸以固肾摄精。

3. **肾气不固**　如下所述。

症状：滑精频作，面白少华，精神萎靡，畏寒肢冷。舌质淡，苔白，脉沉细而弱。

病机：病久不愈，阴精内涸，阴伤及阳，以致下元虚惫，气失所摄，相关因而不固，故滑精频作；其真阴亏耗，元阳虚衰，五脏之精华不能上荣于面，则面白少华，精神萎靡，畏寒肢冷；舌淡、苔白，脉沉细而弱，均为元阳已虚，气血不足之征。

治法：补肾固精。

方药：偏于阴虚者，用六味地黄丸，以滋养肾阴；偏于阳虚者，用《济生》秘精丸和斑龙丸主之。前方偏于温涩，后者温补之力尤胜。

4. **脾虚不摄**　如下所述。

症状：遗精频作，劳则加重，甚则滑精，精液清稀，伴食少便溏，少气懒言，面色少华，身倦乏力。舌淡，苔薄白，脉虚无力。

病机：脾气亏虚，精失固摄，而见遗精频作；劳则更伤中气，气虚不摄，精关不固，则见滑精；频繁遗滑，故精液清稀；脾气亏虚，不能化成气血，心脉失养故心悸，气短，面色无华；脾虚气陷，无力升举故食少便溏，少气懒言；舌淡苔薄白，脉虚无力，均为脾气亏虚之象。

治法：益气健脾，摄精止遗。

方药：妙香散合水陆二仙丹或补中益气汤加减。方中人参、黄芪益气健脾生精；山药、茯苓健脾补中，兼以安神，远志、辰砂清心调神；木香调气；桔梗升清；芡实、金樱子摄精止遗。若以中气下陷为主可用补中益气汤加减。

5. **肝火偏盛**　如下所述。

症状：多为梦中遗泄，阳物易举，烦躁易怒，胸胁不舒，面红目赤，口苦咽干，小便短赤。舌红，苔黄，脉弦数。

病机：肝胆经绕阴器，肾脉上贯肝，两脏经络相连，如情志不遂，肝失条达，气郁化火，扰动精室，则引起遗精；肝火亢盛，则阳物易举，烦躁易怒，胸胁不舒；肝火上逆则面红目赤，口苦咽干；小便短赤，舌红苔黄，脉来弦数，均为肝火偏盛之征。

治法：清肝泻火。

方药：龙胆泻肝汤为主。方中龙胆草直折肝火，栀子、黄芩清肝，柴胡疏肝，当归、生地滋养肝血，泽泻、车前子、木通导湿热下行，肝火平则精宫自宁。久病肝肾阴虚者，可去木通、泽泻、车前子、柴胡等，酌加何首乌、女贞子、白芍等滋养肝肾之品。

6. 湿热下注　如下所述。

症状：遗精频作或尿时有精液外流，口苦或渴，小便热赤。苔黄腻，脉濡数。

病机：湿热下注，扰动精室，则遗精频作，甚则尿时流精；湿热上蒸，则口苦而渴；湿热下注膀胱，则小便热赤；苔黄腻，脉濡数，均为内有湿热之象。

治法：清热化湿。

方药：猪肚丸。猪肚益胃，白术健脾，苦参、牡蛎清热固涩，尚可酌加车前子、泽泻、猪苓、黄柏、萆薢等，以增强清热化湿之力。

7. 痰火内蕴　如下所述。

症状：遗精频作，胸闷脘胀，口苦痰多，小便热赤不爽，少腹及阴部作胀。苔黄腻，脉滑数。

病机：痰火扰动精室，故见遗精频作；痰火郁结中焦，故见胸闷脘胀，口苦痰多；痰火互结下焦，故见小便热赤不爽，少腹及阴部作胀；苔黄腻，脉滑数，均为痰火内蕴之征。

治法：化痰清火。

方药：猪苓丸加味。方中半夏化痰，猪苓利湿。还可加黄柏、黄连、蛤粉等泻火豁痰之品。如患者尿时不爽，少腹及阴部作胀，为病久夹有瘀热之征，可加败酱草、赤芍以化瘀清热。

（宋　昕）

第四节　阳痿

一、定义

阳痿是指青壮年男子由于虚损、惊恐或湿热等原因，致使宗筋弛纵，引起阴茎萎软不举或临房举而不坚的病证。

二、病因病机

病机关键：宗筋弛纵。

1. 命门火衰　多因房劳过度，或少年频犯手淫，或过早婚育，以致精气虚损、命门火衰，引起阳事不举。

2. 心脾受损　思虑忧郁，损伤心脾，则病及阳明冲脉，而胃为水谷气血之海，以致气血两虚，宗筋失养，而成阳痿。

3. 恐惧伤肾　恐则伤肾，恐则气下，渐至阳痿不振，举而不刚，而导致阳痿。

4. 肝郁不舒　肝主筋，阴器为宗筋之汇，若情志不遂，忧思郁怒，肝失疏泄条达，则宗筋所聚无能。

5. 湿热下注　湿热下注，宗筋弛纵，可导致阳痿，经所谓壮火食气是也。

总之，就临床所见，本病以命门火衰较为多见，而湿热下注较为少见，所以《景岳全书·阳痿》说："火衰者十居七八，火盛者，仅有之耳。"主要病位在宗筋与肾，与心、肝、脾关系密切。

三、诊断与鉴别诊断

（一）诊断

1. 发病特点　多有房事太过，久病体虚或青少年频犯手淫史，常伴有神疲乏力，腰酸膝软，畏寒肢冷或小便不畅，滴沥不尽等症。

2. 临床表现　青壮年男子性交时，由于阴茎不能有效地勃起，无法进行正常的性生活，即可诊断本病。

3. 理化检查　血、尿常规，前列腺液，夜间阴茎勃起试验，阴茎动脉测压等检查。同时排除性器官发育不全或药物引起的阳痿。

（二）鉴别诊断

1. 早泄　二者均可出现阴茎萎软，但早泄是指在性交之始，阴茎虽能勃起，但随即过早排精，排精之后因阴茎萎软遂不能进行正常的性交。阳痿是指性交时阴茎不能勃起，二者在临床表现上有明显差别，但在病因病机上有相同之处。若早泄日久，可进一步导致阳痿的发生。

2. 生理性机能减退　二者均可出现阳事不举，但男子八八肾气衰，若老年人而见阳事不举，此为生理性机能减退，与病理性阳痿应予以区别。

四、辨证论治

（一）辨证要点

1. 辨别有火无火　阳痿而兼见面色㿠白，畏寒肢冷，阴囊阴茎冷缩或局部冷湿，精液清稀冰冷，舌淡，苔薄白，脉沉细者，为无火；阳痿而兼见烦躁易怒，口苦咽干，小便黄赤，舌质红，苔黄腻，脉濡数或弦数者，为有火。其中以脉象和舌苔辨证为主。

2. 分清脏腑虚实　由于恣情纵欲、思虑忧郁、惊恐所伤者，多为脾肾亏虚，命门火衰，属脏腑虚证；由于肝郁化火，湿热下注，而致宗筋弛纵者，属脏腑实证。

（二）治疗原则

阳痿的治疗主要从病因病机入手，属虚者宜补，属实者宜泻，有火者宜清，无火者宜温。命门火衰者，温补忌纯用刚热燥涩之剂，宜选用血肉有情温润之品；心脾受损者，补益心脾；恐惧伤肾者，益肾宁神；肝郁不舒者，疏肝解郁；湿热下注者，苦寒坚阴，清热利湿，即《素问·脏气法时论》所谓"肾欲坚，急食苦以坚之"的原则。

（三）分证论治

1. 命门火衰　如下所述。

症状：阳事不举或举而不坚，精薄清冷，腰酸膝软，精神萎靡，面色㿠白，头晕耳鸣，畏寒肢冷，夜尿清长，舌淡胖，苔薄白，脉沉细。

病机：恣情纵欲，耗损太过，精气亏虚，命门火衰，故见阳事不举，精薄清冷；肾精亏耗，髓海空虚，故见头晕耳鸣；腰为肾之府，精气亏乏，故见腰酸膝软，精神萎靡；畏寒肢冷，舌淡胖，苔薄白，脉沉细，均为命门火衰之象。

治法：温补下元。

方药：右归丸合或赞育丹。阳痿日久不愈，加韭菜籽、阳起石、仙灵脾、补骨脂；寒湿，加苍术、蔻仁；气血薄弱明显，加人参、龟甲胶、黄精。

2. 心脾受损　如下所述。

症状：阳事不举，精神不振，夜寐不安，健忘，胃纳不佳，面色少华，舌淡，苔薄白，脉细弱。

病机：思虑忧郁，损伤心脾，病及阳明冲脉，而阳明总宗筋之会，气血亏虚，则可导致阳事不举，面色少华，精神不振；脾虚运化不健，故胃纳不佳，心虚神不守舍，故夜寐不安；舌淡，脉细弱，为气血亏虚之象。

治法：补益心脾。

方药：归脾汤。肾阳虚，加仙灵脾、补骨脂、菟丝子；血虚，加何首乌、鹿角霜；脾虚湿滞，加木香、枳壳；胃纳不佳，加神曲、麦芽；心悸失眠，加麦冬、珍珠母。

3. 恐惧伤肾　如下所述。

症状：阳痿不举或举而不坚，胆怯多疑，心悸易惊，夜寐不安，易醒，苔薄白，脉弦细。

病机：恐则伤肾，恐则气下，可导致阳痿不举或举而不坚；情志所伤，胆伤则不能决断，故见胆怯多疑；心伤则神不守舍，故见心悸易惊，夜寐不安。

治法：益肾宁神。

方药：大补元煎或启阳娱心丹。肾虚明显，加仙灵脾、补骨脂、枸杞子；惊悸不安，梦中惊叫，加青龙齿、灵磁石。

4. 肝郁不舒　如下所述。

症状：阳痿不举，情绪抑郁或烦躁易怒，胸脘不适，胁肋胀闷，食少便溏，苔薄，脉弦。

病机：暴怒伤肝，气机逆乱，宗筋不用则阳痿不举。肝主疏泄，肝为刚脏，其性躁烈，肝气郁结，则情绪抑郁或烦躁易怒；气机紊乱则胸脘不适，胁肋胀闷；气机逆乱于血脉，则脉象弦。

治法：疏肝解郁。

方药：逍遥散。肝郁化火，加丹皮、山栀子；气滞日久，而见血瘀证，加川芎、丹参、赤芍。

5. 湿热下注　如下所述。

症状：阴茎萎软，阴囊湿痒臊臭，睾丸坠胀作痛，小便赤涩灼痛，肢体困倦，泛恶口苦，舌苔黄腻，脉濡数。

病机：湿热下注，宗筋弛纵，故见阴茎萎软；湿阻下焦，故见阴囊湿痒，肢体困倦；热蕴于内，故见小便赤涩灼痛，阴囊臊臭；苔黄腻，脉濡数，均为湿热内阻之征。

治法：清热利湿。

方药：龙胆泻肝汤。大便燥结，加大黄；阴部瘙痒，潮湿重，加地肤子、苦参、蛇床子。

五、其他

1. 单验方　牛鞭1根，韭菜子25g，淫羊藿15g，将牛鞭置于瓦上文火焙干、磨细；淫羊藿加少许羊油，在文火上用铁锅炒黄（不要炒焦），再和韭子磨成细面；将上药共和混匀。每晚用黄酒冲服1匙或将1匙粉用蜂蜜和成丸，用黄酒冲服。

2. 中成药　如下所述。

（1）参附注射液20~40ml，加5%葡萄糖注射液或0.9%氯化钠注射液100ml，每日1次静点。适用于阳虚重症。

（2）参麦注射液60ml，加5%葡萄糖注射液或0.9%氯化钠注射液100ml，每日1次静点。适用于阳痿气阴两虚证。

（3）六味地黄丸：每次1丸，每日2次口服。适用于阳痿之肝肾阴虚证。

（4）逍遥丸：每次1丸，每日2次口服。适用于阳痿之肝气郁结证。

（5）龙胆泻肝丸：每次1丸，每日2次口服。适用于阳痿之肝经湿热证。

3. 针灸　如下所述。

（1）针刺

选穴：关元、中极、太溪、次髎、曲骨、阴廉。

刺法：针刺得气后留针，并温针灸3~5壮。

（2）灸法：取会阴、大敦、神阙，艾条温和灸与雀啄灸交替使用。

（3）耳针：取耳穴肾、皮质下、外生殖器，以0.6cm×0.6cm胶布中央粘上王不留行籽贴于上述3穴，然后用指稍加压。两耳交替进行，每周2次，10次为1个疗程。

（王华男）

第五节　水肿

一、定义

水肿是因感受外邪、饮食失调或劳倦内伤，导致脏腑功能失调，使气化不利，津液输布失常，出现体内水液潴留，泛溢于肌肤，引起以头面、眼睑、四肢、腹背等局部甚至全身水肿为临床表现的一类病证。

二、病因病机

人体水液的运行，有赖于脏腑气化，诸如肺气的通调、脾气的转输、肾气的蒸腾等等。由于外邪的侵袭，或脏腑功能失调，或脏气亏虚，使三焦决渎失职，膀胱气化不利，即可发生水肿。

（一）病因

1. 风邪外袭　肺为水之上源，主一身之表，外合皮毛，最易遭受外邪侵袭，一旦为风邪所伤，内则肺气失宣，不能通调水道，下输膀胱，以致风遏水阻，风水相搏，流溢于肌肤，发为水肿。

2. 风湿相搏　风湿伤人，可以导致痹证，若痹证不已，反复感受外邪，与脏气相搏，脏气受损，不能化气行水，亦可发生水肿。可见风湿相搏之为肿，即可发为痹，痹证不差，复感外邪发为水肿；也可因风湿搏结不散，胀急为肿。

3. 疮毒内犯　诸痛痒疮皆属心火，疮毒内攻，致津液气化失常，也是形成水肿的常见病因。

4. 气滞血瘀　气的升降出入失常，不能温煦和推动血的运行，致血液不能正常运行，淤血内停，瘀滞于身体某一部位，导致局部肿胀，形成水肿。

5. 饥馑劳倦　由于兵戎战祸，或因严重天灾，生活饥馑，饮食不足，或因脾虚失运，摄取精微物质的功能障碍，加之劳倦伤脾，也是水肿发病的常见原因。

（二）病机

关于水肿的病机，历代医家多从肺、脾、肾三脏加以阐述分析，其中以《景岳全书·肿胀》论述扼要。如云："凡水肿等证，乃肺脾肾三脏相干之病。盖水为至阴，故其本在肾；水化于气，故其标在肺；水惟畏土，故其制在脾。今肺虚则气不化精而化水，脾虚则土不制水而反克，肾虚则水无所主而妄行。"说明肺肾之间，若肾水上泛，传入肺，而使肺气不降，失去通调水道的功能，可以促使肾气更虚，水邪更盛；相反，肺受邪而传入肾时，亦能引起同样结果。同时，肺脾之间，若脾虚不能制水，水湿壅甚，必损其阳，故脾虚的进一步发展，必然导致肾阳亦衰；如果肾阳衰微，不能温养脾土，则可使水肿更加严重。因此，肺、脾、肾三脏与水肿之发病，以肾为本，以肺为标，而以脾为制水之脏，实为水肿病机的关键所在。此外，水肿的病机与心、肝两脏也密切相关。如《奇效良方》说："水之始起也，未尝不自心肾而作。"肝主疏泄和藏血，肝气郁结可导致血瘀水停，发展为水肿。

三、诊断与鉴别诊断

（一）诊断

1. 发病特点　水肿一般先从眼睑开始，继则延及头面、四肢以及全身。亦有先从下肢开始，然后及于全身者。

2. 临床表现　凡具有头面、四肢、腹背，甚至全身水肿临床表现者，即可诊断为水肿。若水肿病情严重者，可见胸闷腹胀、气喘不能平卧等症状。

（二）鉴别诊断

鼓胀：鼓胀是因腹部膨胀如鼓而命名。以腹胀大、皮色苍黄、脉络暴露为特征。其肿肢体无恙，胀唯在腹；水肿则不同，其肿主要表现为面、足，甚者肿及全身。

四、辨证论治

（一）辨证要点

1. **辨外感内伤**　水肿有外感和内伤之分，外感常有恶寒，发热，头痛，身痛，脉浮等表证；内伤多由内脏亏虚，正气不足或反复外感，损伤正气所致。故外感多实，内伤多虚。不过外感日久不愈，其病亦可由实转虚；内伤正气不足，抗病能力下降，也容易招致外感。

2. **辨病性**　辨水肿应分清寒热，察明虚实。阳水属热属实，阴水属寒属虚，临床上除单纯的热证和寒证外，往往是寒热兼夹，较难辨识。一般而言，青少年初病或新感外邪，发为水肿，多属实证；年老或久病之后，正气虚衰，水液潴留，发为水肿者，多以正虚为本，邪实为标。

3. **辨病位**　水肿有在心、肝、脾、肺、肾之分。心水多并见心悸、怔忡；肝水多并见胸胁胀满；脾水多并见脘腹满闷食少；肺水多并见咳逆；肾水多并见腰膝酸软，或见肢冷，或见烦热。同时结合其他各脏脉证特点，综合分析，以辨明其病位。

4. **辨兼夹证**　水肿常与痰饮、心悸、哮喘、鼓胀、癃闭等病证先后或同时出现，且部分患者往往还可见到多种兼证。临床时则应分清孰主孰从，以便在论治时正确处理好其标本缓急。

5. **辨病势**　就是辨别疾病的发展趋势。如病始何脏，累及何脏；是脾病及肾还是肾病及脾；是气病及水还是水停导致气滞；是正复邪退还是正衰邪盛等。这些对治疗和预后都有重要意义。

（二）治疗原则

水肿的治疗，《内经》提出的"开鬼门"、"洁净府"、"去菀陈莝"三条基本原则，对后世影响深远，一直沿用至今。其具体治法，历代医家都有补充发展，现将常用的治法分述如下：

1. **利尿法**　是治疗水肿病最基本、最常用的方法。常与发汗、益气、温化等法合并运用。

2. **发汗法**　适用于面部水肿初起而又有肺气不宣表现的患者或水肿而兼有表证的患者。本法的使用要适可而止，同时要注意与其他治法配合应用。

3. **健脾益气法**　本法并非专用于脾脏水肿，实则五脏水肿均可使用。临床上常与利尿法同用。

4. **温化法**　适用于阳虚水肿，常与利尿法同用。

5. **育阴利水法**　适用于口燥咽干，舌红少苔，小便黄少，脉细数，或阴虚阳亢，头目眩晕的阴虚水肿患者。

6. **燥湿理气法**　适用于脾虚不运，腹胀苔腻的患者，也常与利尿法同用。气行则水行，气降则水降，畅通三焦，有助于利尿。

7. **清热解毒法**　适用于发热，口渴，咽喉肿痛或身上生疮的水肿患者，常与利尿法同用。

8. **活血化瘀法**　适用于有淤血的水肿患者。

9. **泻下逐水法**　适用于全身严重水肿，体实病急，诸法无效，二便不通，可用本法，治标缓急。

10. **扶正固本法**　适用于水肿消退，机体正气未复的患者。本法的应用，要注意处理好扶正与祛邪的关系。一般说来，水肿的消退，不等于余邪已尽，病根已除，因此不宜立即放弃祛邪这一治疗环节，而转入纯补之法。如过早补阳则助长热邪，过早补气补阴则助长湿邪，均可引起水肿复发。在水肿消退后的余邪未尽阶段，宜用祛邪而不伤正、扶正而不碍邪的和法治疗，待余邪已尽，再根据气、血、阴、阳的偏损情况，合理进行调补善后。

（三）分证论治

1. **肺水**　如下所述。

（1）风邪遏肺

症状：先见眼睑及颜面水肿，然后延及全身。兼见恶风、发热，咳嗽或咽部红肿疼痛，小便不利。舌苔薄白，脉浮。

病机：风邪犯肺，阻遏卫气，故恶寒发热、咽痛微咳；风邪外袭，肺失宣发，风水相搏，水郁气结，不能通调水道，下输膀胱，故小便不利；先见头面水肿，逐渐导致全身水肿。

治法：疏风解表，宣肺行水。

方药：越婢加术汤加减。方用麻黄、生姜宣肺解表以行水；白术健脾制水；石膏清肺胃之郁热；大枣、甘草补益肺脾，使中焦健旺，营卫调和，结散阳通，微微汗出，风水随汗而解，小便自利，肿自消失。若口不渴，为肺胃之郁热不甚，去石膏，加茯苓皮、冬瓜皮以利小便；恶寒无汗脉浮紧，为风寒外束皮毛，去石膏加羌活、防风、苏叶发汗祛风；咳嗽喘促不得卧，为风水阻闭肺气，加杏仁、陈皮、苏子、葶苈子以利气行水；咽喉肿痛，为风邪郁结咽喉所致，去生姜，加牛蒡子、射干、黄芩、板蓝根清肺经郁热。

（2）痰热壅肺

症状：头面四肢或全身水肿，咳嗽，痰色黄稠，胸闷气促，身热口渴，小便黄。舌苔黄，脉滑数。

病机：本证多为外邪入里化热而成。痰热壅肺，津液气化失常，不能下输膀胱，浸溢肌肤，发为水肿；痰热郁肺，窒塞胸中，故咳嗽胸闷气促；肺热内盛，故痰色黄稠；身热、口渴、小便黄、舌苔黄腻、脉滑数，为痰热之征象。

治法：清金化痰，利尿消肿。

方药：清金化痰汤合《千金》苇茎汤。方中黄芩、知母、苇茎、桑白皮清热宣肺；陈皮、桔梗、瓜蒌仁理气化痰；麦门冬、贝母、甘草润肺止咳；茯苓、薏苡仁、冬瓜仁健脾渗湿消肿；桃仁逐瘀行滞，可增强桔梗、瓜蒌仁等之宣肺效果。故两方合用有清热宣肺、豁痰止咳、渗湿消肿之效。肺热壅盛，咳而喘满，咳痰黏稠不爽，去陈皮，加石膏、杏仁、鱼腥草等泻肺清热。

（3）肺气虚寒

症状：头面或四肢水肿，气短乏力，面色苍白，形寒畏冷，咳声无力，痰质清稀。舌淡苔白，脉虚细。

病机：肺为水之上源，肺气虚寒，不能通调水道，水液潴留，故头面四肢水肿；肺气虚寒，上不能敷布津液于百脉，下不能温运于四肢，故气短乏力，形寒畏冷；肺气失于宣化，留而为饮，故咳吐清稀之痰；舌淡苔白，脉细弱，为虚寒之象。

治法：温阳散寒，宣肺行水。

方药：苓甘五味加姜辛半夏杏仁汤。方中干姜、细辛、半夏温化肺中寒痰；杏仁、茯苓宣肺利水；五味子收敛肺气；甘草调中益气。

2. 脾水　如下所述。

（1）脾胃气虚

症状：头面或四肢水肿，时肿时消，食欲欠佳，倦怠乏力，少气懒言，面白不华或大便稀溏。舌淡苔少，脉缓弱。

病机：脾胃气虚，运化失常，水湿浸溢肌肤，故见头面四肢水肿；脾胃为后天之本，脾虚食少，化源不足，故倦怠乏力，少气懒言，面色不华，舌质淡白，脉微弱，脾虚失运，水湿下注，故大便稀溏。

治法：补益脾胃，渗湿消肿。

方药：参苓白术散。方以人参、山药、莲子、扁豆健脾益气；茯苓、白术、薏苡仁健脾渗湿消肿；砂仁运脾化湿；甘草调中和胃；桔梗宣肺升提。

若水肿而大便稀溏，食少短气，时有肛坠，感冒时作，舌淡苔少，脉虚弱，为中气下陷之征，当补中益气，升阳举陷，用补中益气汤。

（2）脾阳不足

症状：眼睑或全身水肿，脘腹胀闷，腰以下肿甚，食少便溏，小便短少，面色萎黄，神倦肢冷。舌淡，苔白滑，脉沉缓。

病机：本证多由脾胃气虚发展而成。眼胞属脾，脾虚水湿运化迟缓，故眼胞先肿；脾阳虚弱，水湿停滞，故脘腹胀闷、小便短少不利；脾虚不能消磨水谷，输布精微，营养全身，故面色萎黄、神倦肢冷、食少便溏；舌淡苔白、脉沉缓，为阳气虚弱、阴邪内盛所致。

治法：温脾行水。

方药：实脾饮。方用附子片、干姜、白术、厚朴、草果、茯苓温运脾阳；槟榔、木瓜、木香理气行水；生姜、甘草、大枣补中温胃。脾胃阳气健旺，气化水行，则肿胀自消。腹胀大，小便短少，为水湿内盛，原方去大枣、甘草，加桂枝、猪苓、泽泻通阳化气以行水；气短便溏，为中气大虚，加党参、黄芪以益气；咳喘不思食，为脾阳困惫，水气上泛，去大枣、甘草，加砂仁、陈皮、紫苏叶运脾利气。

3. 心水　如下所述。

(1) 心气虚弱

症状：下肢或全身水肿，心悸怔忡，心掣气短，胸中憋闷。舌质淡，苔薄白，脉细弱或结代。

病机：心居膈上，心气贯于宗脉，若心气不足，运行无力，水邪伏留而为水肿。心气虚则心脉运行不畅，故见心悸怔忡，心掣气短，胸中憋闷；舌质淡，苔薄白，脉细弱或结代等均为心气虚衰的表现。

治法：补益心气。

方药：归脾汤。本方既可治疗心脾两虚，亦可用于心气虚弱之水肿。方中人参、黄芪、白术、炙甘草补益心气；当归、龙眼肉、茯神、酸枣仁、远志等养心血、安心神；少佐木香行气，使补而不滞。水肿较甚，加猪苓、泽泻、车前子利尿消肿；心悸失眠，加合欢花、柏子仁养心安神。

(2) 心阳不振

症状：心阳不振除有心气虚弱的证候外，还可见形寒肢冷、咳喘上逆、全身肿满等证。心阳虚衰严重时，则可见大汗淋漓，四肢逆冷，脉微欲绝。

病机：心阳鼓动血脉，运行全身，故亦有化气行水之功。心阳不足，心脉运行受阻，水不化气，上逆则咳喘，外溢而为水肿。心阳衰微不能温煦四肢百骸，故形寒肢冷；心阳外脱，则大汗淋漓；阴阳之气不相顺接，则脉微欲绝。

治法：温通心阳，化气行水。

方药：真武汤。方中附子辛温大热，强心、温阳、散寒；茯苓、白术健脾利水，导水下行；生姜温散水气；芍药敛阴和阳。水肿甚者，加猪苓、泽泻、葶苈子；心气虚，胸闷气短甚者，加人参、黄芪；汗多者，加龙骨、牡蛎、浮小麦。心阳外脱，汤剂不能及时起效，应改用参附注射液静脉注射。

(3) 心血瘀阻

症状：下肢或全身水肿，气短而咳逆，脘腹胀闷疼痛，胁下有痞块。舌质瘀暗，口唇发绀，脉结代。

病机：心血瘀阻，多由心气虚或心阳不振演变而来或相互兼见，同时心血瘀阻，亦可加重心气、心阳之虚衰，两者可互为因果。故心血运行瘀阻，气化行水之功失权，上逆而喘咳，水肿加重，脘腹胀闷疼痛等症出现。胁下痞块、舌紫唇青，则属一般淤血所具有的临床征象。

治法：活血化瘀。

方药：桃红四物汤合四苓散。方中桃红四物汤养心血、化淤血；四苓散健脾利水消肿。兼心气虚者，加附子、桂枝等。

此外，发于心脏的水肿，若阴阳气血均有亏损，主症表现为水肿、心动悸、脉结代，可用炙甘草汤治之。

4. 肾水　如下所述。

(1) 膀胱停水

症状：全身或头面水肿，烦渴饮水，水入即吐，脐下悸动，小便不利，或外有表证，头痛发热。苔白脉数。

病机：肾合膀胱，故本证属于肾水的一种证型。膀胱气化失常，水蓄于内，津液不能上承，故口渴饮水，因内有停水，故水入即吐；膀胱为太阳之府，太阳表证与膀胱停水最易同时而作，形成外有表证、内有膀胱停水之证。

治法：化气行水。

方药：五苓散。方中桂枝化气行水；白术健脾燥湿；泽泻、茯苓、猪苓甘淡渗湿，畅利水道。

（2）下焦湿热

症状：头面与双足水肿，甚至全身水肿，纳呆，五心烦热，身热不扬，小便赤涩，尿色黄浊。舌苔白黄，脉数。

病机：肾合膀胱，同属下焦，下焦感受湿热，湿遏热郁，肾与膀胱失开阖、气化之职，水液泛溢，则出现头面、双足甚至全身水肿。纳呆、五心烦热、身热不扬、尿黄、舌黄、脉数为湿热阻滞之象。

治法：清热除湿，利水消肿。

方药：通苓散。方以车前子、木通、茵陈、瞿麦清热除湿；以四苓散利尿消肿。腰痛甚，小便混浊，为浊湿阻滞尿道，去白术，加黄柏、苍术、土茯苓、草薢解毒除湿；小便带血，为热伤阴络，加茅根、生地、小蓟清热止血；面热、头眩、失眠、腰酸、脉弦数，为湿热日久伤及肾阴，肝阳偏旺，加菊花、钩藤、石决明镇肝潜阳。

（3）肾阳不足

症状：周身水肿，腰痛膝软，畏寒肢冷，小便不利或夜尿特多，舌质淡白，两尺脉弱。若阳复肿消，则可呈现面目微肿，头昏耳鸣，少寐健忘，遗精盗汗等阴虚之候。

病机：人体水液的气化、输布，主要由肾阳的蒸腾、推动来完成，若肾阳虚衰，则水液的气化失常，出现周身水肿、腰痛膝软、小便不利或夜尿特多等症；畏寒肢冷、舌质淡白、脉虚弱均为阳虚之候。

治法：温肾行水。

方药：《济生》肾气丸。本方为《金匮》肾气丸加牛膝、车前子而成，有温补肾阳、化气行水之力。本证水肿，除济生肾气丸之外，《金匮》肾气丸和真武汤亦属常用方药，当因证选用。

（4）浊邪上逆

症状：肿满不减或肿消之后，出现神情淡漠，嗜睡不食，甚则神志昏迷，恶心欲吐或呕吐清涎，头晕头痛，胸闷肢冷，神疲面白，少尿或无尿。舌淡苔腻，脉细弱。

病机：浊阴内盛，上扰神明，轻则嗜睡不食，甚则神昏谵语；浊阴不降，清阳不升，胃气上逆，则恶心呕吐，头晕头痛，苔腻；阴寒内盛，阳气不能外达，则四肢逆冷。本证候多为水肿经久不愈或肿虽消，浊毒未清，肾气衰败，演变而成的危急重症。

治法：化浊降逆。

方药：温脾汤加减。方中附子片、党参温阳益气化湿；陈皮、茯苓、厚朴、生大黄化湿导浊下行。若阴阳俱虚，出现恶心呕吐、神志不清、面色不华、呼吸微弱、汗出肢冷、二便自遗、舌淡苔腻、脉微欲绝，应回阳救脱、益气敛阴，方用生脉散合《济生》肾气丸。

若内热较甚，身热呕吐，神昏谵语，鼻衄或牙龈出血，舌质红，苔黄燥，脉数有力，治宜清热凉血，降逆和胃止呕，方用黄连温胆汤合犀角地黄汤加大黄。

5. 肝水　气滞水停。

症状：胁肋满痛，脘腹痞满，肢体或全身水肿，纳食减少，嗳气不舒，面色、爪甲淡白无华，小便短少。舌淡，脉弦。

病机：肝失疏达，则气滞水停，胁肋胀满；肝木侮土，运化呆滞，故食少嗳气；脾病则气血的化源不足，故面色爪甲㿠白；舌质淡、脉弦为肝郁气滞之征。

治法：疏肝理气，除湿散满。

方药：柴胡疏肝散合胃苓汤。前方疏肝解郁，理气止痛；胃苓汤燥湿散满，利水消肿。若胁腹胀满较甚，可佐入木香、香附、青皮、谷芽、麦芽等健脾理气之品；气病及血而见胁肋刺痛、舌有瘀点、脉细涩者，可加桃仁、红花、蟅虫、丹参、郁金等活血散瘀；倦怠乏力，少气懒言，气虚较甚者，加党参、黄芪、黄精以益气；畏寒、肢冷、便溏阳虚者，加附子片、干姜、补骨脂等以温阳；口苦，小便黄，为气郁化热，加茵陈、虎杖、黄连等清热利湿。

五、其他

（1）木香散：木香、大戟、牵牛子各等份，研为细末，每次用糖开水冲服 3 ~ 6g。此方多用于体实病实之证，一般以一泄为宜。

（2）大枣150g，锅内入水，以上没四指为度；用大蓟并根苗30g，煮熟为度。去大蓟吃枣，分4~6次服，每日2~3次。

以上两方，均用于消肿，使用时要注意攻补兼施，中病即止。

（3）卢氏消肿方：牵牛子130g，红糖125g，老姜500g，大枣62g。共研细末，泛丸，分3日服完，每日3次，食前服。本方能促使水邪从肠道排出，对于肾病水肿，消肿效果较好。

（4）益母草，晒干，125g，加水800ml，煎至300ml，去渣分4次服，隔3小时服1次。小儿酌情减量。本方用于肾病水肿，小便不通，尿血等。

（5）福寿草（又名冰凉花）碾成粉剂，每次服25毫克，每日1~3次。用于心水肿蛮有效。但使用时要严格掌握剂量，过量可出现恶心呕吐，多汗，腹痛，头昏眩晕，视物不清，心慌等中毒症状。

（6）商陆15g，绿豆30~50g，煮熟去商陆，常服。本方适用于有热象的水肿患者，但应注意毒副反应的发生，一般不宜长用。

（7）加味鲤鱼汤，鲤鱼1条（约500g），生姜31g，葱62g，燉汤不放盐，喝汤吃鱼。本方适用于气血虚弱患者，对邪浊上逆之肾水慎用。

（8）鳝鱼500g，鲜薤白120g，炖汤不放盐，喝汤吃鱼。本方适用于气血虚弱患者，对邪浊上逆之肾水慎用。

（9）黄芪30~60g，煎服每日1剂。有利尿消肿，消除蛋白尿作用。

（10）益肾汤：当归、川芎、赤芍、红花各10~15g，丹参15g，桃仁9g，益母草、金银花、白茅根、板蓝根、紫花地丁（或蒲公英）各30g，水煎服。适用于肾炎水肿，有出血倾向等符合有淤血表现者。本方在消除蛋白和恢复肾功能方面有一定疗效。

（11）清热解毒方：金银花、连翘、射干、赤芍、玄参、地肤子、白茅根、白鲜皮、玄参、蚤休、蒲公英。适用于水湿内蕴，郁久化热；或外感风热毒邪；或服温燥药与激素后，出现湿热表现，如咽喉干痛，唇舌干红，苔黄腻，面部或皮肤出现红色皮疹者等有一定疗效。

（王华男）

第六节　关格

一、定义

关格是以小便不通、呕吐不止为主要临床表现的病证。小便不通名曰关，呕吐不止名曰格，两者并见名曰关格。关格一般起病较缓，此前多有水肿、淋证、癃闭、消渴等慢性病史，渐进出现倦怠乏力，尿量减少，纳呆呕吐，口中气味臭秽及多种复杂兼症。晚期可见神昏、抽搐、出血、尿闭、厥脱等危候。

另有所述以大便不通兼有呕吐而亦称为关格者，不属本篇讨论范围。

二、病因病机

关格是小便不通、呕吐和各种虚衰症状并见的病证，此由多种疾病发展到脾肾衰惫，浊邪壅塞所致。临证表现为本虚标实，寒热错杂，三焦不行，进而累及其他脏腑，终致五脏俱伤，气血阴阳俱虚。

1. 脾肾阳虚　水肿病程迁延，水湿浸渍或饮食不调，脾失健运，湿浊内困，以致脾阳受损，生化无源；或因劳倦过度，久病伤正，年老体虚，以致肾元亏虚，命门火衰，肾关因阳微而不能开。脾肾俱虚，脏腑失养，故见神疲乏力，面色无华，纳呆泛恶，腰膝酸软，尿少或小便不通。脾肾阳气衰微，气不化水，阳不化浊，则湿浊益甚。末期精气耗竭，阳损及阴，而呈阴阳离决之势。

2. 湿浊壅滞　脾肾虚损，饮食不能化为精微，而为湿浊之邪。湿浊壅塞，三焦不利，气机升降失调，故上而吐逆，下而尿闭。若属中阳亏虚，阳不化湿，湿浊困阻脾胃，则肢重乏力，纳呆呕恶，腹胀便溏，舌苔厚腻。若湿浊久聚，从阳热化，湿热蕴结中焦，胃失和降，脾失健运，则脘腹痞满，纳呆呕恶，口中黏腻或见便秘。浊毒潴留上熏，则口中秽臭或有尿味。湿浊毒邪外溢肌肤，症见皮肤瘙痒或有霜样析出。湿浊上渍于肺，肺失宣降，肾不纳气，则咳逆倚息，短气不得卧。

3. 阴精亏耗　禀赋不足，素体阴虚或劳倦久病，精气耗竭，阳损及阴，以致肾水衰少，水不涵木；水不济火，心肾不交；心脾两虚，水谷精微不化气血，则面色萎黄，唇甲色淡，心悸失眠；肝血肾精耗伤，失于滋养，则头晕耳鸣，腰膝酸软；阴虚火旺，虚火扰动，则五心烦热，咽干口燥。肾病日久累及他脏，乃至关格末期阴精亏耗，浊毒泛溢，五脏同病。肾病及肝，肝肾阴虚，虚风内动，则手足搐搦，甚则抽搐；肾病及心，邪陷心包，心窍阻闭，则胸闷心悸或心胸疼痛，甚则神志昏迷。

4. 痰瘀蒙窍　脏腑衰惫，久病入络，因虚致瘀或气机不畅，血涩不行，阻塞经脉，加之湿邪浊毒内蕴，三焦壅塞，气机逆乱，以致痰浊淤血上蒙，清窍闭阻，神机失用，则神昏谵语，烦躁狂乱或意识蒙眬。

5. 浊毒入血　痰瘀痹阻，脉络失养，络破血溢；或湿浊蕴结，酿生毒热，热入营血，血热妄行，以致吐衄便血。此乃脾败肝竭，关格病进入危笃阶段。

6. 毒损肾络　失治误治，未能及时纠偏，酿生浊毒；或久服含毒药物，以致药毒蓄积，侵及下焦，耗损气血，危害肾络，进而波及五脏。

三、诊断与鉴别诊断

（一）诊断

1. 发病特点　患者多有水肿、淋证、癃闭、消渴等基础病史，渐进出现关格见症。部分患者亦可由于急性热病、创伤、中毒等因素而突然致病。

关格一般为慢性进程，但遇外感、咳喘、泄泻、疮疡、手术等诱因引发，可致病情迅速进展或恶化。

2. 临床表现　关格临床表现为小便不通、呕吐和各种虚衰症状并见，兼症极为复杂。一般而言，关格前期阶段以脾肾症状为主，后期阶段则渐进累及多脏，出现危候。

早期阶段：在原发疾病迁延不愈的基础上，出现面色晦暗，神疲乏力。白天尿量减少，夜间尿量增多。食欲不振，恶心欲呕，晨起较为明显，多痰涎或有呕吐。部分患者可有眩晕、头痛、少寐。舌质淡而胖，边有齿印，舌苔薄白或薄腻，脉沉细或细弱。

中末期阶段：早期阶段诸般症状加重乃至恶化，恶心呕吐频作，饮食难进，口中气味臭秽，甚至有尿味。尿量减少，甚至少尿或无尿。或见腹泻，一日数次至十数次不等，或有便秘。皮肤干燥或有霜样析出，瘙痒不堪，或肌肤甲错，甚则皲瘪凹陷。或有心悸怔忡，心胸疼痛，夜间加重，甚至不可平卧。或胸闷气短，动则气促，咳逆倚息，面青唇紫，痰声辘辘。或有肢体抖动抽搐，甚至瘛疭。或有牙宣、鼻衄、咯血、呕血、便血、皮肤瘀斑、月经不调。或烦躁不宁，狂乱谵语，意识蒙眬。或突发气急，四肢厥逆，冷汗淋漓，神志昏糊，脉微欲绝等等。本证阶段患者脉象以沉细、细数、结或代为主。

（二）鉴别诊断

1. 走哺　走哺以呕吐伴有大小便不通利为主症，相似于关格。但走哺一般先有大便不通，继之出现呕吐，呕吐物多为胃中饮食痰涎或带有胆汁和粪便，常伴有腹痛，最后出现小便不通。故属实热证，其病位在肠，与关格有本质的区别。两者相比，关格属危重疾病，预后较差。

2. 转胞　转胞以小便不通利为临床主要表现或有呕吐等症。但转胞为尿液潴留于膀胱，气迫于胞则伴有小腹急痛，其呕吐是因水气上逆所致，一般预后良好。

四、辨证论治

（一）辨证要点

1. 判断临床分期　关格病的早期表现以虚证为主，脾肾气虚、脾肾阳虚或气阴两虚表现较为突出，由于原发病变不同及个体差异，部分患者可见阴虚证。此时兼有浊邪，但并不严重。把握前期阶段对疾病预后至关重要，须有效控制病情，延缓终末期进程。否则阳损及阴，浊邪弥漫，正气衰败。关格后期阶段虚实兼夹，病变脏腑已由脾肾而波及心、肺、肝诸脏，浊邪潴留，壅滞三焦，病趋恶化，以致出现厥脱等阴精耗竭、孤阳离别之危象。

2. 详审原发病证　根据临床普遍规律，脏腑虚损程度与原发疾病密切相关。原发病为本，继发病为标，不同病因对脏腑阴阳气血构成不同程度的损伤，寒化伤阳，热化伤阴，至病变晚期由于机体内在基础不一，从而呈现不同的证候趋向。如：水肿反复发作而致关格者，多以脾肾阳虚为主，很少单纯属于阴虚；淋证迁延而致关格者，由于病起于下焦湿热，湿可化热，热可伤阴，故常有阴虚见症。关格由癃闭发展而致者，转归差异很大。癃闭病因复杂，或外因感受六淫疫毒，或内因伤于饮食情志劳倦以及砂石肿物阻塞尿路，湿热、气结、淤血阻碍为病，涉及三焦。一般而言，渐进起病的虚性癃闭而致关格者，多以气虚、阳虚见证为先，其余者往往阴阳俱虚、寒热错杂。消渴的病机基础是肺燥、胃热、肾虚交互为病，病程经久，耗气伤阴，致关格阶段多属气阴两伤，阴阳俱虚。

3. 区别在气在血　关格早期阶段病在气分，后期阶段病入血分。分辨在气在血须脉症互参，其中最重要的有两点：一是兼夹风寒、风热、寒湿、湿热等各种诱发因素，病在上焦肺卫和中焦脾胃者，多在气分。可伴有发热，恶寒，或咽喉干痛，咳嗽痰黄，或尿痛淋漓，或泄泻腹胀等等。若病及心肝，则多属血分。二是不论有否外邪，凡见各种出血症状，表明病在血分，可使气血更虚，脾肾耗竭。

4. 明辨三焦病位　关格病情危重，证候复杂，辨察三焦病位是论治的关键问题。本病后期由于浊邪侵犯上中下三焦脏腑各有侧重，预后不同。浊邪侵犯中焦为关格必见之证，症状又有浊邪犯胃、浊邪困脾之别。病在上焦心肺，临床表现为气急，倚息不能平卧，呼吸低微，心悸胸痛，甚则神昏谵语。浊邪侵犯下焦肝肾，临床以形寒肢冷，四肢厥逆，烦躁不安，抽搐瘛疭为特点。

在关格的后期阶段，根据三焦病位可预察转归。偏于阳损者，多属命门火衰，不能温运脾土，故先见脾败，后见肝竭；偏于阴损者，多属肾阴枯竭，肝风内动，故先见肝竭，而后见脾败。至于心绝和肺绝等多数见于脾败或肝竭之后。浊邪侵犯上焦下焦，则关格病进入危重阶段，时时均可产生阴阳离决之象。

（二）治疗原则

1. 治主当缓，治客当急　本病脾肾衰惫为其本，浊毒内聚为其标。前者为主，后者为客。脏腑虚损为渐进过程，不宜竣补，而需长期调理，用药刚柔相兼，缓缓图之。湿浊毒邪内蕴，宜及时祛除继发诱因，尽力降浊排毒，以防发生浊毒上蒙清窍，阻塞经脉，入营动血或邪陷心包之变。

2. 虚实兼顾，把握中焦　关格是补泻两难的疾病。根据病程演变规律，早期宜侧重补虚，兼以化浊；后期阶段，浊邪弥漫，正气衰败，治疗宜虚实兼顾，用药贵在灵活。本病临床累及三焦脏腑虽有侧重，但浊毒壅滞中焦则贯彻病程始终，故把握中焦为治疗要务。上下交损，当治其中。其时患者尽管正气虚衰，若强用补益亦难以受纳，且更易助长邪实，加重病情。故调理脾胃，化浊降逆，缓解呕恶，增进饮食，才能为下一步治疗提供条件。

（三）分证论治

1. 脾阳亏虚　如下所述。

症状：纳呆恶心，干呕或呕吐清水，少气乏力，面色无华，唇甲苍白，晨起颜面虚浮，午后下肢水肿，尿量减少，形寒腹胀，大便溏薄，便次增多。舌质胖淡，苔薄白，脉濡细或沉细。

病机：脾阳不振，气血生化无源，气不足则少气乏力；血不足则面色无华，唇甲苍白；中运失健，湿浊内生，则尿少水肿，腹胀便溏；浊邪上逆，则恶心呕吐；脉濡细，苔薄舌质淡为脾阳虚的征象。

治法：温中健脾，化湿降浊。

方药：温脾汤合吴茱萸汤。方中附子、干姜温运中阳，人参、甘草、大枣益气健脾，大黄降浊，吴茱萸温胃散寒，下气降逆，生姜和胃止呕。本方为补泻同用之法，适用于脾胃虚寒，浊邪侵犯中焦，以致上吐下闭者。大黄攻下降浊是权宜之计，以便润为度，防止久用反伤正气。此外，人参的选用应注意原发病的内在基础，如关格由水肿发展而来，以红参为宜；若关格的本病为淋证、癃闭、血尿、肾痨，为阴损及阳，兼有湿热者，选用白参较为适当。阳虚水泛而为水肿者，治宜健脾益气，温阳利水，化裁黄芪补中汤或防己黄芪汤，以人参、黄芪益气补中，白术、苍术、防己健脾燥湿，猪苓、茯苓、泽泻、陈皮利水消肿，甘草和中。其中，生黄芪益气利水而无壅滞中满之弊，治疗水肿较为适宜。脾虚湿困而泛恶者，可用理中丸加姜半夏、茯苓利湿和胃。若湿抑中阳较著，可加用桂枝，师《金匮要略》防己茯苓汤法。

2. 肾阳虚衰 如下所述。

症状：腰酸膝软，面色晦滞，神疲肢冷，下肢或全身水肿，少尿或无尿，纳呆泛恶或呕吐清冷。舌质淡如玉石，苔薄白，脉沉细。

病机：下元亏损，命门火衰，脏腑失于温煦濡养，则腰酸膝软，面色晦滞，神疲肢冷，舌淡，脉沉而细；肾阳衰微，气不化水，阳不化浊，则湿浊潴留，壅塞水道，泛滥肌肤而为水肿；肾关因阳微而不能开，则少尿或无尿。

治法：温补肾阳，健脾化浊。

方药：《济生》肾气丸化裁。方中肉桂、附子温补肾阳，地黄、山药、山茱萸滋养脾肾，茯苓、丹皮、泽泻、车前子、牛膝化湿和络，引药下行。肾阳亏损而水肿较重者，选用真武汤。兼有中焦虚寒者，配伍干姜、肉豆蔻、吴茱萸温运中阳。呕吐明显者，加用生姜、半夏。肾阳虚衰者，往往肾阴亦亏，在应用温肾药时，应了解关格病的原发疾病以及肾阴、肾阳虚损的情况。若原发疾病有湿热伤阴基础乃至阴损及阳，温肾药物宜选用淫羊藿、仙茅、巴戟天等温柔之品或选用右归饮，寓温肾于滋肾之中。若肾脏畸形，命火衰微，水湿潴留于肾，以致肾脏肿大，腹部癥积者，治宜温补肾阳，同时配伍三棱、莪术、生牡蛎、象贝母等活血祛瘀软坚之品。

3. 湿热内蕴 如下所述。

症状：恶心厌食，呕吐黏涎，口苦黏腻，口中气味臭秽，脘腹痞满，便结不通。舌苔厚腻，脉沉细或濡细。

病机：脾胃受损，纳化失常，湿浊内生，壅滞中焦。湿浊困脾，则脘腹痞满，纳呆厌食，舌苔厚腻，脉沉细或濡细；浊邪犯胃，胃失和降，故恶心呕吐；湿浊化热，则口苦黏腻，口中气味臭秽，便结不通。

治法：清化湿热，降逆止呕。

方药：黄连温胆汤化裁。方用陈皮、半夏、竹茹、枳实、茯苓、黄连清化湿热，配用生姜降逆止呕。浊邪犯胃，和胃降逆化浊法的常用方剂尚有小半夏汤、旋覆代赭汤等，后者降逆止呕的作用较强。亦可加大黄通导腑气，使浊邪从大便而出。

4. 肝肾阴虚 如下所述。

症状：眩晕目涩，腰酸膝软，呕吐口干，五心烦热，纳差少寐，尿少色黄，大便干结。舌淡红少苔，脉弦细或沉细。

病机：阴精亏耗，肾水衰少，水不涵木，肝肾失于滋养，则眩晕目涩，腰酸膝软，纳差少寐，舌淡红少苔，脉弦细或沉细；阴虚火旺，虚火扰动，则五心烦热，咽干口燥，尿少色黄，大便干结。

治法：滋养肝肾，益阴涵阳。

方药：杞菊地黄丸化裁。方用地黄、山茱萸滋养肝肾，山药补脾固精，茯苓、泽泻渗湿，丹皮凉肝泄热，枸杞子、菊花滋补肝肾，平肝明目。肝肾阴虚，肝阳偏亢，易引动肝风，可配伍钩藤、夏枯草、牛膝、石决明平肝潜阳，降泻虚火，以防虚风内动。本病兼夹湿热浊毒，用药不宜滋腻，以免滞邪碍胃。

5. 肝风内动 如下所述。

症状：头痛眩晕，手足搐搦或肢体抽搐，纳差泛恶，尿量减少，皮肤瘙痒，烦躁不安，甚则神昏痉厥癫痫，尿闭，舌抖或卷缩，舌干光红或黄燥无津，脉细弦数。

病机：关格末期，肾病及肝，肝肾阴虚，肝阳上亢，则头痛眩晕，舌干光红或黄燥无津，脉细弦

参考文献

[1] 金荣疆,唐巍,孙克兴.中医养生康复学.北京:中国医学科技出版社,2017.

[2] 高思华.中医基础理论.北京:人民卫生出版社,2012.

[3] 陆付耳,胡永红,涂胜豪.中医临床指南.北京:科学出版社,2013.

[4] 邓铁涛.中医诊断学(修订版).上海:上海科学技术出版社,2013.

[5] 张秋雨.中医常用诊疗技术.北京:人民军医出版社,2010.

[6] 张奇文.中国灸法.北京:中国中医药出版社,2016.

[7] 陈可冀.中医辨证论治.南京:江苏科学技术出版社,2011.

[8] 林琳,张忠德.呼吸科专病中医临床诊治.第3版.北京:人民卫生出版社,2013.

[9] 罗云坚,黄穗平.消化科专病中医临床诊治.第3版.北京:人民卫生出版社,2013.

[10] 冼绍祥.现代中医内科研究.上海:上海科学技术出版社,2010.

[11] 周仲瑛,薛博瑜.周仲瑛实用中医内科学.北京:中国中医药出版社,2012.

[12] 王勇,邵丽,贺先波,等.临床中医诊疗学.吉林:吉林科学技术出版社,2012.

[13] 吴勉华,王新月.中医内科学.北京:中国中医药出版社,2012.

[14] 陈利国,马民.中医养生康复学.广州:暨南大学出版社,2013.

[15] 孟彪,高丽珍,赵和平,等.常见风湿病中医特色诊治.北京:世界图书出版社,2014.

[16] 苏友新,冯晓东.中国传统康复技能.北京:人民卫生出版社,2012.

[17] 潘年松.中医学.北京:人民卫生出版社,2009.

[18] 肖振辉.中医内科学.北京:人民卫生出版社,2010.

[19] 宫晓燕.中医内科学.北京:科学技术文献出版社,2012.

[20] 冷方南.中医内科临床治疗学.北京:人民军医出版社,2013.

[21] 屠佑堂.中医实用治疗大全.武汉:湖北科学技术出版社,2013.

[22] 陶汉华.中医内科临证诊疗备要.北京:中国医药科技出版社,2013.

[23] 范冠杰,邓兆智.内分泌科专病与风湿病中医临床诊治.第3版.北京:人民卫生出版社,2014.

[24] 王阶.中医诊疗常规.北京:中国医药科技出版社,2013.

[25] 周大桥,陆为民.中医内科诊疗思维.北京:人民军医出版社,2011.